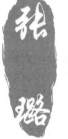

·大国医用药心法丛书·

痰饮水湿证治心法

李成文 刘桂荣◎总主编

胡方林 李花◎主编

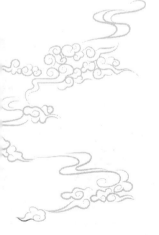

中国健康传媒集团

中国医药科技出版社

内 容 提 要

本书对清代名医张璐论治痰饮水湿的经验进行了系统梳理，内容涉及其对痰饮水湿证病因病机、证候及鉴别的认识，更有相关方药的经验总结和医案，分门别类、纲举目张，对深入学习和研究张璐关于痰饮水湿证治的学术思想和临床经验大有裨益。本书可供中医类院校教学工作者、研究生、本科生、中医研究院所研究人员、中医临床医师及广大中医爱好者学习和参考。

图书在版编目（CIP）数据

张璐痰饮水湿证治心法/胡方林，李花主编 . —北京：中国医药科技出版社，2021.12

（大国医用药心法丛书）

ISBN 978 - 7 - 5214 - 2864 - 3

Ⅰ. ①张… Ⅱ. ①胡… Ⅲ. ①痰证 - 用药法 Ⅳ. ①R255.8

中国版本图书馆 CIP 数据核字（2021）第 222389 号

美术编辑 陈君杞
版式设计 友全图文

出版　**中国健康传媒集团** | 中国医药科技出版社
地址　北京市海淀区文慧园北路甲 22 号
邮编　100082
电话　发行：010 - 62227427　邮购：010 - 62236938
网址　www.cmstp.com
规格　880 × 1230mm $^1/_{32}$
印张　10
字数　283 千字
版次　2021 年 12 月第 1 版
印次　2021 年 12 月第 1 次印刷
印刷　三河市万龙印装有限公司
经销　全国各地新华书店
书号　ISBN 978 - 7 - 5214 - 2864 - 3
定价　**39.00 元**

获取新书信息、投稿、为图书纠错，请扫码联系我们。

《大国医用药丛书》

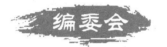

编委会

总主编 李成文 刘桂荣

编　委 （按姓氏笔画排序）

李　萍 李成年 杨云松

谷建军 胡方林 胡素敏

戴　铭

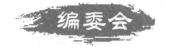

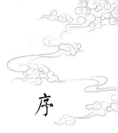

序

　　中医药是中华民族优秀文化的瑰宝，千年来赓续不绝，不断发扬光大，一直护佑着中国人民的健康，庇佑中华民族生生不息，并在世界范围内产生着越来越大的影响力和吸引力。中医药在数千年的发展中，涌现出众多的医家。正是这一代代苍生大医，使得中医药学世代传承，汇成了川流不息的文化长河，为中华民族的繁衍和百姓的健康提供了保障，功不可没。历史长河中的名家圣手，穷尽一生的努力，留下了毕生心血实践的理论及光辉的著作，不仅是中华民族更是全人类的宝贵财富。以四大经典为代表的典籍为中医理论体系奠定了基础，历代医家不断研究和阐发，使之不断充实、提高、发展。他们以继承不泥古、发扬不离宗的精神繁荣着中医学。当前，中医药发展虽然面临"天时、地利、人和"的大好局面，但我们对于中医理论的系统学习和创新研究还很迟缓，远未满足中医药事业发展的需要，以及社会进步和人民群众的需求。如何按照中医药自身发展的规律来加快理论创新，促进学术进步，是我们这一代中医学者面临的艰巨任务。历代前贤已经积累了丰富而实用的学术理论和实践经验，并形成了独到的临床诊疗技艺，但却还没有得到很好的传承，继承不足，创新也就缺乏动力，制约着中医药事业的持续健康发展。

　　幸运的是，我们党和政府高度重视中医药工作，特别是党的十八大以来，以习近平同志为核心的党中央把中医药工作摆在更加突出的位置，出台了一系列推进中医药事业发展的重要政策和措施，中医药改革发展取得显著成绩。在抗击新冠肺炎疫情过程中，中医药的应用取得了令人信服的成效，中医药方案具有独特性、可及性、社会性、安全性、经济性、多样性六大优势，获得了社会各界的普遍认可。古老的中医药历久弥新，正在被越来越多的人所接受。

《"健康中国2030"规划纲要》提出，实施中医药传承创新工程，重视中医药经典医籍研读及挖掘，全面系统继承历代各家学术理论、流派及学说，不断弘扬当代名老中医药专家学术思想和临床诊疗经验，挖掘民间诊疗技术和方药，推进中医药文化传承与发展。这也是本丛书策划出版的初心和宗旨。

本丛书精选了自金元时期至清代共10位杰出医家，系统整理了他们独特的方药应用和临证经验。这些医家皆为应用方药具有代表性或学术特色突出的医家，论治疾病经验丰富，常于平淡之中见神奇，论述平实且切合临床实际；其所记录医案众多而真实，其治法方药均可师可法，治疗思路颇具启发性。

本次整理研究，是在反复阅读原著、把握全局的基础上，对医家的学术经验进行了全面探讨，尽量反映其临证思维方法，还原其用药思路、方法和规律，全书收罗广博、条分缕析，详略适中，有利于读者掌握医家应用方药的原理及临床运用规律，以适应当前临床实际的需要。

丛书内容完全出自医家原著，最大限度地反映医家本人的经验论述，不添加任何现代人的观点和评价，希望读者读来能有原汁原味、酣畅淋漓的感觉。另外，凡入药成分涉及国家禁猎和保护动物的（如犀角、虎骨等），为保持古籍原貌，原则上不改。但在临床运用时，应使用相关替代品。

本丛书的参编涉及全国多所高等中医院校及医疗机构的多位专家、学者。全体作者历时5年，怀着对中医药事业的赤子之心，在中医药传承道路上，默默奉献，以实际行动切实履行了"继承好、发展好、利用好"中医药学术的重大使命。

希望丛书能成为中医药院校在校学生和中医、中西医结合医生的良师益友；成为医疗、教学、科研机构及各图书馆的永久珍藏。

由于种种原因，丛书难免有疏漏之处，敬请读者不吝批评指正，以利于本书修订和完善。

在此衷心感谢中国医药科技出版社的大力支持！

丛书编委会
2021年9月

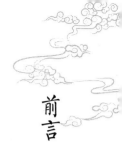

　　张璐，字路玉，号石顽老人，江南长洲（今江苏苏州）人，清初三大名医之一。其于弱冠之年，弃儒从医，励志岐黄六十余载，治验颇丰，是一位才学兼备的大医家。张氏一生治学严谨，能够撷采众家，参以己意，验之于临床，多有创新和卓识。作为清代名医的张璐十分重视对痰饮水湿的辨证治疗，积累了大量的辨治经验，在病因、病机、分类、论治等方面进行了系统阐述，既继承了前人之说，又有自己的心得和发挥，值得后世深入学习研究。

　　痰饮水湿是因脏腑经络功能失常，导致体内津液代谢障碍，水液停聚而形成的系列病理产物。痰饮水湿所涉及病证，在临床上较为广泛，内、外、妇、儿各科病证均可见其身影，是对人体影响较大的一类致病因素。早在《黄帝内经》中就有关于水湿、水饮的记载，《素问·阴阳别论》云："三阴结，谓之水"；《素问·阴阳应象大论》云："湿盛则濡泻"；《素问·脉要精微论》有云："溢饮者，渴暴多饮，而易入肌皮肠胃之外也"等等。而"痰饮"一词最早由张仲景提出，并设有专篇《金匮要略·痰饮咳嗽病脉证并治》对此进行讨论。后世医家在此基础上又多有阐发。

　　总的来说，痰饮水湿之间关系密切，其基本成因相同，但其具体形成机制、病证表现又各不相同。痰有有形之痰和无形之痰，饮根据其留着的部位有"痰饮""悬饮""支饮""溢饮"之别，水有"阴水""阳水"之分，湿有"外湿""内湿"之不同。湿可聚成水，水可停成饮，饮能凝成痰，四者常常相互影响、互为因果，彼此之间又可相互兼夹出现。因痰饮水湿具有一定流动性，故有变动不居之特点，病变部位外至皮肤肌肉、经络官窍，内至五脏六腑，全身均可受累，其临床证候复杂多变，咳喘、呕逆、痞闷、眩悸、肿满、二便不利、疮疡疖肿等等不一而足，甚则可引起一些疑难重症的出现，临床就有"百病多由痰作祟""怪病多痰"之说。且痰饮水湿之邪，其性多黏滞胶着，使得病情常易反复，缠绵难愈，难以彻底根除。故历代以来，医家都较为重视对痰饮水湿的辨治，对痰饮水湿病证规律进行了积极的探索，形成了中医独特的学术思想，积累了较为丰富的临床经验。

在现代社会，仍然普遍存在着影响人体津液代谢而产生痰饮水湿的因素，外有气候多雨、居处伤湿、冒雨涉水，内有体虚劳倦、饮食不节、思虑过度、起居无常等等，这些内外因素都极易阻滞气机，伤及脏腑经络，进而引起津液代谢障碍，痰饮水湿丛生。因此，当代中医加强对痰饮水湿之邪的认识和研究，掌握相关痰饮水湿病证的基本辨治方法，是非常有必要的。

近年来，随着中医经典著作学习和研究的回归，医务工作者对中医古籍的阅读和研学的兴趣也开始增长，这一现象不仅对于大家夯实中医理论功底，提高临床技能非常有裨益，同时也有利于中医文献的繁荣。然而张氏医书内容繁杂、篇幅甚著，关于痰饮水湿的内容散见于其多部著作的众多篇章，不利于读者的阅读和学习。为方便中医从业人员系统学习张璐的痰饮水湿辨治思想和经验，我们对张璐医学著作中涉及痰饮水湿的内容进行了全面梳理，重新设立纲目，分门别类，详列篇章，以成此书，希望对中医同道们学习先贤经验，提高临床水平有所帮助。

书中对引用的《素问》《伤寒论》《金匮要略》的原文加了引号，以示区别。书中所录方剂中有现已禁用的药物及有毒的药物，如虎骨、犀角、穿山甲、砒石等，为保持文献原貌和方剂的完整性，均予保留。但请读者在临床中以其他相似药物代替禁用品，并按现行法规和临床规范使用有毒药物，不要照搬书中用量。

尽管本书编者已竭尽所能，尽量精益求精，但因水平有限，可能仍有纰漏错谬，欢迎同道不吝指教，提出宝贵意见和建议，我们将在后续版本进行修订和完善。

编者
2021 年 8 月

目录

第三节　木类 ···································· 203

第四节　五谷果蔬类 ················· 219

第一章

总论

第一节　痰　饮

一、痰饮分类

1.《金匮》四饮

《金匮》云：问曰，夫饮有四，何谓也？师曰：有痰饮，有悬饮，有溢饮，有支饮。问曰：四饮何以为异？师曰：其人素盛今瘦，水走肠间，沥沥有声，谓之痰饮。饮后水流在胁下，咳唾引痛，谓之悬饮。饮水流行，归于四肢，当汗出而不汗出，身体疼重，谓之溢饮。咳逆倚息，短气不得卧，其形如肿，谓之支饮。（《张氏医通·卷四·诸气门下·痰饮》）

2. 留饮与伏饮

夫五脏藏神之地也，积水泛为痰饮，包裹其外，讵非人身之大患乎？凡水饮蓄而不散者，皆名留饮。留者，留而不去也。留饮去而不尽者，皆名伏饮。伏者，伏而不出也。（《张氏医通·卷四·诸气门下·痰饮》）

二、痰饮成因与病机

（一）生痰之因

丹溪曰：痰之源不一，有因痰而生热者，有因热而生痰者，有因气而生者，有因风而生者，有因惊而生者，有积饮而生者，有多食而成者，有因暑而生者，有伤冷物而成者，有脾虚而成者，有嗜酒而成者。

痰饮总为一证，而因则有二：痰因于火，有热无寒；饮因于湿，有热有寒，即有温泉无寒火之理也。（《张氏医通·卷四·诸气

门下·痰饮》）

良由劳思伤神，嗜欲伤精，加以饮食不节，血肉之味，酝酿为痰为火，变动为咳为喘。

原其（痰火）触发之因，不出风食气三者为甚，然皆人所共知，惟是触感风热而发者，世所共昧。盖寒伤形而不伤气，气本乎肺，肺气受伤，咳嗽喘满，势所必致；而寒克皮毛，皮毛为肺之合，邪从皮毛而入伤于肺，咳嗽喘满，亦势所必致。何怪举世医师，一见咳喘，概以表散为务，良由不辨内因外因之故耳！（《张氏医通·卷九·杂门·痰火》）

（二）痰饮病机

1. 气逆液浊而生痰

痰属湿热，乃津液所化，因风寒湿热之感，或七情饮食所伤，以致气逆液浊，变为痰饮，或吐咯上出，或凝滞胸膈，或留聚肠胃，或客于经络四肢，随气升降，遍身上下无处不到。（《张氏医通·卷四·诸气门下·痰饮》）

2. 风湿伤及肺脾而生痰

盖痰者津液所化，由风伤于肺，湿伤于脾，肺气不清，脾气凝浊而成。无论风寒、温热、内伤等证，必增呕逆，眩晕。（《伤寒绪论·卷上·总论》）

3. 胃不行津而生痰

痰饮为患，十人居其七八，《金匮》论之甚详，分别而各立其名。后世以其名之多也，徒徇其末而忘其本，曾不思圣人立法，皆从一源而出，无多歧也。盖胃为水谷之海，五脏六腑之大源，饮入于胃，游溢精气，上输于脾，脾气散精，上归于肺，通调水道，下输膀胱，水精四布，五经并行，以为常人。

《金匮》即从水精不四布、五经不并行之处以言其患，随证分别浅深，诲人因名以求其义。浅者在于躯壳之内，脏腑之外，其饮有四：一由胃而下流于肠，一由胃而傍流于胁，一由胃而外出于四肢，一由胃而上入于胸膈。始先不觉，日积月累，水之精华，转为混浊，于是遂成痰饮，必先团聚于呼吸大气难到之处，故由肠而

胁，而四肢，至渐渍于胸膈，其势愈逆，则痰饮之患，未有不从胃起见者矣。(《张氏医通·卷四·诸气门下·痰饮》)

4. 脾失健运而生痰

痰饮胶结于胸中，为饱为闷，为频咳而痰不应，总为脾失其健，不为胃行其津液，而饮食即以生痰，渐渍充满肺窍，咳不易出。

脾气者，人身健运之阳气，如天之有日。阴凝四塞者，日失其所；痰迷不醒者，脾失其权。(《张氏医通·卷四·诸气门下·痰饮》)

5. 痰火内生

痰火一证，方书罕及，近惟郢中梁仁甫《国医宗旨》，专为立言，然皆泛引肤辞，且所用方药，专事降泄，略无切于病情，殊非指南之谓。夫所谓痰火者，精髓枯涸于下，痰火凭陵于上，有形之痰，无形之火，交固于中。(《张氏医通·卷九·杂门·痰火》)

三、痰饮证候

（一）痰饮见症

1. 常见证候

（痰饮）其为病也，为喘为咳，为恶心呕吐，为痞膈壅塞，关格异病，为泄为眩晕，为嘈杂怔忡惊悸，为癫狂，为寒热，为痛肿。或胸间辘辘有声，或背心一点常如冰冷，或四肢麻痹不仁，皆痰所致。(《张氏医通·卷四·诸气门下·痰饮》)

2. 诸痰见症

热痰则成烦躁惊悸；

风痰成瘫痪，大风眩晕；

饮痰成呕吐胁痛、四肢不举；

食痰成疟痢口臭、痞块满闷；

暑痰成呕逆眩冒；

冷痰成骨痹气刺痛、四肢不举；

酒痰多成胁痛臂痛，饮酒不消，但得酒次日又吐；

脾虚生痰，食不美，反胃呕吐；

湿痰多倦怠软弱；

气痰攻注走刺不定；

惊痰则成心包痛、癫疾。（《张氏医通·卷四·诸气门下·痰饮》）

3. 窠囊之痰

喻嘉言曰：《内经》云，诸气膹郁，皆属于肺。盖肺郁则成热，热盛则生痰，痰挟瘀血，遂成窠囊。

膈间胀满痞闷，虽夏月，痰饮积处无汗，而冷痰清饮，积满窠囊，必大呕逆。此盈科而进也，多由厚味积热，肠胃枯涸，又加怫郁，胃脘之血为痰浊所滞，日积月累，渐成噎膈反胃之次第。

夫人身之气，经盛则注于络，络盛则注于经，窠囊之来，始于痰聚胃口，呕时数动胃气，胃气动则半从上出于喉，半从内入于络，胃之络贯膈者也。其气奔入之急，则冲透膈膜，而痰得以居之。痰入即久，则阻碍气道，而气之奔入者，复结一囊也。

痰饮结聚于膈膜而成窠囊，清气入之，浑然不觉，每随浊气而动，乃至寒之亦发，热之亦发，伤酒伤食亦发，动怒动欲亦发，总由动其浊气，浊气随火而升，转使清气逼处不安也。（《张氏医通·卷四·诸气门下·痰饮》）

4. 妇人惊痰

妇人于惊痰最多，结成块者为惊痰，必有一块在腹，发则如身孕，转动跳跃，痛不可忍。（《张氏医通·卷四·诸气门下·痰饮》）

5. 痰病新久

痰有新久轻重之殊，新而轻者，形色清白，气味亦淡；久而重者，黄浊稠黏，咳之虽出，渐来恶味，酸辣腥臊咸苦，甚至带血而出。（《张氏医通·卷四·诸气门下·痰饮》）

6. 膈上病痰

膈上病痰，满喘咳吐，发则寒热，背痛腰疼，目泣自出，其人振振身𥉂而剧，必有伏饮。（《张氏医通·卷四·诸气门下·痰饮》）

7. 积痰病热

病热之人，其气炎上，郁为痰饮，抑遏清道，阴气不升，病热

尤甚，积痰得热，亦为暂退，热势助邪，其病益深。(《张氏医通·卷三·寒热门·恶寒》)

8. 眼诊辨痰

眼胞上下如煤黑者，亦痰也。(《张氏医通·卷四·诸气门下·痰饮》)

若眼胞上下如烟煤者，寒痰也；

眼黑颊赤者，热痰也；

眼黑而行步艰难呻吟者，痰饮入骨也；

眼黑而面带土色，四肢痿痹，屈伸不便者，风痰也。(《诊宗三昧·口问十二则·问辨声色法》)

9. 望色辨痰

黄属脾胃，若黄而肥盛，胃中有痰湿也。

色白属肺，白而淖泽，肺胃之充也；肥白而按之绵软，气虚有痰也。(《诊宗三昧·色脉》)

（二）兼挟证

百病中皆有兼痰者，世所不知也。(《张氏医通·卷四·诸气门下·痰饮》)

1. 咳嗽挟痰辨证

戴复庵云：咳嗽因风寒者，鼻塞声重恶寒者是也。火者，有声痰少面赤者是也；劳者，盗汗出；兼痰者，多作寒热；肺胀者，动则喘满，气急息重；痰者，嗽动便有痰声，痰出嗽止。五者大概耳，亦当明其是否也。

赵养葵曰：咳谓无痰而有声，肺受火烁也；嗽是有声而有痰，脾受湿伤也。(《张氏医通·卷四·诸气门下·咳嗽》)

（1）外感咳嗽

外感咳嗽则声盛而浊，先缓后急，日夜无度，痰涎稠黏而喘急。(《张氏医通·卷四·诸气门下·咳嗽》)

（2）阴虚咳嗽

阴虚劳嗽则声怯而槁，先急后缓，或早甚，或暮甚，清痰少气而喘乏也。

阴虚脉弦而数，或细数，或涩证兼盗汗，下午作寒热，面色纯白，两颊赤，多清痰干咳者，劳也，属阴虚火盛，夜服六味丸，晨服异功散。(《张氏医通·卷四·诸气门下·咳嗽》)

（3）火嗽与风嗽

然火嗽亦有鼻流清涕，语未竟而咳者，但风则一嗽便多稠痰，火则顿咳无痰，为明辨耳。(《张氏医通·卷四·诸气门下·咳嗽》)

（4）肺痈咳痰

咳而吐痰，膺乳痛，当看痰色如何，若浓浊如脓，或带血丝而臭，当从肺痈例治之。(《张氏医通·卷四·诸气门下·咳嗽》)

（5）阴虚与阳虚咳痰

咳嗽咽干，咳甚略有黏痰者，阴虚也。

嗽多清，痰嗽甚，则呕水者，阳虚也。(《伤寒兼证析义·虚劳兼伤寒论》)

（6）火形人痰嗽

大抵火形人，从未有肥盛多湿者，即有痰嗽，亦燥气耳。(《诊宗三昧·色脉》)

2. 外感与内伤挟痰证候

风寒挟痰，则令人咳嗽气逆；

温热挟痰，则令人昏眩痞闷；

内伤挟痰，则令人吐逆妨食。(《伤寒绪论·卷上·总论》)

3. 胃中痰湿挟心包之火

痛而喉舌赤肿，痰气壅塞，身热烦闷，前后不通，渴欲饮水，其脉实大有力，或沉伏而滑，皆胃中痰湿挟心包之火为患，此为实邪，或涌或泄或砭皆能取效。(《伤寒兼证析义·宿病咽干闭塞兼伤寒论》)

（三）舌脉辨证

1. 舌

（1）舌苔

若黄黑光亮而少腹胁痛，或善忘如狂，又为蓄血也，谓色黄者，胸上有寒，谷气不化而有痰积也。

若直中三阴，始病无燥热，便见灰色，舌润无苔，更不变别色者，此必内夹寒食，及冷痰水饮。(《伤寒绪论·卷上·总论》)

（2）短硬舌

舌见根黄尖白而短硬，不燥不滑，但不能伸出，症多谵妄烦乱。此痰挟宿食占据中宫也，大承气加姜、半主之。(《伤寒舌鉴·黄苔舌总论·黄根白尖短缩舌》)

凡察舌上苔色，另具辨舌论中，其有舌本强硬为痰，舌短囊不缩为宿食。(《伤寒绪论·卷上·总论》)

（3）红硬舌

舌根强硬失音，或邪结咽嗌，以致不语者，死症也。如脉有神，而外症轻者，可用清心降火去风痰药，多有得生者。(《伤寒舌鉴·红色舌总论·红硬舌》)

2. 脉

（1）痰脉

大抵卒中天地之气，无论中风中寒，中暑中暍，总以细小流连为顺，数实坚大为逆。散大涩艰，尤非所宜。不独六淫为然，即气厥痰厥，食痰蚘厥，不外乎此。(《诊宗三昧·逆顺》)

痰脉沉弦细滑，大小不匀，皆痰气为病。

病人百药不效，关上脉伏而滑者，痰也。(《张氏医通·卷九·杂门·痰火》)

①稠痰与清痰

左右手关前脉浮大而实者，膈上有稠痰也；关上脉伏而大者，清痰也。(《张氏医通·卷九·杂门·痰火》)

左右关脉浮大而实者，膈上有稠痰也，宜吐之。(《张氏医通·卷四·诸气门下·痰饮》)

②痰饮胶固

丹溪云：人得涩脉，痰饮胶固，脉道阻滞，卒难得开，必费调理。(《张氏医通·卷九·杂门·痰火》)

有痰食胶固中外，脉道阻滞，而见涩数模糊者，阴受水谷之害也。(《诊宗三昧·师传三十二则》)

③痰病脉促

温热发斑，瘀血发狂，及痰食凝滞，暴怒气逆，皆令脉促。

经云：短则气病。良由胃气厄塞，不能条畅百脉。或因痰气食积，阻碍气道。所以脉见短涩促结之状。（《诊宗三昧·师传三十二则》）

④痰气阻逆

噎膈呕吐，脉浮滑大便润者顺，痰气阻逆，胃气未艾也。（《诊宗三昧·逆顺》）

⑤痰火郁结

弦数紧涩，涎如鸡清，大便燥结者逆，气血枯竭，痰火郁结也。（《诊宗三昧·逆顺》）

⑥脉辨预后

浮滑为风痰，易治；短涩为虚，难治。（《张氏医通·卷五·诸痛门·头痛》）

⑦风痰与中风之脉

先师论脉，首言大浮数动滑为阳，而杂病以人迎浮滑为风痰，缓滑为中风。（《诊宗三昧·师传三十二则》）

⑧痰湿浸渍中外

平人肢体丰盛，而按之绵软，六脉软滑，此痰湿渐渍于中外，终日劳役，不知倦怠。（《诊宗三昧·师传三十二则》）

⑨痰湿蕴热

若形充色泽之人脉数，皆痰湿郁滞，经络不畅而蕴热。（《诊宗三昧·师传三十二则》）

⑩膈上痰气

诸部皆缓，寸口独滑，膈上有痰气也。（《诊宗三昧·脉象》）

⑪痰热结胃

热结胃口，咳吐结痰，亦有寸口滑实者。（《张氏医通·卷二·诸伤门·火》）

⑫膈上痰凝

当知火盛之脉，浮取虽洪盛滑疾，中按则软阔不坚。重按则豁然中空，寻之脉见指傍，举指涩涩然如轻刀刮竹之状，方是无形之火象。若中宫有物阻碍，则关上屈曲而出；膈上有痰凝滞，则寸口屈曲而上，总谓之钩，如无阻碍，则无屈曲之象矣。(《张氏医通·卷二·诸伤门·火》)

（2）寸口脉辨痰

①寸口脉弱而迟

"寸口脉弱而迟，弱者卫气微，迟者荣中寒，荣为血，血寒则发热，卫为气，气微者心内饥，饥而虚满，不能食也。"

寸口脉弱，为真阳气微，则肾中阴火挟痰饮而聚于膈上，故心悬悬若饥状，而虚满不能食也。至于寸口迟为荣中寒，荣为气血之本，血寒而反发热，其义何居？盖寸口脉迟，其阳必陷于阴分，尺中紧盛更不待言，所以为发热也。

②寸口脉弱而缓

"寸口脉弱而缓，弱者阳气不足，缓者胃气有余，噫而吞酸，食卒不下，气填于膈上也。"

噫而吞酸，是胃中虚火挟痰饮上逆，非坠痰降逆之药，不足以镇之。此言暴病，与老人之胃虚痰逆噫气不同。(《伤寒缵论·卷下·脉法篇》)

（3）饮脉

陈无择云：饮脉皆弦细沉滑。

脉沉者有留饮，双弦者寒也，偏弦者饮也。

肺饮不弦，但苦喘满短气。

支饮亦喘不得卧，短气，其脉平也。

病人一臂不遂，时复移在一臂，其脉沉细，非风也，必有饮在上焦，痰得涩脉难愈。(《张氏医通·卷四·诸气门下·痰饮》)

四、治法及方药

（一）治痰之法

1. 治痰诸法

治痰之法，曰驱，曰导，曰涤，曰化，曰涌，曰理脾，曰降火，曰行气，前人之法不为不详。

热痰则清之，湿痰则燥之，风痰则散之，郁痰则开之、顽痰则软之，食痰则消之，在上者吐之，在下者下之。（《张氏医通·卷四·诸气门下·痰饮》）

（1）治痰四法

后世治痰饮有四法：曰实脾、燥湿、降火、行气。实脾燥湿，二陈汤加苍白二术，最为相宜，若阴虚则反忌之矣。降火之法，须分虚实，实用苦寒，虚用甘寒，庶乎可也。若夫行气之药，诸方漫然，全无着落，谨再明之。

痰生于脾胃，宜实脾燥湿；又随气而升，宜顺气为先，分导次之，又气升属火，顺气在于降火。（《张氏医通·卷四·诸气门下·痰饮》）

（2）理脾祛痰

李士材云：先哲论脾为生痰之源，肺为贮痰之器。又曰：治痰不理脾胃，非其治也。以脾土虚，则清者难升，浊者难降，留中滞膈，淤而成痰，故治痰先补脾，脾复健运之常，而痰自化矣。

中气虚者，宜固中气以运痰，若攻之太重，则胃气虚而痰愈甚矣。

膏粱过厚之人，每多味痰，尤宜清理脾胃为主。（《张氏医通·卷四·诸气门下·痰饮》）

（3）养阴治火以祛痰

须知治痰先治火，治火先养阴，此为治痰治火之的诀。（《张氏医通·卷九·杂门·痰火》）

（4）杜风消热以豁痰

治痰之药，大率耗气动虚，恐痰未出而风先入也。惟是确以甘寒之药，祛风消热，润燥补虚豁痰，乃为合法。（《张氏医通·卷四·诸气门下·痰饮》）

2. 治留饮伏饮之法

随其痰饮之或留或伏，而用法以治之，始为精义，今试言之。

由胃而上胸胁心肺之分者，驱其还胃，或下从肠出，或上从呕出，而不至于伏匿。

若由胸膈而外出肌肤，其清者，或从汗出；其浊者，无可出矣，必有伏匿肌肤，而不胜驱者。

若由胸膈而深藏于背，背为胸之府，更无出路，岂但驱之不胜驱，且有挟背间之狂阳壮火，发为痈毒者。

伏饮之艰于下出，易于酿祸，其谁能辨之，谁能出之耶？（《张氏医通·卷四·诸气门下·痰饮》）

3. 治虚寒痰饮

虚寒痰饮，少壮者十中间见一二，老人小儿十中常见四五。若果脾胃虚寒，饮食不思，阴气痞塞，呕吐涎沫者，宜温其中；真阳虚者，更补其下，清上诸药不可用也。（《张氏医通·卷四·诸气门下·痰饮》）

4. 治痰饮恶寒

外感、内伤、伤食、湿痰、火郁，皆有恶寒，非独阳虚也。脉滑或沉，周身疼痛而恶寒者，属湿痰，乃痰在上焦，遏绝阳气而然，肥人多此，宜二陈加二术、羌、防，少佐桂枝，甚者先吐之。

背恶寒是痰饮。仲景云：心下有留饮，其人背恶寒，冷如冰，指迷茯苓丸。（《张氏医通·卷三·寒热门·恶寒》）

（背恶寒者）湿痰内郁，肢体疼重而痞闷头汗，其人必肥盛，其脉或缓滑，或涩滞，滑则指迷茯苓加胆星，涩则苓桂术甘加半夏、广皮分解之。（《张氏医通·卷三·寒热门·恶寒》）

劳役内伤背恶寒者，必寒一阵，止一阵，为阳虚内热，东垣升阳散火汤。

又湿痰证亦背恶寒，必肢体重痛，导痰汤加减。（《伤寒绪论·卷下·背恶寒》）

5. 治惊痰

惊痰堵塞窍隧，肝肺心胞络间无处不有，三部脉虚软无力，邪盛正衰，不易开散，欲用涌剂正如兵家劫营之法，安危反掌；欲导之下行，窍隧之痰，万不能导，徒伤脾气，计惟理脾为先。

理脾则如烈日当空，片云纤翳，能掩之乎？其理脾之法，须药饵与饮食相参，不但滑腻杂食当禁，即饭食粥饮亦须少减，则脾气不用以消谷，转用之消痰，较药力万万耳。(《张氏医通·卷四·诸气门下·痰饮》)

6. 治窠囊之痰

窠囊之痰，如蜂子之穴于房中，如莲实之嵌于蓬内，生长则易，剥落则难，其外窄中宽，任行驱导涤涌之药，徒伤他脏，此实闭拒而不纳耳。

治窠囊之痰甚难，必先凝神入气，以静自调，薄滋味以去胃中之痰，使胃经之气，不急奔于络转虚其胃，以听络中之气返还于胃，逐渐以药开导其囊，而涤去其痰，则自愈矣。(《张氏医通·卷四·诸气门下·痰饮》)

7. 治老痰

有老痰凝结胶固，非借温药引导，必有拒格之患。庞安常有言：人身无倒上之痰，天下无逆流之水，故善治痰者，不治痰而治气，气顺则一身之津液，亦随气而顺矣。(《张氏医通·卷四·诸气门下·痰饮》)

8. 痰病调养之法

人身之痰，即由胃以流于经隧，则经隧之痰，亦必返之于胃，然后可从口而上越，从肠而下达，此惟脾气静息之时，其痰可返。故凡有痰证者，早食午食而外，但宜休养脾气不动，使经隧之痰，得以返之于胃，而从胃气之上下，不从脾气之四迄，乃为善也。

试观痰病轻者，夜间安卧，次早即能呕出泄出；痰病重者，昏迷复醒，反能呕出泄出者，岂非未尝得食，脾气静息，而与痰以出路耶？世之喜用热药峻攻者，能知此乎？噫！天下之服辛热而转能夜食者多矣，能因此而三覆否？(《张氏医通·卷四·诸气门下·痰饮》)

（二）治痰方药

1. 五痰五饮辨治

析而言之，痰有五，饮亦有五，治法因之而变。

（1）五痰辨治

　　湿痰 在脾经者，名曰湿痰，脉缓面黄，肢体沉重，嗜卧不收，腹胀食滞，其痰滑而易出，二陈加枳、术。挟虚者，六君子汤；酒伤者，加白豆蔻、干葛。

　　气痰 在肺经者，名口燥痰，又名气痰，脉涩面白，气上喘促，洒淅寒热，悲愁不乐，其痰涩而难出，利金汤去枳壳加葳蕤，姜用蜜煎。

　　风痰 在肝经者，名曰风痰，脉弦面青，肢胁满闷，便溺秘涩，时有躁怒，其痰清而多泡，十味导痰汤，用浆水煎服，甚则千缗汤加川芎、大黄。

　　热痰 在心经者，名曰热痰，脉洪面赤，烦热心痛，口干唇燥，时多喜笑，其痰坚而成块，凉膈散加苓、半下之。

　　寒痰 在肾经者，名日寒痰，脉沉面黑，小便急痛，足寒而逆，心多恐怖，其痰有黑点而多稀，桂苓丸加泽泻、车前。肾虚水泛为痰，八味丸。（《张氏医通·卷四·诸气门下·痰饮》）

　　（2）五饮辨治

　　痰饮 其人素盛今瘦，水走肠间，辘辘有声，名曰痰饮，心下冷极，苓桂术甘汤和之。

　　悬饮 饮后水流在胁下，咳唾引痛，名曰悬饮，十枣汤下之。

　　溢饮 饮水流于四肢，当汗不汗，身体疼重，名曰溢饮，《内经》所谓溢饮者，渴暴多饮，而溢入肌皮肠胃之外也，小青龙汤汗之。

　　支饮 咳逆倚息，短气不得卧，其形如肿，名曰支饮，五苓散、泽泻汤利之。

　　伏饮 膈满呕吐，喘咳寒热，腰背痛，目泪出，其人振振恶寒，身瞤惕者，名曰伏饮，倍术丸加茯苓、半夏。（《张氏医通·卷四·诸气门下·痰饮》）

　　2. 外感内伤

　　外感风痰，则寸口浮滑，发热头痛，咳嗽自汗，宜金沸草散及芎苏散。

　　温病热病挟痰，则关脉滑盛，痞闷声齁，宜凉膈双解。

内伤气虚挟痰，则气口脉滑而濡，咳吐涎饮，宜二陈汤加生术（于潜者良）。(《伤寒绪论·卷上·总论》)

3. 痰火辨治

(痰火)其在平居无恙之时，贮积窠囊之中，或时有所触发，则冲膈透膜，与潮宗之泛滥无异。观其外显之状，颇有似乎哮喘，察其内发之因，反有类乎消中。消中由阴邪上僭，摄之可以渐瘳。哮喘由表邪内陷，温之可以暂安。此则外内合邪，两难分解，温之燥之，升之摄之，咸非所宜，况乎触发多端，治非一律，何怪时师之茫无统绪乎?

予由是而因病制宜，特立玉竹饮子一方，为是证之专药，临证以意增减，庶几款洽病情。其有兼挟客邪者，又须先彻标证，然后从本而施，自然信手合辙。(《张氏医通·卷九·杂门·痰火》)

(1)外感风寒而发痰火

因感风寒而发，则香苏散为至当，略加细辛以开肺气，香豉以通肾邪，散标最捷，盖香、苏性降，可无升举浊垢之虞。他如麻黄、桂枝、柴、防、升、葛、羌、独、川芎等味，能鼓动痰气；薄荷、荆芥、橘皮、苏子等味，能耗散真气；芩、连、知、柏、赤白芍、栝楼根、石膏等味，能敛闭邪气，皆宜远之。(《张氏医通·卷九·杂门·痰火》)

(2)内伤痰火

外因从表而伤有形之津，证属有余，故一咳其痰即应，而痰沫清稀；内因从肺而伤无形之气，证属不足，故屡咳而痰不得出，咳剧则呕，此不但肺病而胃亦病矣，是予玉竹饮子。方中茯苓、甘草专为胃家预立地步也。

至于标证散后，余火未清，人参未亦遽用，玉竹饮子尤为合剂；

病势向衰，即当滋养肺胃，异功散加葳蕤，取橘皮为宣通气化之报使；

气虚不能宣发其痰，又需《局方》七气汤，借肉桂为热因热用之向导。(《张氏医通·卷九·杂门·痰火》)

(3)内伤饮食而发痰火

因饮食而发，只宜《金匮》枳术汤，随所伤之物而为参用。

谷伤曲、蘖，酒伤煨葛，肉伤炮楂，麸面伤加草果，鸡鸭卵伤加杏仁，痰食交结则加橘、半，食积发热必加黄连。

黄连与枳实同用，善消痞满。半夏与白术同用，专运痰湿，然须生用力能豁痰，痰去则津液流通，热渴自解，非苍术、南星燥烈伤津之比。(《张氏医通·卷九·杂门·痰火》)

(4) 内伤情志而发痰火

因恼怒而发，沉香降气散和泽煎服，不但理气化痰，亦可消运食滞，其或兼冒微风，另煎香苏散以协济之。(《张氏医通·卷九·杂门·痰火》)

(5) 命门火衰夹痰火

若命门脉弱，真火式微，或不时上冲，头面烘热，又须六味地黄加肉桂、五味子以摄火归阴，阴平阳秘，精神乃治。

有真气浮散之极，草根木实，无济于用，又须金石以镇固之。予尝借服食方中灵飞散，取云母以摄虚阳，钟乳以通肺窍，菊花以清旺气，兼天冬、地黄、人参之三才，以固精气神之根本，即修内丹，不外乎此。所谓知其要者，一言而终，不知其要，流散无穷，敢以此言质之梁子。(《张氏医通·卷九·杂门·痰火》)

(6) 肥人瘦人之痰火

若其人形体虽肥，面色白，气虚，则以六君子汤加竹沥、姜汁，即有半夏，亦无妨碍；食少便溏者，竹沥又为切禁，宜用伏龙肝汤代水煎服，脾气安和，津液自固，可无伤耗之虑矣。

瘦人阴虚多火，六味地黄去泽泻合生脉散，使金水相生，自然火息痰降。去泽泻者，以其利水伤津也。(《张氏医通·卷九·杂门·痰火》)

4. 从部位辨治痰饮

(1) 喉间郁痰

喉中有物，咯不出，咽不下，或作刺痛，此是郁痰，四七汤；脉涩者，卒难得开，必费调理。(《张氏医通·卷四·诸气门下·痰饮》)

（2）咽中如有炙脔

上焦，阳也，卫气所治，贵通利而恶闭郁，郁则津液不行而积为痰涎。胆以咽为使，胆主决断。气属相火，遇七情至而不决，则火郁而不发，火郁则焰不达，焰不达则气如焰，与痰涎聚结胸中，故若炙脔。

《千金》作胸满，心下坚，咽中帖帖如有炙脔，吐之不出，吞之不下，证虽稍异，然亦以郁而致也，用半夏等药，散郁化痰而已。

《金匮》云：妇人咽中如有炙脔，半夏厚朴汤主之。即四七汤。（《张氏医通·卷三·诸气门上·郁》）

（3）胸中寒痰水饮

心胸中有寒痰宿水，自吐出水后，心胸间虚，气满不能食，外台茯苓丸。（《张氏医通·卷四·诸气门下·痰饮》）

大抵五苓散能分水去湿，胸中有停饮及小儿吐呃欲作痫，五苓散最妙，以中有桂，辛温能散肝脾之结耳。（《张氏医通·卷二·诸伤门·湿》）

（4）上焦痰火

痰火盛于上焦，气盛喘促，有时能食，有时不能食，或周身走痛，饱闷痞胀者，用滚痰丸，西北人倒仓法最妙。（《张氏医通·卷四·诸气门下·痰饮》）

（5）痰迷心窍

痰迷心窍如祟者，与伤寒阳明发狂相似，但口中时吐涎沫，胸腹按之不痛辨之，宜加味导痰汤加减。（《伤寒绪论·卷上·总论》）

（6）心下痰饮

"病痰饮者，当以温药和之。心下有痰饮，胸胁支满，目眩，苓桂术甘汤主之，小便则利。"

《灵枢》曰：包络是动，则病胸胁支满，痰饮积其处而为病也。心下有痰，水精不上注于目，故眩。茯苓治痰水，伐肾邪；桂枝通阳气，开经络；白术治痰水，除胀满。然中满勿食甘，反用甘草，何也？盖桂枝之辛，得甘则佐其发散，和其热，而使不僭上；甘草

有茯苓，则不支满而反渗泄，甘能下气除满也。（《张氏医通·卷四·诸气门下·痰饮》）

（7）心下支饮

"呕家本渴，渴者为欲解，今反不渴，心下有支饮故也，小半夏汤主之。……卒呕吐，心下痞，膈间有水，眩悸者，小半夏加茯苓汤主之。"

呕本有痰，呕尽痰去而渴者为欲解，与《伤寒》服小青龙汤已渴者，寒去欲解同义。今反不渴，是积饮尚留，去之未尽，故用半夏散结胜湿，生姜散气止呕，《千金》方更加茯苓佐之，即与治卒呕吐，心下痞，膈间有水眩悸者同法也。（《张氏医通·卷四·诸气门下·痰饮》）

（8）水停心下

"先渴后呕，为水停心下，此属饮家，小半夏茯苓汤主之。"

先渴者，因痰饮占据中宫，津液不得灌注于上，肺失其润而然；后呕者，胃中所积之饮，随气逆而上泛也，故用姜、半以涤饮，茯苓以渗湿，湿去则呕止津通而渴自已。此与《伤寒》"心下有水气，咳而微喘，发热不渴，服小青龙汤已而渴"之义悬殊。彼以津液耗损而渴，此以痰气积阻而渴，渴之先后变见，可以推饮之盛衰也。世以半夏性燥，渴家禁用，曷知其有主渴之妙用哉！（《张氏医通·卷四·诸气门下·痰饮》）

（9）痰伏膈上

气上冲胸，脉滑而迟者，为痰伏膈上，宜瓜蒂散。虚人只用稀涎散探吐之，尝见外感挟痰证，脉不甚浮，不宜大发其汗，激动其痰，则呕不能食，宜于理气药中合解散之剂，如香苏散、正气散之类，气顺则痰化矣。（《伤寒绪论·卷上·总论》）

（10）膈上痰火

痰火相煽于膈上，胸中时觉痞满眩晕，或目齿疼，饮食后稍觉快爽，少间复加迷闷，大便或结或泻，小便或赤或清，此皆痰饮或开或聚之故，治宜健脾以运痰，清肺以润燥，六君子加苏子、瓜蒌、姜汁、竹沥之类。（《张氏医通·卷四·诸气门下·痰饮》）

（11）膈上痰热

膈上痰热痞闷，小陷胸汤加枳实、茯苓、姜汁、竹沥。

脉滑见于右关，时常恶心吐清水，痞塞，就吐中以鹅翎探之。盖热痰在膈上，泻亦不去，必用吐，胶固稠浊，非吐不开。

浮滑宜吐，脉涩年高虚人不可吐，痰在经络中，非吐不可。吐中犹有发散之意，须先升提其气乃吐，如瓜蒂、防风、川芎、桔梗、芽茶、齑汁之类，晴明时于不通风处以布紧勒其肚，乃吐。（《张氏医通·卷四·诸气门下·痰饮》）

（12）痰在膈间

痰在膈间，使人癫狂健忘，四肢偏枯，及类中风痰，俱用竹沥。（《张氏医通·卷四·诸气门下·痰饮》）

（13）中脘留伏痰饮

中脘留伏痰饮，臂痛难举，手足不能转移，背上凛凛畏寒者，指迷茯苓丸。（《张氏医通·卷四·诸气门下·痰饮》）

（14）中脘痰饮

凡人中脘有停痰留饮，亦令憎寒发热，恶风自汗，喘咳，胸膈满闷，气上冲咽喉不得息，有似伤寒，但身不疼、项不强为异。若涎多者，亦隐隐头痛，清痰亦隐隐腹痛，然止发不以其时，目睛微定，眼胞上下如煤炭色是也。其脉左手和平，右关濡滑，或寸口伏匿，俱宜小柴胡去参加茯苓、橘皮，或二陈汤随证上下加引经药，要以分寻出路为主。（《伤寒绪论·卷上·总论》）

（15）胁下湿痰

湿痰积于胁下，隐隐作痛，天阴疼软更甚，轻则二陈汤加白芥子，重则控涎丹缓攻之。

痰在胁下，非白芥子不能达。（《张氏医通·卷四·诸气门下·痰饮》）

（16）胁下背膂寒痰

食积寒痰流入胁下背膂刺痛，诸药不效者，神保丸。（《张氏医通·卷三·诸气门上·气》）

（17）胁腹痰饮结聚

有饮癖结成块，在胁腹之间，病类积聚，用破块药多不效，此当行其饮，六君子合五苓散最妙，更加旋覆、前胡、枳实、白芍，即海藏五饮汤；若在膜外者，宜导痰汤主之。何以知其饮？其人先曾病疟，口吐涎沫清水，或素多痰者是也。（《张氏医通·卷三·诸气门上·积聚》）

痰饮结聚腹胁之间，有类积聚，但按之不甚坚，而时时口吐涎沫者，六君子合五苓加枳实。（《张氏医通·卷四·诸气门下·痰饮》）

（18）痰在肠胃

痰在肠胃，可下而愈，枳实、大黄、芒硝之类。（《张氏医通·卷四·诸气门下·痰饮》）

（19）水积肠间

"腹满，口舌干燥，此肠胃间有水气，己椒苈黄丸主之。口中有津液渴者，加芒硝半两。"

水积肠间，则肺气不宣，膹郁成热，而为腹满，津液遂不上行，而口舌干燥，用防己、椒目、葶苈利水散结气。而葶苈尤能利肠，然肠胃受水谷之气者，邪实腹满，非轻剂所能治，必加大黄以泻之。若口中有津液而仍作渴者，此痰饮聚于血分，必加芒硝以祛逐之。（《张氏医通·卷四·诸气门下·痰饮》）

（20）水积脐下

假令瘦人脐下有悸，吐涎沫而巅眩，此水也，五苓散主之。

瘦人本无痰湿，今巅眩吐涎，明是水积脐下而悸，故用五苓，借桂之辛温以散之。（《张氏医通·卷四·诸气门下·痰饮》）

（21）痰在四肢及皮里膜外

痰在四肢及在皮里膜外，非竹沥、姜汁不行，二味治阴虚有痰，大有奇验，但食少脾胃不实者，不可轻用，以其寒滑能走大便也。

痰饮流入四肢，令人肩背酸痛，两手软痹，若误以为风，则非其治，导痰汤加姜黄、木香；不应，加桂枝以和营气。（《张氏医通·卷四·诸气门下·痰饮》）

（22）痰入骨

眼黑而行步呻吟，举动艰难者，痰入骨也，非用萆薢、苦参不除。其病遍体骨节疼痛，审气血加化痰药。（《张氏医通·卷四·诸气门下·痰饮》）

5. 从脏腑辨治痰饮

（1）阴虚肺火生痰

阴血不足，相火上炎，肺受火乘，不得下行化令，由是津液凝滞，生痰不生血，当用润剂，如二冬膏、六味丸之类滋其阴，使上逆之火得返其宅而息，则痰自消；投以二陈等汤，立见其殆，瘦人多此。（《张氏医通·卷四·诸气门下·痰饮》）

（2）肺脾之痰

脾肺二家之痰，尤不可混。脾为湿土，喜温燥而恶寒润，故白术、半夏、茯苓为要药。肺为燥金，喜凉润而恶温燥，故门冬、贝母、桔梗为要药。二者误治，鲜不危困。

每见世俗畏半夏之燥，喜贝母之润，一见有痰，便以贝母投之；若是脾痰，则土气益伤，饮食渐减矣。即使肺痰，毋过于凉润以伤中州，稍用脾药以生肺金，方为善治。故曰：治痰不理脾胃，非其治也，信夫！（《张氏医通·卷四·诸气门下·痰饮》）

（3）脾肺气虚

脾肺气虚，不能运化而有痰者，六君子加木香。（《张氏医通·卷四·诸气门下·痰饮》）

（4）肺胃气虚

肺胃气虚，不能清化而有痰者，六君子加桔梗。（《张氏医通·卷四·诸气门下·痰饮》）

（5）脾虚不运

脾气虚，不能运化而生痰者，理中丸加半夏、茯苓。

脾气虚，宜清中气以运痰，使之下行。六君加枳、术。兼用升、柴以提清气。（《张氏医通·卷四·诸气门下·痰饮》）

（6）脾中气滞

脾中气滞，而痰中有血者，加味归脾汤去木香、远志，加牡丹

皮、砂仁。(《张氏医通·卷四·诸气门下·痰饮》)

（7）脾虚涎盛

有一种非痰非饮，时吐白沫，不甚稠黏者，此脾虚不能约束津液，故涎沫自出，宜用六君子汤加炮姜、益智仁以摄之。(《张氏医通·卷四·诸气门下·痰饮》)

（8）脾虚挟湿

脉来细滑或缓，痰涎清薄，身体倦怠，手足酸软，此脾虚挟湿，六君子加炮姜，或补中益气加半夏、茯苓。然痰病须辨有火无火，无火者纯是清水，有火者中有重浊白沫耳。(《张氏医通·卷四·诸气门下·痰饮》)

（9）内伤中气

内伤中气，虚而有痰，必用参、术，佐以姜汁传送，甚者加竹沥。(《张氏医通·卷四·诸气门下·痰饮》)

（10）胃中痰盛

胃中痰湿素盛，必兼理气豁痰；胃虚不能蕴热，必兼温中消导。(《伤寒兼证析义·宿食兼伤寒论》)

（11）胃中虚寒饮聚

多思虑人，胃中虚寒，饮聚食减者，局方七气汤、深师消饮丸选用。(《张氏医通·卷四·诸气门下·痰饮》)

（12）胃中痰湿上逆

胃中痰湿上逆，肠鸣膈痞者，半夏泻心汤以干姜、黄连和其寒热，则不致于抗格也。(《伤寒兼证析义·噎膈反胃兼伤寒论》)

（13）肝经血热

肝经血热，而痰中有血者，加味逍遥散去柴胡、煨姜，加童便、藕汁。(《张氏医通·卷四·诸气门下·痰饮》)

（14）寒涎沃胆

寒涎沃胆，时吐痰水，不得眠，或时眩晕，温胆汤；多惊，加蝎尾。(《张氏医通·卷四·诸气门下·痰饮》)

（15）肝肾阴虚

肝肾阴虚，而痰中有血者，六味丸加乌鲗骨、茜根。(《张氏医

通·卷四·诸气门下·痰饮》）

（16）肾虚生痰

肾虚不能纳气归源，出而不纳，则为积滞，积滞不散，则痰生，八味丸，肥人多此。

老人肾虚水泛为痰上涌者，八味丸以摄之；不应，用真武汤。

凡尺脉浮大，按之则涩，气短有痰，小便赤涩，足跟作痛，皆肾虚不能行浊气，凝聚而为痰也，肾气丸。（《张氏医通·卷四·诸气门下·痰饮》）

（17）肾虚水泛

肾虚水泛为痰，有用肾气丸屡未得效，因思痰本阴类，复用地黄助阴，良非所宜。当于方中减熟地黄、山茱萸，加菖蒲、沉香开通其气，自效。大抵阴虚痰燥，切忌二陈、六君辈香燥益气药；阳虚饮泛，切戒四物、六味滋阴腻膈药。此歧路攸分，不可不辨。（《张氏医通·卷四·诸气门下·痰饮》）

6. 痰饮兼挟证

（1）寒凉痰血

若过服寒凉，唾痰有血者，异功散加炮姜。（《张氏医通·卷四·诸气门下·痰饮》）

（2）湿痰痞塞

湿痰痞塞，胸中不快，气不宣通，及痰火吐痰不见血者，沉香化痰丸。（《张氏医通·卷四·诸气门下·痰饮》）

（3）痰挟宿食

诸黄苔皆属胃热，分缓急轻重下之，有种根黄而硬。尖白而中不甚干，亦不滑，短缩不能伸出，谵妄烦乱者，此痰挟宿食占据中宫也，大承气加生姜半夏主之。（《伤寒绪论·卷上·总论》）

（4）宿积痰饮

病人久虚，内有宿积痰饮，用参、术补之，久乃吐出臭痰，或绿色痰者难治。盖积之既久，而脾胃虚热不运，且有积热，故郁臭耳，急用二陈加枳、术、黄连、竹沥，庶可十全一二。若肺痈吐臭痰脓血，不在此例。（《张氏医通·卷四·诸气门下·痰饮》）

（5）痰挟死血

痰挟死血，随气攻注，流走刺痛，有时得热则止，有时得热转剧，此本寒痰阻塞，故得热则止。若痛久火邪伤血，则得热转剧，控涎丹加胡椒、蝎尾、木香、鲮鲤甲；痛定时，局方七气汤与六君子，并加竹沥，相间服之。（《张氏医通·卷四·诸气门下·痰饮》）

（6）外寒内饮

风寒之邪，从外入内，裹其痰饮，惟宜小青龙汤，分其邪从外出而痰饮从下出也。（《张氏医通·卷四·诸气门下·痰饮》）

（7）浊气裹痰

浊阴之气，从下入上，裹其痰饮。金匮半夏厚朴汤即四七汤，分其浊气下出而痰饮从上出也。

若多欲之人，则肾气上逆，直透膜原，结垒万千，膜胀重坠，不可以仰，用桂苓丸引气下趋，痰饮始豁也。（《张氏医通·卷四·诸气门下·痰饮》）

（8）痰食交结

痰食交结则加橘、半，食积发热必加黄连。黄连与枳实同用，善消痞满。半夏与白术同用，专运痰湿，然须生用力能豁痰，痰去则津液流通，热渴自解，非苍术、南星燥烈伤津之比。（《张氏医通·卷九·杂门·痰火》）

7. 痰饮变证

大凡痰饮变生诸证，不当为诸证牵掣作名，且以治饮为先，饮消诸证自愈。如头风眉棱骨痛，累用风药不效，投以痰剂收功。如患眼赤羞明而痛，与凉药弗瘳，畀以痰剂获效。凡此之类，不一而足，散在各门，不复繁引。（《张氏医通·卷四·诸气门下·痰饮》）

（1）郁痰

忧而痰郁，导痰汤加香附、乌药。（《张氏医通·卷三·诸气门上·气》）

脉沉滞或滑，证兼恶心，心下饱闷，属郁痰，宜开郁行气。（《张氏医通·卷四·诸气门下·痰饮》）

（2）痰积

痰积，半夏、南星、白术、枳实、礞石、硝石、风化硝、白芥子。(《张氏医通·卷三·诸气门上·积聚》)

（3）老痰

老痰，海石、蛤粉。(《张氏医通·卷三·诸气门上·积聚》)

老痰积于胸膈作痞，或流滞于经络四肢者，青礞石丸。壮实体厚之人，可用姜汁、竹沥下滚痰丸，然后用理脾行气药调理。

老痰不化，喉中常觉哽塞，咯之不出者，消痰饼子。(《张氏医通·卷四·诸气门下·痰饮》)

（4）窠囊之痰

若用燥剂，其结转甚，惟竹沥、姜汁、韭汁可以治之，日饮三五杯，必胸中烦躁不宁乃妙，后用养血健脾润燥药。(《张氏医通·卷四·诸气门下·痰饮》)

（5）涎饮顽痰

忽患手足胸背头项腰膝疼痛不可忍，及连筋骨牵引吊痛，坐卧不安，走易不定，头疼困倦，手足重坠痹冷，脉伏，此乃涎饮顽痰，伏在心胸上下。发为此疾，非风非毒，导痰汤加羌、防、白芷、姜汁、竹沥。(《张氏医通·卷四·诸气门下·痰饮》)

（6）痰厥

凡胸前作胀痛者，皆阳气不达于胸，阴气填塞故也，盖阳则气化通达，阴则痰凝气滞。清阳下陷，阴火上升，则为气逆；浊气凝滞，则为痰厥。所谓脾气下溜，乘于肾肝，而成痰厥气逆之渐也。脾气上升则为清阳，下行则为邪气。(《张氏医通·卷二·诸伤门·劳倦》)

痰厥手足逆冷，脉乍紧，心下满而烦，饥不能食，瓜蒂散吐之。(《伤寒绪论·卷下·厥》)

痰厥昏迷卒倒者，用牙皂末捻纸烧烟冲鼻中，有嚏可治，并用稀涎散水调探吐，俟醒用药。(《伤寒绪论·卷上·劫法》)

8. 伤寒病痰饮辨治

（1）少阳病痰饮

"伤寒八九日，下之，胸满烦惊，小便不利，谵语，一身尽重，不可转侧者，柴胡加龙骨牡蛎汤主之。"

此系少阳之里证，诸家注作心经病，误也。盖少阳有三禁，不可妄犯。虽八九日过经下之，尚且邪气内犯，胃土受伤，胆木失荣，痰聚膈上，故胸满烦惊，惊者胆不宁，非心虚也。小便不利，谵语者，胃中津液竭也。一身尽重者，邪气结聚痰饮于胁中，故令不可转侧，主以小柴胡和解内外，逐饮通津，加龙骨、牡蛎以镇肝胆之惊，即是虚劳失精之人感寒，用桂枝汤加龙骨牡蛎同意。(《伤寒缵论·卷上·少阳篇》)

(2) 少阴病寒饮

"少阴病，饮食入口即则吐，心下温温欲吐，复不能吐，始得之，手足寒，脉弦迟者，此胸中实，不可下也，当吐之。若膈上有寒饮，干呕者，不可吐也。急温之，宜四逆汤。"

饮食入口即吐，犹曰胃中不能纳谷也。若不饮食之时，复欲吐而不能吐，明系阴邪上逆，此等处必加细察。若始得之便手足寒而脉弦迟，即非传经热邪可拟。然阴邪固有是证，而痰饮亦有是脉，设属胸中痰实，当行吐法提之。今见欲吐不吐，洵为阴邪上逆无疑，即使膈上有寒饮，干呕，亦属阴邪用事，非寻常祛痰之药可施，设误用吐法，必致转增其剧，计惟急温一法，以助阳胜阴，则寒饮亦得开散，一举而两得之也。(《伤寒缵论·卷上·少阴上篇》)

(3) 瓜蒂散证

"病如桂枝证，头不痛，项不强，寸脉微浮，胸中痞硬，气上冲咽喉不得息者，此为胸中有寒也，当吐之，宜瓜蒂散。诸亡血虚家，不可与瓜蒂散。"

痰饮内动，身必有汗，加以发热恶寒，全似中风，但头不痛，项不强，此非外入之风邪，乃内蕴之寒痰窒塞胸间，宜用瓜蒂散之苦寒，合小豆之利水，香豉之散邪，以快涌膈上之实痰，《内经》所谓"其高者，因而越之"也。诸亡血虚家禁用者，亡血而复用吐，则气亦虚，虚家而复用吐，则损其阴，所以为禁也。(《伤寒缵论·卷下·杂篇》)

"病人手足厥冷，脉乍紧者，邪结在胸中，心下满而烦，饥不能食者，病在胸中，当须吐之，宜瓜蒂散。"

手足厥冷，与厥阴之厥深热深相似。其脉乍紧，则有时不紧，殊不似矣。可见痰结在胸中，随气上下，故脉时紧时缓，而烦满不能食也。此条旧在厥阴而辨不可吐下。复有一条云：病人手足厥冷，脉乍结，以客气在胸中，心下满而烦，欲食不能食者，病在胸中，当吐之。与此无异，但此云脉乍紧，彼云脉结。紧则寒饮结聚，结则痰饮伏匿之脉，皆属瓜蒂散证，不必两存也。然此手足厥逆，亦属寒饮宿病，与厥阴病证何预哉？（《伤寒缵论·卷下·杂篇》）

（4）寒痰结聚胸中

"病胸上诸实，胸中郁郁而痛，不能食，欲使人按之，而反有涎唾，下利日十余行，其脉反迟，寸口脉微滑，此可吐之，吐之利则止。"

痛不得食，按之反有涎唾者，知有寒痰在胸中也。下利脉迟，寸口微滑者，为膈上实，故吐之，则利自止也。合三条总见痰证可吐不可汗，合食积、虚烦、脚气四证论之，勿指为类伤寒，但指为不可发汗，则其理甚精。盖食积已是胸中阳气不布，更发汗则阳外越，一团阴气用事，愈成危候。虚烦则胃中津液已竭，更发汗则津液尽亡矣。脚气即地气之湿，邪从足先受，正湿家不可发汗之义耳。（《伤寒缵论·卷下·杂篇》）

（5）痰热结聚胸中

瘟疫邪在胸膈，满闷心烦喜呕，腹不满，欲吐不吐，欲饮不饮，欲食不食，此邪热与痰饮结聚胸中也，宜瓜蒂散吐之。（《伤寒绪论·卷上·总论》）

（6）热毒痰涌

酷暑道途中，卒然晕仆，为暑风卒倒，此热毒涌痰，壅塞心包也。切不可用冷，得冷则死，急以热土熨脐中，仍使更溺于脐腹，并捣姜蒜绞汁灌之立苏。（《伤寒绪论·卷上·总论》）

（7）伤寒挟邪

原夫伤寒之邪，其始也，必先太阳寒水之经，所以恶寒发热，此为表之外证，故宜发汗开腠理而通其热则愈。或有汗之而不愈者，必有所夹而致。或夹痰，或夹食，或挟水气，或夹内伤，须辨脉证用药。然必先撒外邪，稍兼清理痰气，而后专理他证。(《伤寒绪论·卷上·总论》)

（8）伤寒痰病用药宜忌

素有痰热，不可妄投寒剂　用群队之药，以培阴护阳，其人即素有热痰，阳出早已从阴而变寒，至此无形之阴寒虽散，而有形之寒痰阻塞窍隧者，无由遽转为热，姜附固可四施，其牛黄、竹沥一切寒凉，断不可用，若因其素有痰热，妄投寒剂，则阴复用事，阳即扰乱，必堕前功也。

顽痰留积，不宜辛辣　用平补后，嗣后总有顽痰留积经络，但宜甘寒助气开通，不宜辛辣助热壅塞，盖辛辣始先不得已而用其毒，阳既安堵，即宜休养其阴，切勿喜功生事，转生他患也。

风痰结聚，不可温针　以风痰结聚于肺，故汗下两难，汗之则谵语，烦热不得卧，善惊，目乱无精，多汗身重，下之则小便难，大便利不止。尤不可用温针，温针则耳聋难言。止宜辛凉解热兼疏风利痰，然虽禁发汗，又不得不兼用表药，但禁温覆迫汗耳。(《伤寒绪论·卷上·总论》)

（9）痰证煎药用水法

服涌吐药用齑水，取其味浊引痰上窜，以吐诸痰饮宿食，酸苦涌泄为阴也。煎荡涤邪秽药，用东流水，《本经》云：东流水为云母石所畏，炼云母用之。煎利水药，用急流水，取性走也。煎水逆呕吐药，用逆流水，取其上涌痰涎也。

东阿井水煎乌驴皮胶，治逆上之痰血；青州范公泉造白丸子，利膈化痰。二者皆济水之分流也。(《本经逢原·卷一·水》)

9. 体质之痰

（1）肥人有痰

肥人气滞，必有痰，以二陈苍术、香附，燥以开之。(《张氏医通·卷三·诸气门上·气》)

脉濡缓，身体倦怠，体厚人属湿痰，二陈加生术、羌活；气虚，佐参、术。

肥盛多湿热人，痰湿胶固于中外，动则喘满眩晕者，运痰丸。
(《张氏医通·卷四·诸气门下·痰饮》)

（2）素体有痰

平居无事，但有痰数口，或清或坚，宜小半夏茯苓汤；不应，
加人参以健胃气，则痰自不生矣。(《张氏医通·卷四·诸气门下·
痰饮》)

（3）形盛气虚之痰

形盛气虚人多湿痰，发则多恶寒，日久不已，脉软而沉带滑，
用补中益气加苓、半，兼用熟附子二三分。(《张氏医通·卷三·寒
热门·疟》)

虚人六君子加香砂。盖白术熟则补脾腻膈，生则豁痰散血，燥
湿利水。(《伤寒绪论·卷上·总论》)

10. 痰病用药禁忌

（1）苦寒不可妄投

梁仁甫云：病痰火者，或吐血，或衄血，或喉疼身热尿黄，皆
热证也，庸医妄投苦寒泻火之剂，不知苦寒能泻脾胃。脾胃土也，
乃人身之本也，今火病而泻其土，火未尝除而土已病矣。土病则胃
虚，因而饮食减少，甚至泄泻肌肉消瘦，不可救药矣！(《张氏医
通·卷九·杂门·痰火》)

（2）痰火禁服童便

世俗谓病痰火者，服童便最好，余治痰火，每禁服童便，盖童
便降火虽速，而损胃多矣，故治火病，以理脾为主，此真诀也。
(《张氏医通·卷九·杂门·痰火》)

（3）辛热不可过用

夫五味入口而藏于胃，胃为水谷之海，五脏六腑之总司。人之
食饮太过而结为痰涎者，每随脾气之健运而渗灌于经隧，其间往返
之机，如海潮然，脾气行则潮去，脾气止则潮回，所以治沉锢之
法，但取辛热微动寒凝，以后止而不用，恐痰得热而妄行，为害不
浅也。不但痰得热而妄行，即脾得热亦过动不息。如潮之有去无

回，其痰病之决裂，可胜道哉。(《张氏医通·卷四·诸气门下·痰饮》)

第二节 水 湿

一、 水湿成因与病机

经云：诸湿肿满，皆属于脾。地之湿气，感则害人皮肉筋脉。阳受风气，阴受湿气。

戴人曰：夏月人之腠理疏豁，元气不闭，故易于伤风伤湿。如汗出未拭而风闭之，则为风湿；素有热而湿临之，则为湿热，湿久菀亦然也；元气素虚而受湿，则为寒湿。或受于地，或受于天，或受于酒酪潼乳，治者宜分别之。

风寒暑皆能中人，惟湿气积久，留滞关节，故能中，非如中风寒暑之暴也。(《张氏医通·卷二·诸伤门·湿》)

（一）论湿热

贾真孙曰：湿为土气，热能生湿，故夏热则万物湿润，秋凉则万物干燥。湿病本不自生，因热而怫郁，不能宣行水道，故停滞而生湿也。况形盛气弱之人，易为感受，岂必水流而后为湿哉！人只知风寒之威严，不知暑湿之炎喧，感于冥冥之中也。(《张氏医通·卷二·诸伤门·湿》)

1. 湿热挟阴虚

有素禀湿热而挟阴虚者，在膏粱辈，每多患此，以其平时娇养，未惯驰驱，稍有忧劳，或纵恣酒色，或暑湿气交，即虚火挟痰饮上升。

大抵体肥痰盛之人，则外盛中空，加以阴虚，则上实下虚，所以少壮犯此最多，较之中年以后触发者更剧，而治又与寻常湿热迥殊。(《张氏医通·卷二·诸伤门·湿》)

复有素禀湿热而挟阴虚者，在膏粱辈少壮时，每多患此，较之中年已后触发者更剧。又与寻常湿热迥异。当推河间东垣类中风例治，庶或近之，其方药详《医归》湿热本门，兹不琐述。盖湿热已是痼疾难除，兼之下虚，攻击将何所恃，若更加外感，即仓扁复生，难于图治矣。(《伤寒绪论·卷上·总论》)

2. 盛夏湿温

盛夏湿温之证，即藏疫疠在内。一人受之，则为湿温，一方传遍，则为疫疠，所以疫疠之发，每每盛于春夏者，以其热暑湿三气交蒸故也。盖春主厥阴肝木，秋主阳明燥金，冬主太阳寒水，各行其政，惟春分以后至秋分以前，少阳相火，少阴君火，太阴湿土，三气合行其事，天本热也，而益以日之暑，日本烈也，而载以地之湿，三气交动，时分时合，其分也，以风动于中，胜湿解蒸，不觉其苦，其合也。

天之热气下，地之湿气上，人在是气之中，无隙可避，故病之繁而且苛者，莫如夏月为最。以无形之热蒸动有形之湿即无病之人感之，尚未免于为患，况素有湿热，或下元虚人，安得不患湿温之证乎？(《伤寒绪论·卷上·总论》)

(二) 论风湿

东南土地卑湿，为雾露之区，蛇龙之窟，其湿热之气，得风播之，尚有可耐，且暮无风，水中之鱼，衣中之虱，且为飞扬，况于人乎？

喻嘉言曰：风湿虽同伤太阳，而有亲上亲下之不同，《内经》谓"风者，百病之长，其变无常者"是也。其中人也，风则上先受之，湿则下先受之，俱从太阳膀胱经而入。(《伤寒绪论·卷上·总论》)

(三) 论湿浊伤人

首为诸阳之会，其位高，其气清，其体虚，故聪明系焉，却被湿土之浊气熏蒸，清道不通，故沉重不利，似乎有物蒙之，失而不治，湿郁为热，热留不去，热伤血不能养筋，故为拘挛；湿伤筋不能束骨，故为弱痿。素尝气疾，湿热加之，气湿热争，故为肿，诸阳受气于四肢也。今人见膝间关节肿痛，全以风治者，误矣。(《张

氏医通·卷二·诸伤门·湿》)

(四) 其他

1. "秋伤于湿"解

考之于经, 则不曰"秋伤于燥", 而言"秋伤于湿", 何也? 夫秋令木燥, 以长夏湿土郁蒸之余, 气渐渍于身中, 随秋令收敛而伏于肺卫之间, 直待秋深燥令大行, 与湿不能相容至冬而为咳嗽也。此症有肺燥、胃湿, 两难分解之势, 古方中惟《千金》麦门冬汤、《千金》五味子汤二方, 独得其秘。不知者以为敛散不分, 燥润杂出, 则又置而不用, 总未达分解之义耳! 喻嘉言先生不明湿气内伏, 燥令外伤之意, 直云《内经》独遗长夏伤于湿句, 致令秋伤于燥, 误为伤湿, 殊失《内经》精微之奥矣。(《伤寒兼证析义·素患咳嗽家兼伤寒论》)

2. 痰湿郁相因

气郁而湿滞, 湿滞而成热, 热郁而成痰, 痰滞而血不行, 血滞而食不化, 此六者相因而为病者也。(《张氏医通·卷三·诸气门上·郁》)

3. 五痹诸湿

有上盛之湿, 下先受之之湿, 濡泻之湿, 大筋软短小筋弛长之湿, 因气为肿之湿, 五痹诸湿, 种种不同, 详述《医归》。(《伤寒绪论·卷上·总论》)

4. 时行乃感湿

"凡时行者, 春时应暖而复大寒, 夏时应大热而反大凉, 秋时应凉而反大热, 冬时应寒而反大温, 此非其时而有其气。是以一岁之中, 长幼之病多相似者, 此则时行之气也。"

伤寒是感天时肃杀之气, 以寒犯寒, 必先寒水; 时行是感湿土郁蒸之气, 以湿犯湿, 必先湿土。阳明为荣卫之原, 始病则荣卫俱病, 经络无分, 三焦相溷, 内外不通, 所以其病即发而暴, 非比伤寒以次传经而入也。盖地为污秽浊恶之总归, 平时无所不受, 适当天时不正之极, 则平时所受浊恶之气, 亦必乘时迅发, 或冬时过暖, 肃杀之令不行, 至春反大寒冷, 或盛夏湿热, 污秽之气交蒸,

忽然热极生风，而人汗孔闭拒，毒邪不得发泄而为病，病则老幼无分，此即时行之气也。(《伤寒缵论·卷下·伤寒例》)

二、 水湿证候

(一) 常见证候

身半以下者，湿中之也。伤于湿者，下先受之，声如从室中言，是中气之湿也。湿胜则濡泻。因于湿，首如裹。湿热不攘，大筋缦短，小筋弛长。缦短为拘，弛长为痿。因于气为肿，四维相代，阳气乃竭。(《张氏医通·卷二·诸伤门·湿》)

1. 湿热

湿热证类最多，如鼓胀水肿，呕逆吞酸，黄瘅滞下，腰腿重痛，脚气痹着等候，悉属湿热为患，然皆别有所致而然，咸非湿热之本病也。

轻则胸胁痞满，四肢乏力；重则周身疼重，痰嗽喘逆。亦有血溢便秘，面赤足寒者，甚则痿厥瘫废不起矣。(《张氏医通·卷二·诸伤门·湿》)

(1) 湿热与寒湿

湿证有二，湿热证多，湿寒证少，当以脉证明辨之。如脉滑数，小便赤涩，引饮自汗，为湿热证；若小便自利清白，大便泻利，身疼无汗，为寒湿也。(《张氏医通·卷二·诸伤门·湿》)

(2) 湿热体质

大抵苍黑肥盛之人及酒客辈，素与湿热相依为命，其在气血强盛之年，非惟不能为患，反能辅助作为，逮至中年以后，正气向衰，渐难驾驭其湿，有时抟聚于肠胃之间，则胸中尝觉痞满不快，或不知饥饿，或腹满肠鸣，或行动喘促，有时溢出乎躯壳之外，则遍身胀痛，或胸胁腿胫烦疼，或手足重着挛痹，当此之时，虽无客邪，尚难调理，稍加外感，引动其泛滥之势，则胸高喘满，腹胀身疼，恶热烦闷，呕逆自利，无所不至矣。此非外邪势重而然也，乃本身中气与元气混合之邪，一旦乘机窃发，同舟皆敌国矣。(《伤寒绪论·卷上·总论》)

2. 风湿

风伤其卫，湿流关节，风邪从阳而亲上，湿邪从阴而亲下，风邪无形而居外，湿邪有形而居内。上下内外之间，邪相搏击，故显汗出恶风，短气，发热头痛，骨节烦疼，身重微肿等证，此固宜从汗解，第汗法与常法不同，用麻黄汤必加白术，或薏苡以去其湿，用桂枝汤必去芍药加白术，甚者加附子，以温其经。（《伤寒绪论·卷上·总论》）

3. 暑湿

夏月暑湿交蒸，人多中暑，证与热病相似。首宜以脉法辨之。

如脾胃虚损之人，上焦之气不足，暑湿之气郁蒸，则四肢困倦，精神短少，两脚痿软，懒于动作言语，昏昏嗜卧，头痛而重，心胸痞闷，骨节无力，气促似喘非喘，其形蒙蒙如烟雾中，早晚之际，则发寒厥，日高之后，复发热如火，乃阴阳气血俱不足也。若自汗过多，风犯汗孔，则身体重痛，肢节麻瞀烦疼。或渴或不渴，或小便黄涩，此风郁汗湿与暑相搏也。宜六一散加葱豉。（《伤寒绪论·卷上·总论》）

4. 湿从外中

外中湿者，或山岚瘴气，或天雨湿蒸，或远行涉水，或久卧湿地，则湿从外中矣。其证关节疼重，头重体疼，腹胀烦闷，昏不知人；或四肢倦怠，腿膝肿痛，身重浮肿，大便泄泻，小便黄赤，羌活胜湿汤。（《张氏医通·卷二·诸伤门·湿》）

5. 湿病辨析

（1）夏月湿病辨析

夏月多有感冒非时寒气，伤风，中湿，风湿，湿热，湿温，与暍暑热病，最要辨析。其伤风感寒，已辨如上，但热病则脉盛身热，不恶寒但恶热，而烦渴，中暍则脉洪大汗出，喘渴引饮，中暑则脉虚，背微恶寒，身拘急，湿温则脉濡小急，汗多足冷，湿热则形盛喘胀，中湿则一身疼重而或发黄，风湿则关节肿痛，自汗恶风，不欲去衣，为异耳。（《伤寒绪论·卷上·总论》）

夏月火乘土位，湿热相合，病多烦躁闷乱，四肢发热，或身体沉重，走注疼痛，皆湿热相搏，郁而不伸，故致热也。发热身疼，而身如熏黄者，湿热也。一身尽痛，发热，日晡所剧者，风湿也。汗出而身热者，风热也。身热脉弦数，战栗而不恶寒者，瘅疟也。中脘有痰，令人憎寒发热，恶风自汗，寸口脉浮，胸膈痞满，有类伤寒，但头不疼，项不强为异。(《张氏医通·卷三·寒热门·发热》)

（2）中湿与风湿辨析

有中湿认作风湿者，中湿则一身尽痛而重，脉来沉缓，或面黄头痛鼻塞，风湿则一身尽痛而肿，关节不利，不能转侧，恶风不欲去衣。其脉浮虚而涩。有燥证认作湿证者，燥证则肌肤枯槁，血少不能营养百脉，而痿弱无力，湿痹则肢体浮肿，经隧中为湿所袭，而痹着不举也。(《伤寒绪论·卷上·总论》)

然中湿亦主身重痛，湿痹则身痛关节不利。风湿则身痛而肿，骨节烦疼掣痛，不得屈伸，汗出恶风而不欲去衣。(《伤寒绪论·卷上·察色》)

（3）伤湿与中湿辨析

然病有伤中之不同，伤湿者，足太阳膀胱经也；中湿者，足太阴脾经，或足少阴肾经。伤膀胱则烦渴引饮，小便不利而肿胀，五苓散；着脾则四肢浮肿，不能屈伸，大便多溏，此醇酒厚味水湿等物所伤，湿从内中也，除湿汤；着肾则腰疼身重，小便不利，此醉卧湿地，或下体湿衣所伤，湿从外中也，肾着汤。湿盛身疼，小便不利，体重发渴者，五苓散加羌活。(《张氏医通·卷二·诸伤门·湿》)

（4）燥与湿辨析

喻嘉言曰：燥之与湿，有霄壤之殊。春月地气动而湿胜，秋月天气肃而燥胜，故春分以后之湿，秋分以后之燥，各司其正。燥病之要，可一言而终。只缘《内经》失却"长夏伤于湿"句，致误传秋伤于燥为伤湿，而解者竟指燥病为湿病，宜乎经旨之不明也。

老人多有大便后寒热，发作有时，颇似外感，实非外感也。大便努挣伤气，故便出则乘于阳而寒，顷之稍定，则阳胜阴而热。若果外感之寒热，何必大便后始然耶？世医遇此证，每谓湿热内蕴，而用滑利之剂以驱之，不知瘦人身中，以湿为宝，有湿则润，无湿则燥，今指燥为湿，是欲出而反闭其户也。(《张氏医通·卷二·诸伤门·燥》)

6. 其他

（1）痉证

诸痉项强，皆属于湿，足太阳膀胱经。(《张氏医通·卷三·寒热门·热》)

（2）软脚瘟

所称软脚瘟者，便清泄白，足肿难移，即湿温遍行者是也。(《伤寒绪论·卷上·总论》)

（3）肥人外感因于痰湿

设鼻塞声重涕唾稠黏，风寒所伤也。若虽鼻塞声重，而屡咳痰不即应，极力咯之，乃得一线黏痰，甚则咽腭肿胀者，乃风热也。此是肥人外感第一关键。以肥人肌气充盛，风邪急切难入。因其内多痰湿，故伤热最易。惟是酒客湿热，渐渍于肉理，风邪易伤者有之。(《诊宗三昧·脉象》)

（二）《伤寒》湿病辨治

1.《伤寒》湿家病

"湿家病，身上疼痛，发热，面黄而喘，头痛鼻塞而烦，其脉大，自能饮食，腹中和无病，病在头中寒湿，故鼻塞，内药鼻中则愈。"

湿家必脉沉细，饮食减少，今脉大能食，但头痛鼻塞，正《内经》所谓"因于湿，首如裹"是也。与瓜蒂散内鼻中，取下黄水则愈。(《伤寒缵论·卷下·杂篇》)

2. 阳明病湿热交盛

"阳明病，初欲食，小便反不利，大便自调，其人骨节疼，翕翕如有热状，奄然发狂，濈然汗出而解者，此水不胜谷气，与汗共并，脉紧则愈。"

其人骨节疼，湿胜也；翕然如有热状，热胜也。湿热相交，乃忽然发狂。

濈然汗出而解者，以其人能食，胃气有权，能驱阳明之水与热，故水热不能胜，与汗共并而出也。脉紧则愈者，以先前失汗，所以脉紧未去，今幸胃气强盛，所以得肌腠开，濈然大汗而解，则脉之紧亦自和也。（《伤寒缵论·卷上·阳明下篇》）

3. 阳明病胃热上攻

"阳明病，但头眩，不恶寒，故能食而咳，其人必咽痛，若不咳者，咽不痛。"

此胃热协风邪上攻之证，以风主运动故也。风邪攻胃，胃气上逆则咳，咽门者胃之系，咳甚则咽伤，故必咽痛，宜茯苓桂枝白术甘草汤以散风邪，祛胃湿。若胃气不逆则不咳，咽亦不痛也。（《伤寒缵论·卷上·阳明上篇》）

4. 太阳病转阳明

"太阳病，寸缓关浮尺弱，其人发热汗出，复恶寒，不呕，但心下痞者，此以医下之也。如其未下者，病人不恶寒而渴，此转属阳明也。盖小便数者大便必硬，不更衣十日，无所苦也。渴欲饮水，少少与之，但以法救之，渴者宜五苓散。"

寸缓关浮尺弱，发热汗出，复恶寒，纯是太阳中风未罢之证。设非误下，何得心下痞结耶？如不误下，则心下亦不痞，而太阳证必渐传经，乃至不恶寒而渴，邪入阳明审矣。然阳明津液既随湿热偏渗于小便，则大肠失其润，而大便之硬与肠中结热自是不同，所以旬日不更衣，亦无所苦也。以法救之，去其湿热，救其津液，言与水及用五苓法也。今世用五苓，但知水谷偏注于大肠，用之利水而止泄，至于津液偏渗于小便，用之消渴而回津者，非仲景不能也。更衣，言易衣而如厕也。（《伤寒缵论·卷上·阳明下篇》）

5. 阳明病湿停热郁

"阳明病被火，额上微汗出，小便不利者，必发黄。"

阳明病湿停热郁而烦渴有加，势必发黄。然汗出热从外越则黄可免。小便多热从下泄，则黄可免。若误下之，其热邪愈陷，津液愈伤，而汗与小便愈不可得矣。误火之，则热邪愈炽，津液上奔，额虽微汗，而周身之汗，与小便愈不得矣。发黄之变，安能免乎？发黄与前谷瘅本同一证，但彼因脉迟胃冷而得，则与固瘕及哕同源异派。（《伤寒缵论·卷上·阳明下篇》）

6. 太阴病湿热交盛

"伤寒，脉浮而缓，手足自温者，系在太阴。太阴当发身黄，若小便自利者，不能发黄，至七八日，虽暴烦，下利日十余行，必自止，以脾家实，腐秽当去故也。"

太阴脉本缓，故浮缓虽类太阳之中风，手足自温则不似太阳之发热，更不似少阴之四逆与厥，所以系在太阴，允为恰当也。太阴脉见浮缓，其湿热交盛，势必蒸身为黄，若小便自利者，湿热从水道而泄，不能发黄也。至七八日暴烦，下利日十余行，其证又与少阴无别，而利尽腐秽当自止，则不似少阴之烦躁有加，下利漫无止期也。况少阴之烦而下利，手足反温，脉紧反去者，仍为欲愈之候，若不辨晰而误以四逆之法治之，几何不反增危困耶？虽阳明与太阴腑脏相连，其便硬与下利自有阳分阴分之别，而下利中又有温里实脾之别，温里宜四逆汤，实脾宜五苓散，利水即所以实脾，脾实则腐秽不攻而去也。（《伤寒缵论·卷上·太阴篇》）

7. 太阴病转胃腑证

"伤寒，脉浮而缓，手足自温者，是为系在太阴。太阴者，身当发黄，若小便自利者，不能发黄，至七八日大便硬者，为阳明病也。"

此太阴转属胃腑证也。脉浮而缓，本为表证，然无发热恶寒外候，而手足自温者，是邪已去表而入里，其脉之浮缓，又是邪在太阴，以脾脉主缓故也。邪入太阴，热必蒸湿为黄，若小便自利，则湿行而发黄之患可免。但脾湿既行，胃益干燥，胃燥则大便必硬，因复转为阳明内实而成可下之证也。下之宜桂枝大黄汤。（《伤寒缵论·卷上·太阴篇》）

8. 伤寒寒湿相搏

"湿家其人但头汗出，背强，欲得被覆向火，若下之早则哕，胸满，小便不利，舌上如苔者，以丹田有热，胸中有寒，渴欲得水而不能饮，则口燥烦也。"

此寒湿相搏也。太阳寒气在经，故令人欲得被覆向火，背强头汗。若认作里有实热，上蒸头汗，而误下之，必致于哕而胸满，小便不利也。下后阳气下陷，故丹田有热，而胸中反有寒饮结聚，妨碍津液，是以口燥烦，渴不能饮也。何以见其胸中有寒？以舌上如苔白滑，故知之。治宜黄连汤，和其上下寒热之邪，则诸证涣然分解矣。(《伤寒缵论·卷下·杂篇》)

"伤寒发汗已，身目为黄，所以然者，以寒湿在里不解故也。以为不可下也，于寒湿中求之。"

伤寒发汗已，热邪解矣，何由反蒸身目为黄？所以然者，寒湿抟聚，适在躯壳之里，故尔发黄也。里者，在内之通称，非谓寒湿深入在里。盖身目正属躯壳，与脏腑无关也。(《伤寒缵论·卷上·太阳下篇》)

（三）诊察要点

1. 望诊

（1）望面

面黄主湿，黄而明者为湿热；黄而暗者为寒湿；黄而带赤白者为欲愈；黄白不荣，而多蟹爪纹者为虫积；黄而泽者，为内伤蓄血；黄黑而槁者，为食积；黄而青黑者，脾胃衰极，为木胜土而水无制也。(《伤寒绪论·卷上·察色》)

（2）望口唇

凡察病者唇，以焦赤为脾燥热，赤肿为胃湿热，青黑为阴寒。(《伤寒绪论·卷上·察色》)

（3）望肌肤

发黄者，阳明里热极甚，热郁留饮不散，湿热相搏而成。大抵湿热蒸太阴，脾土色见于外，必发黄也。经曰：湿热交并，民多病瘅，湿气胜则如熏黄而晦，热气胜则如橘黄而明。(《伤寒绪论·卷

下·发黄》)

2. 闻诊

凡察病者声,以清朗如平日者吉。声重鼻塞者,伤风也。声如瓮中出者,中湿也。(《伤寒绪论·卷上·察色》)

多言者,火之用事也。声如从室中言者,中气之湿也。(《诊宗三昧·口问十二则》)

3. 问诊

(1)问二便

伤寒发黄,热势已极,且与蓄血相类,但小便不利,大便实而渴者,为发黄,小便自利而不渴者,为蓄血也。(《伤寒绪论·卷下·发黄》)

(2)问味觉

口甘为脾土湿热,而津液上乘,稼穑作甘也。(《伤寒绪论·卷上·察色》)

4. 舌诊

(1)太阳阳明湿热

太阳湿热并于阳明也,如根黄色润,目黄小便黄者,茵陈蒿汤加减。(《伤寒舌鉴·白苔舌总论·白苔尖灰根黄舌》)

(2)湿热乘火位

根红而尖黄者,乃湿热乘火位也。瘟热初病多有此舌,凉膈解毒等药消息治之。(《伤寒舌鉴·黄苔舌总论·黄尖根红舌》)

(3)阳明胃经湿热

舌黄而胀大者,乃阳明胃经湿热也。症必身黄,便秘烦躁,茵陈蒿汤。如大便自利而发黄者,五苓散加茵陈、栀子、黄连等治之。(《伤寒舌鉴·黄苔舌总论·黄大胀满舌》)

(4)湿热伤脾

舌见淡红色,又有大红星点如疮瘰者,湿热伤于脾土。盒而欲发黄之候,宜茵陈蒿汤,五苓散选用。(《伤寒舌鉴·红色舌总论·红内红星舌》)

(5)酒湿伤胆,味痰伤胃

感寒之后，不戒酒食，而见咳嗽生痰，烦躁不宁，舌色淡紫，尖生蓓蕾，乃酒湿伤胆，味痰伤胃所致也，宜小柴胡汤加减治之。（《伤寒舌鉴·紫色舌总论·紫上黄苔湿润舌》）

（6）寒邪郁遏，湿热熏蒸

舌见霉色，乃饮食填塞于胃，复为寒邪郁遏，内热不得外泄，湿热熏蒸，盦而成此色也。脉多沉紧，其人必烦躁腹痛，五七日下之不通者，必死。太阴少阴气绝也。（《伤寒舌鉴·霉酱色苔舌总论·纯霉酱色舌》）

（7）湿热滞于中宫

舌霉色中有黄苔，乃湿热之物郁滞中宫也，二陈加枳实、黄连。若苔干黄，更加酒大黄下之。（《伤寒舌鉴·霉酱色苔舌总论·霉色中黄苔舌》）

5. 脉诊

（1）外伤于湿

湿脉自缓，得风以播之，则兼浮缓，寒以束之，则兼沉细，此皆外伤于湿之诊也。

浮缓为伤风，沉缓为寒湿，缓大为风虚，缓细为痹湿。

又以浮缓为风中于阳，沉缓为湿中于阴。（《诊宗三昧·师传三十二则》）

雾伤皮腠，湿流关节，总皆脉涩，但兼浮数沉细之不同也。（《诊宗三昧·师传三十二则》）

（2）湿中三阴

若湿中三阴，则脉有沉缓、沉细、微缓之分，治有术附、姜附、桂附之异。盖沉缓、沉细，为太少二阴寒湿之本脉，人所易明，独厥阴脉见微缓，世所共昧，今特申之。夫厥阴为风木之脏，内藏生阳，虽有湿着，风气内胜，鼓激其邪，流薄于经络之中，所以脉不能沉，而见阳浮阴缓之象，是知微缓，亦厥阴受邪之本脉。观仲景厥阴例中，可以类推。（《张氏医通·卷二·诸伤门·湿》）

（3）湿袭经中

至于湿袭经中，得人身浊气，蕴酿而为湿热，则脉多软大。若浮取软大，而按之滑者，湿并在胃之痰也；浮取软大，而按之涩者，湿伤营经之血也。湿寒湿热之辨，大略不出乎此。（《张氏医通·卷二·诸伤门·湿》）

（4）中湿

头痛，脉细而缓为中湿。（《诊宗三昧·师传三十二则》）

（5）湿痉

叔微云：牢则病气牢固。在虚证绝无此脉，惟湿痉拘急，寒疝暴逆，坚积内伏，乃有是脉。（《诊宗三昧·师传三十二则》）

（6）中宫湿热

设或诸部皆缓，而关部独盛，中宫湿热也。（《诊宗三昧·脉象》）

（7）下焦寒湿

尺脉沉而紧者，浊阴寒湿之邪伤于阴，故曰浊邪中于下焦。

尺脉沉紧而腹痛者，必利，浊阴寒湿之邪走下焦也。（《伤寒缵论·卷下·脉法篇》）

（8）湿邪内伏

湿土之邪内伏，每多左手弦小，右手数盛者，总以辛凉内夺为顺，辛热外散为逆。（《诊宗三昧·口问十二则》）

（9）胃中湿浊

热遗下焦，淋浊溺痛，多有尺内洪滑者，皆胃中湿浊上逆下渗之候，终与火无预也。（《张氏医通·卷二·诸伤门·火》）

（10）湿热蕴积经脉

若洪盛而中按、重按益实，指下累累如循贯珠、薏苡子状者，皆有形之湿热，蕴积于经脉之中，不当于火门求治也。（《张氏医通·卷二·诸伤门·火》）

三、 治法及方药

石顽曰：昔人有云，湿热一证，古所未详，至丹溪始大发其奥，故后世得以宗之。殊不知其悉从东垣痹证诸方悟出，然其所论，皆治标之法，绝无治本之方，及读仲景书至痉论中，则湿热治本之方具在。盖伤寒误下，则有痞满之变，然亦有不经攻下而痞者，皆由痰气逆满之故。故仲景特立泻心汤诸法，正以祛逆上之湿热也。(《张氏医通·卷二·诸伤门·湿》)

东垣志在培土以发育万物，故常从事乎升阳。丹溪全以清理形气为本，故独长于湿热。(《诊宗三昧·医学》)

（一）治水湿之法

1. 回阳胜湿

喻嘉言曰：人身阳盛则轻矫，湿盛则重着。乃至身重如山，百脉痛楚，不能转侧，而此不用附子回阳胜湿，更欲何待？在表之湿，其有可汗者，用附子合桂枝汤以驱之外出；在里之湿，其有可下者，用附子合细辛、大黄以驱之下出；在中之湿，则用附子合白术以温中而燥脾。今之用白术，杂入羌、防、枳、朴、栀、橘等药，且无济于事，况用槟榔、滑石、舟车、导水等法乎？(《张氏医通·卷二·诸伤门·湿》)

2. 微汗利小便

治湿在上在外者当微汗，羌活胜湿汤；在下在内者，当利小便，五苓散。(《张氏医通·卷二·诸伤门·湿》)

经曰：伤于湿者，下先受之，曰湿流关节。言地之湿中人，流入四肢百节也。又曰：湿上甚为热，此则下受之湿，袭人三阳胸背头面之间，从上焦之阳，而变为湿热也。湿上甚为热，其小便必不利，以既上之湿难于下趋，故云：治湿不利小便，非其治也。然治上甚之湿热，不能发汗而利小便，即为第二义矣。(《伤寒绪论·卷上·总篇》)

《原病式》曰：诸痉项强，皆属于湿。或胕肿体寒而有水气，必小便赤少或渴，是蓄热入里极深，非病寒也。治法，宜理脾清热利小便为上。治湿不利小便，非其治也。(《张氏医通·卷二·诸伤门·湿》)

3. 治疗宜忌

（1）湿家不可过汗

湿家不可发汗，以身本多汗，易至亡阳，故湿温之证，误发其汗，名曰重暍，故为深戒。若久冒风凉，以水灌汗，抑郁其阳者，又不得不微汗之。

罗谦甫云：春夏之交，病如伤寒，其人汗自出，肢体重痛，转侧难，小便不利，此名风湿，非伤寒也。阴雨之后卑湿，或引饮过多，多有此证，但多服五苓散，小便通利，湿去则愈，切忌转泻发汗，小误必不可救。（《张氏医通·卷二·诸伤门·湿》）

湿家虽身疼痛，不可发汗，汗之则痉，此为阳虚脉沉细者而言也。前云：湿家身烦疼，可与麻黄加术汤，是治暴感寒湿，阳气未伤，脉见浮紧，故宜微汗以开泄之。若夫阳虚之人，卫气先亏，不能固密肌腠，复加汗剂伤荣，势必内扰肝木，而生虚风，所以垂戒不可发汗也。

是以湿温之证，最忌发汗，发汗则湿热混合为一，而中气尽伤，多成死证。惟宜分解先扶中气，使中气徐领其表其里，而上下尽消，故多愈也。（《伤寒绪论·卷上·总论》）

（2）不可过利小便

湿家当利小便，此大法也，而真阳素虚之人，汗出小便滴沥，正泉竭而阳欲出亡之象，若以为湿热，恣胆利之，真阳无水维附，顷刻脱离而死矣。

东垣云：治湿不利小便，非其治也。然亦不可过治，病去六七，即当改用理脾之剂，如水去其地犹湿，若过用之，肾水受亏矣。（《张氏医通·卷二·诸伤门·湿》）

若阳虚者，小便色白，不时淋滴而多汗，正泉竭而阳欲出亡之象，一切利水之药，不可误施以犯虚虚之戒。（《伤寒绪论·卷上·总篇》）

（3）酒客调治宜忌

酒为湿热之最，酒客平素湿热搏结胸中，才挟外邪，必增满逆，所以辛甘之法不可用，则用辛凉以撤其热，辛苦以消其满，自不待言矣。后人不察，每以葛根为酒客所宜，殊不知又犯太阳经之大禁也。（《伤寒缵论·卷上·太阳上篇》）

（4）阳虚多湿辨治

阳虚多湿之人，虽感寒邪，亦必自汗发热而呕，有似中风之状，发散药中，便须清理中气以运痰湿，则表邪方得解散。设有下证，则宜渗利小水为主，若误用正汗正下法治之，便有如上变证也。(《伤寒缵论·卷上·太阳上篇》)

（二）治水湿方药

1. 伤湿

（1）伤湿兼感风

伤湿而兼感风，则眩晕呕逆烦热，恶风不欲去衣被，或额上微汗，或身体微肿，汗渍衣湿，当风坐卧，多有此证，麻黄杏仁薏苡甘草汤，或羌活胜湿汤，令微发汗；若大发汗，则风去湿在，已得汗而发热不去者，败毒散加苍术、防己。(《张氏医通·卷二·诸伤门·湿》)

（2）伤湿兼感寒

伤湿又兼感寒，则拳挛掣痛，无汗惨惨烦痛，五积散。(《张氏医通·卷二·诸伤门·湿》)

（3）湿滞经络

若腰以下重着，为湿滞经络，渗湿汤。(《张氏医通·卷二·诸伤门·湿》)

（4）湿家身烦疼

湿家无汗身烦疼者，麻黄加术汤。(《张氏医通·卷二·诸伤门·湿》)

（5）阳虚有湿

阳虚者，去麻黄加熟附、白术，或麻黄加术汤。(《张氏医通·卷二·诸伤门·湿》)

（6）湿胜体重节痛

脉缓体重节痛，腹胀自利，米谷不化，是湿胜也，平胃散燥克之。胁下缩急，加柴胡；脐下急，加肉桂；身体疼重者，湿也，合五苓散。(《张氏医通·卷二·诸伤门·劳倦》)

2. 风湿

风湿，小建中加黄芪、白术、羌活、防风。

风湿脉浮，身重汗出恶风者，防己黄芪汤缓服。(《张氏医通·卷二·诸伤门·湿》)

风湿相搏，身重烦疼，不能自转侧，不呕不渴，脉浮虚而涩者，桂枝附子汤；若其人大便硬，小便自利者，白术附子汤；骨节烦疼掣痛，不得屈伸，近之则痛剧，汗出短气，小便不利，恶风不欲去衣，或身微肿者，甘草附子汤。

若一身尽痛，为风湿相搏，除风湿羌活汤。

肢体烦疼，头重鼻塞，或见泄利，或下清血，为风木之邪内于湿土，神术汤。(《张氏医通·卷二·诸伤门·湿》)

如风湿相搏，一身尽痛，如羌、防、藁本、升麻、苍术，勿用五苓，所以然者，为风药已能胜湿，别作一服与之。(《张氏医通·卷二·诸伤门·劳倦》)

若冒雨而更加之以风，则风湿相搏，一身尽痛，当与除风湿羌活汤，或小建中去芍药加芪术羌防。(《伤寒绪论·卷上·总论》)

3. 湿热

（1）湿热外困

湿热，苓桂术甘汤。

肩背沉重疼痛，上热胸膈不利，及遍身疼痛者，属外因之湿热，当归拈痛汤。(《张氏医通·卷二·诸伤门·湿》)

（2）湿热里证

湿热之属于里者，则水肿小便不利，当与五苓、神芎辈，分轻重以泄之；后用实脾之剂调理，若夫阴水肿胀，另详水肿本门。(《张氏医通·卷二·诸伤门·湿》)

（3）湿热调理之法

尝见苍黑肥盛之人，及酒客辈，皆素多湿热，其在无病之时，即宜常服调气利湿之剂，如六君子加黄连、沉香、泽泻之类，夏秋则清燥汤。春夏则春泽汤加姜汁、竹沥，使之日渐消弭，此谓不治已病治未病也。(《张氏医通·卷二·诸伤门·湿》)

4. 寒湿

寒湿，小青龙加减。(《张氏医通·卷二·诸伤门·湿》)

至如远行遇雨，则寒湿之气，先从汗孔袭入背俞，况雨气通于肾虽有发热头痛咳逆等证，解表药中，必先通少阴之经，而兼开发肺气。故细辛羌活在所必用。所以首推神术汤为主，又须随时令寒暄，元气盛衰加减，始为合剂。(《伤寒绪论·卷上·总论》)

5. 其他

（1）湿毒下血

湿毒下血，大便泄泻，四肢沉重，升阳除湿防风汤。(《张氏医通·卷二·诸伤门·湿》)

（2）湿袭精窍

其人平素阴虚多火，加之走精者，湿袭精窍也，虎潜丸，或拈痛加龟甲、白术、牡蛎。(《张氏医通·卷二·诸伤门·湿》)

6. 用药宜忌

（1）治湿用药宜忌

若用风药胜湿，虚火易于僭上；淡渗利水，阴津易于脱亡；专于燥湿，必致真阴耗竭；纯用滋阴，反助痰湿上壅。务使润燥合宜，刚柔协济，始克有赖，如清燥汤、虎潜丸等方，皆为合剂。(《张氏医通·卷二·诸伤门·湿》)

（2）风湿用药宜忌

（风湿）其取汗，又贵徐不贵骤，骤则风去湿存，徐则风湿俱去也。

其有不可发汗者，缘风湿相搏，多夹阳虚，阳虚即不可汗，但可用辛热气壮之药，扶阳逐湿而已。

其湿流关节之痛，脉见沉细者，则非有外风与之相搏，只名湿痹。湿痹者，湿邪痹其身中之阳气也。利其小便，则阳气通行无碍，而关节之痹并解矣。设小便利已，而关节之痹不解，必其人阳气为湿所持，而不得外泄，或但头间有汗，而身中无汗，反欲得被盖向火者，又当微汗以通其阳也。(《伤寒绪论·卷上·总论》)

（3）治阴阳两虚，湿热上盛

复有阴阳两虚，真元下衰，湿热上盛者，若乘于内，则不时喘满眩晕；溢外，则肢体疼重麻瞀。见此即当从下真寒上假热例治之，否则防有类中之虞。即如痰厥昏仆，舌强语涩，或口角流涎，或口眼㖞斜，或半肢倾废，非内热招风之患乎？

历观昔人治法，惟守真地黄饮子多加竹沥、姜汁，送下黑锡丹，差堪对证，服后半日许，乘其气息稍平，急进大剂人参，入竹沥、姜汁、童便，晬时中，分三次服之。喘满多汗者，生脉散以收摄之。若过此时，药力不逮，火气复升，补气之药，又难突入重围矣。服后元气稍充，喘息稍定，更以济生肾气丸，杂以黑锡丹一分，缓图收功可也。至于但属阳虚，而阴不亏者，断无是理；虽有邪湿干之，亦随寒化，不能为热也，即使更感客邪，自有仲景风湿寒湿治法可推，不似阴虚湿热之动辄扼腕也。(《张氏医通·卷二·诸伤门·湿》)

（4）肥人用药宜忌

夫肥人之脉沉者，湿伤血脉也。腰痛不能转侧者，湿滞经络也。怯然少气者，湿干肺胃也。足膝常逆者，湿遏阳气，不能旁达四末也。法当损气以助流动之势，则痛者止而逆者温。反与滋腻养营之药，则痰湿愈壅，经络不能条畅。而寒热喘满，势所必至也。(《诊宗三昧·口问十二则》)

（5）五苓散用法

戴复庵云：五苓散，仲景本治太阳汗湿之邪自经犯本，故取治风湿自汗，肢体重痛，渴而小便不利者最宜；若无烦渴、小便不利者，此邪犹在经，宜用羌活胜湿汤，或除风湿羌活汤选用，不必拘于前说也。(《张氏医通·卷二·诸伤门·湿》)

若渴而自汗多，虽小便不利，为阳明经热，不可误用五苓，盖五苓为太阳里证下药，其功在于驱胃中湿热，而救津液，故仲景又有小便数，大便硬，不更衣十日无所苦，渴者宜五苓散之例。一以自汗多而渴，为津液耗散，故禁利水伤津药，一以小便数而渴，为湿热内盛，故宜驱热利水药，此当利不当利之别也。(《伤寒绪论·卷上·总论》)

7. 燥证与湿痹鉴别

复有一种燥证，反似湿痹，以其证遍身烦疼，手足痿弱无力，脉来细涩而微，此阴血为火热所伤，不能荣养百脉所致。慎勿误认湿痹而与风药，则火益炽而燥热转甚矣。宜甘寒滋润之剂，补养阴血，兼连柏以坚之，然须视其人之形瘦色赤，方为燥热，若肥盛者，则为湿热无疑也。(《伤寒绪论·卷上·总篇》)

(三)《伤寒》湿病辨治

1. 太阳病风湿相搏

"伤寒八九日，风湿相搏。身体烦疼，不能自转侧，不呕，不渴，脉浮虚而涩者，与桂枝附子汤主之。若其人大便硬，小便自利者，去桂枝加白术汤(即白术附子汤)主之。"

风湿相搏，止是流入关节，身疼极重而无头疼呕渴等证，见卑湿之邪难犯高巅脏腑之界也。不呕者，上无表邪也；不渴者，内无热炽也；加以脉浮虚而涩，则为风湿搏于躯壳无疑。故用桂枝、附子疾驰经络水道，以桂枝散表之风，附子逐经之湿，迅扫而分竭之也。其小便利，大便坚，为津液不足，故去桂枝之辛散，而加白术以助津液也。(《伤寒缵论·卷上·太阳下篇》)

"风湿相搏，骨节烦疼掣痛，不得屈伸，近之则痛剧，汗出短气，小便不利，恶风不欲去衣，或身微肿者，甘草附子汤主之。"

风则上先受之，湿则下先受之。逮至两相抟聚，注经络，流关节，渗体躯壳之间，无处不到，则无处不痛也。于中短气一证，乃汗多亡阳，阳气大伤之征，故用甘草、附子、白术、桂枝为剂，以复阳而分解内外之邪也。(《伤寒缵论·卷上·太阳下篇》)

2. 阳明湿病

(1) 湿热上攻

"阳明病，下之，其外有热，手足温，不结胸，心中懊憹，饥不能食，但头汗出者，栀子豉汤主之。"

此湿热上攻之证，下之而外有热。手足温，不结胸，则外邪原不甚重。若其人头出汗者，亦是胸中郁热上蒸所致，宜因其高而扬之，用栀子豉汤以撤其热，则阳得以下通于阴，而周身溅然汗出解矣。(《伤寒缵论·卷上·阳明下篇》)

（2）湿袭阳明

湿袭阳明而发热者，茯苓桂枝白术甘草汤，大抵此证虽当盛暑，亦忌寒凉。（《伤寒绪论·卷上·总论》）

3. 太阴病湿胜

"自利不渴者属太阴，以其脏有寒故也。当温之，宜服四逆辈。"

自利不渴者，属太阴，太阴主水谷，故病自利。内有真寒，故不渴。注谓自利不渴，湿胜也，故用四逆辈以燠土燥湿，非也。仲景大意以自利不渴者属太阴，以自利而渴者属少阴，分经辨证，所关甚巨。盖太阴属湿土，邪热入而蒸动其湿，则显有余，故不渴而多发黄；少阴属肾水、热邪入而消耗其水，则显不足，故口渴而多烦躁也。今自利不渴，知太阴脏寒，故当温之。宜用四逆辈，则理中等可不言而喻也。太阴湿土之脏，有寒不用理中而用四逆者，水土同出一源，冬月水暖则土亦暖，夏月水寒则土亦寒，所以土寒即阴内阳外，故用四逆以温土也。（《伤寒缵论·卷上·太阴篇》）

4. 少阴病水饮内结

"少阴病，二三日不已，至四五日，腹痛，小便不利，四肢沉重疼痛，自下利者，此为有水气，其人或咳，或小便利，或下利，或呕者，真武汤主之。"

阴寒甚而水泛滥，由阳虚不能摄水，复不能生土以制水，以故腹痛，小便不利，四肢沉重疼痛，自下利，或小便亦利，或咳，或呕，水性泛滥，无所不之，非赖真武坐镇北方之水，宁有底哉？太阳篇中厥逆，筋惕肉瞤而亡阳者，用真武汤之法以表明之矣。兹少阴之水湿上逆，仍用真武一法以镇摄之。可见太阳膀胱与少阴肾。一脏一腑，同居北方寒水之位，腑邪为阳邪，借用麻黄为青龙，脏邪为阴邪，借用附子为真武，得此二汤以涤痰导水，消阴摄阳，其神功妙济，真有不可思议者也。按真武汤方，本治少阴病水饮内结，所以首推术附，兼茯苓、生姜之运脾渗水为务，此人所易明也。至用芍药之微旨，非圣人不能。盖此证虽曰少阴本病，而实缘水饮内结，所以腹痛，自利，四肢疼重，而小便反不利也，若极虚极寒，则小便必清白无禁矣，安有反不利之理哉？则知其人不但真阳不足，真阴亦已素亏，或阴中伏有阳邪所致，若不用芍药固护其阴，岂能胜附子之雄烈乎？即如附子汤，桂枝加附子汤，芍药甘草附子汤，皆芍药与附子并用，其温经护营之法与保阴回阳不殊。后世用药，能获仲景心法者几人哉？（《伤寒缵论·卷上·少阴上篇》）

5. 厥阴病热利下重

热利而至下重，湿热交并之象也。

热利下重者，白头翁汤主之。（《伤寒缵论·卷上·厥阴篇》）

6. 风湿

"病者一身尽疼，发热，日晡所剧者，此名风湿。此病伤于汗出当风，或久伤取冷所致也。"

日晡所剧者，阳明之气旺于申酉也。《金匮》云：可与麻黄杏仁薏苡甘草汤。盖麻黄加术汤是主寒湿，防己黄芪汤是主风湿，此则寒湿风湿合病也，所以此条之后，《金匮》则继之以"风湿，脉浮，身重，汗出恶风，防己黄芪汤主之"一条。盖风湿皆从阳受，其病在外。故脉浮，汗出，身重。由是以黄芪实卫，甘草佐之；防己去湿，白术佐之。然治风湿二邪，独无去风之药，以汗多知风已不留，表虚任风出入乎其间，因之恶风，惟实其卫，正气旺则风自退也。至服后当如虫行皮中，腰下如冰，后坐被上，又以一被绕腰下，温令微汗瘥等语，皆有精义，不可忽也。（《伤寒缵论·卷下·杂篇》）

若先伤湿身疼，而后伤风者，谓之风湿，经言风湿相搏，一身尽痛，发热而肿，不能转侧，恶风不欲去衣，额上微汗，大便难，小便利，日晡热剧者，名风湿。此病伤于汗出当风，或久伤取冷所致，可与麻黄杏仁薏苡甘草汤温服。法当微汗而解，不可大发汗，大汗则风去湿不去也。自汗去麻黄加桂枝、羌活，脉浮身重，汗出恶风，防己黄芪汤，其脉浮虚而涩，不呕不渴者，桂枝附子汤，若内不渴，外不热，小便自利者，为津液不足，白术附子汤一服。觉身痹半日许再服，三服都尽，其人如冒状，勿怪，即是术附并走皮中逐水气，不得除故耳。

若小便不利，恶风不欲去衣，而身微肿者，甘草附子汤，风湿相搏，一身尽痛，而脉浮自汗，或头重鼻塞者，羌活胜湿汤，小便不利，而微热者，五苓散，或黄芪建中、五苓散各半帖和服。(《伤寒缵论·卷下·杂篇》)

罗谦甫云：春夏之交，人病如伤寒，汗出体重，肢节痛，难以转侧，小便不利，此名风湿。但多服五苓散，小便通利即愈。(《伤寒绪论·卷上·总论》)

"问曰：风湿相抟，一身尽疼痛，法当汗出而解，值天阴雨不止，医云此可发汗，汗之病不愈者，何也？答曰：发其汗，汗大出者，但风气去，湿气在，是故不愈也。若治风湿者，发其汗，但微微似欲汗出者，风湿俱去也。"

风湿相搏，法当汗出而解，合用桂枝加术，使微微蒸发，表里气和，风湿俱去。正如湿家身烦痛，可与麻黄加术汤同义。(《伤寒缵论·卷下·杂篇》)

7. 中湿

春夏湿令大行，人感其气，则一身尽重而痛，脉来沉缓，小便不利，大便反快，此名中湿。以其人素有蕴湿，因复感湿令，故有是证，宜五苓散加减，淡渗为主。治湿之法，不利小便，非其治也。凡夏月之湿，皆为热湿，非如冬月之湿为寒湿也。(《伤寒绪论·卷上·总论》)

中水湿之蒸气，及汗出当风，或中雾露，或中山岚瘴湿，与风寒合者，皆中于湿而合异气也。宜除风湿羌活汤微汗之。太阳病失汗，或汗后解，身黄发热者先服麻黄连轺赤小豆汤，后与栀子柏皮汤，或问中湿风湿，何以别之？

山泽阴雨薰蒸之气，冒袭之者，名为中湿，此脾与肾受湿也。其证一身尽痛如薰黄，脉来沉缓，治之以燥胜湿，兼利小便。

若夫汗出当风，湿气郁闭于腠理，此膀胱与胃受湿也。其证恶风不欲去衣，肢节疼痛，脉来浮涩，治之以风胜湿，兼取微似汗。此大法也。(《伤寒绪论·卷上·总论》)

8. 论伤寒兼湿热

伤寒之兼湿热者甚多，惜乎古所未详，近亦罕讲。丹溪虽大阐湿热法门，然其所论，皆外淫之湿，而未及本身之湿热也。尝读仲景书，有论寒湿者，有论风湿者，以其兼外感之邪，故列之太阳例中，其但言湿者，则与痉暍同列，当知痉暍亦不离乎湿热也。及观痞论中，则治本身中湿热之方具在，只恨无人道破。以致蒙昧千秋也。(《伤寒绪论·卷上·总论》)

9. 伤寒痰湿痞满

盖伤寒误下，则有痞满之变，然亦有不经攻下而痞者，皆由其人素多痰湿，因外邪触动，所以逆上而满，故仲景特立泻心汤诸法，正以祛逆上之湿热也。罗廉甫云：泻心汤诸方，取治湿热最当，惟于干姜宜加斟酌。以热则生火于中，恐反助湿热为患，炮时须预熬黄连汁乘火淬之，此标本兼得之制也。(《伤寒绪论·卷上·总论》)

10. 胸中寒、丹田热

有胸中寒、丹田热者，黄连汤或小陷胸合理中，其在感邪之初，未见痞满之时，可用辛凉解表，然必兼理痰气为要，至若停食感冒，更兼痰湿内盛，则当胸逆满，气道阻碍，津液固结，三四日间，便见舌苔芒刺，喘胀闷乱者，不急治，胀闷而死。速与凉膈散加葶苈、甘遂、白芥子、姜汁、竹沥下夺之，庶可十全二三，但须明确用药，不可轻投，反招其谤也。

在伤寒则下不厌迟，独此证切勿延缓，稍迟则胸腹坚如铁石，下无及矣。况湿热内盛之人，即延至十日半月，内终不结，但蒸作极黏腻臭秽之物，纵使得下，百不一生也。

盖此证外因感冒，内有痰食，故尔不得不下，以图侥幸。设无外内合邪，万不可下也，下后热退气平，脉减小者，为易治；下后痞满稍减，而热不止者，频与小陷胸加竹沥、姜汁，下后热势弥盛，气愈上逆，脉仍实强，反加躁乱者，为湿热内溃，终难克效。

所以此证之脉，最忌滑实坚强，坚强则胃气已竭，滑实则邪气方张，在老人尤为不宜，若得软大柔和，差堪调理，然虽合剂，为效甚艰。矧复粗工不察，每以宽膈理气消克之剂治之，则正气愈耗，湿邪愈逆，有如阴霾四塞，六合皆昏矣。消克不已，继以硝黄下之，盖湿热痰饮，随气升降，或时肠胃胸胁，或时经络肌腠，岂攻下所能除去者乎？与外感传经热结，内伤饮食之邪，绝然不同也。

尝见屡服硝黄，胀满愈甚，喘急不通而死者，有攻之骤脱，热去寒起，遂至呃哕而死者，更有见其肢体重痛，不能转侧，而用羌防星半风药者，盖纯是外感六淫之邪，可以汗解，此兼湿热痰饮，其根本在胃，不惟汗之无益，且风药性升，湿邪得之，则乘风上涌，平地尚为波澜，况元气素有坎陷者乎？所以愈增逆满，在所必至也。（《伤寒绪论·卷上·总论》）

湿家但头汗出，项背强，欲得被覆向火，胸满小便不利，舌上如苔者，此丹田有热，胸中有寒也，宜黄连汤和解之。若误下寒湿则哕，额上汗出微喘，小便利者死。阴阳上下俱脱也。又下之额上汗出而喘，小便反秘者亦死。经云：关格不通，不得尿，头无汗者可治，有汗者死。若额汗而小便如常，手足自温者，阳气虽逆，阴气犹不至于暴脱，白术附子汤救之。若下之利不止，虽无额汗喘逆，此阴气下脱亦死也。（《伤寒绪论·卷上·总论》）

11. 伤寒挟食，痰饮固结

凡伤寒挟食既久，痰饮固结，有屡用承气汤不效者，黄龙汤主之。（《伤寒绪论·卷上·劫法》）

12. 湿热痰饮固结

凡伤寒服承气等下药，以热姜汤催令速行，外用盐炒麸皮升许，乘热包熨，则大便易通。若服之下咽即行而不结者，为元气衰弱，防有下脱之虞。服之经日不行，为湿热痰饮固结，急用姜汤催之。（《伤寒绪论·卷上·劫法》）

13. 伤寒湿病治疗禁忌

（1）湿家误下

"湿家下之，额上汗出，微喘，小便利者死。若下利不止者亦死。"

此本湿家身烦痛，可与麻黄加术汤发其汗之例。因误下之，致有此逆。额上汗出微喘者，阳之越也；小便利与下利不止者，阴之脱也。阴阳离决，必死之兆。自此而推之，虽额上汗出微喘，若大小便不利者，是阴气未脱，而阳之根犹在也；下之虽大小便利，若额上无汗不喘，是阳气不越，而阴之根犹在也，则非离决，可以随其虚实而救之。至于下利不止，虽无头汗喘逆，阳气上脱之候亦死。又有下利不止，小便反秘，而额上汗出者，谓之关，经云：关格不通，头无汗者可治，有汗者死。(《伤寒缵论·卷下·杂篇》)

（2）湿家慎火攻

湿家身烦疼，可与麻黄加术汤微汗之（即麻黄汤加白术四两），慎不可以火攻之，攻之必喘满烦惊，小便不利也。(《伤寒绪论·卷上·总论》)

（3）湿温不可误认夹阴

又夏暑病湿温人，必足冷手温，多汗妄言，宜苍术白虎合五苓散，不可误认夹阴，而用五积四逆，反助热益病也。(《伤寒绪论·卷上·总论》)

第一节　内科病证

一、咳嗽

盖咳嗽为病，有自外而入者，有自内而发者，风寒暑湿，先自皮毛而入。

至若因于火者宜清，因于湿者宜利，因痰者降其痰，因气者理其气，随其所见之证而兼以调之。（《张氏医通·卷四·诸气门下·咳嗽》）

1. 因痰辨咳

有一嗽痰即出者，脾湿胜而痰滑也；有连嗽十数声，痰不即出者，肺燥胜而痰涩也。咳而无痰者，以甘寒润其肺。痰多致嗽者，以辛平燥其脾。（《张氏医通·卷四·诸气门下·咳嗽》）

2. 治咳之法

因于火者宜清，因于湿者宜利，因痰者降其痰，因气者理其气，随其所见之证而兼以调之。（《张氏医通·卷四·诸气门下·咳嗽》）

3. 痰热咳嗽

（1）痰热郁结

感寒而嗽者，脉紧恶寒，发热无汗鼻塞，遇寒则咳，内有郁热痰结也，华盖散，兼喘，九宝汤。（《张氏医通·卷四·诸气门下·咳嗽》）

（2）膈上热痰

凡咳嗽面赤，胸腹胁常热，惟手足乍有凉时，其脉洪者，热痰在膈上也，小陷胸汤。(《张氏医通·卷四·诸气门下·咳嗽》)

4. 辨伤风与伤热咳嗽

咳甚而喘有水气，宜小青龙汤，盖阳邪多从背受，由背俞而入于肺，故必咳嗽生痰也，然伤风与伤热证类相似。

伤风则人迎浮大，咳嗽自汗，鼻流清涕，痰必从喉中嗽出，发散则愈。

伤热则气口软大，咳嗽自汗，但鼻干痰结，咽腭肿痛，痰从上腭咯出为异，不可发散，宜辛凉清肺为主，葳蕤汤去麻黄、川芎加前胡、薄荷。(《伤寒绪论·卷上·总论》)

5. 湿邪乘肺

湿乘肺者，痰涎不利，面肿喘急，至于湿痰内动为咳，又必因风因火因热因寒，所挟各不相同，至于乘肺则一也。(《张氏医通·卷四·诸气门下·咳嗽》)

6. 感湿而嗽

感湿嗽者，脉细而缓，身体重着。骨节烦疼，或自汗，或小便不利，麻黄加术汤。(《张氏医通·卷四·诸气门下·咳嗽》)

7. 饮食失节

有咳嗽吐痰与食俱出者，此饮食失节，脾气不利，清浊相干，二陈加枳、术、杏仁、细辛。

有食积痰嗽发热，其人面青白黄色不常，面上有黄白纹痕者，二陈加香附、枳壳、曲蘖。(《张氏医通·卷四·诸气门下·咳嗽》)

8. 脾虚湿盛

形盛自汗，脉缓体重嗜卧之人咳者，脾湿胜也，二陈加防己、黄芪、白术之类。

兼食积痰垢壅塞不利者，千缗汤荡涤之。

兼食积痰气蕴酿火邪者，二陈加枳、术、黄连消导之。(《张氏医通·卷四·诸气门下·咳嗽》)

9. 肺燥咳嗽

咳而无声者，肺气伤而不清，乃痰郁火邪在中不能上出，此肺燥也，桔梗汤加贝母、葳蕤、蜜炙枇杷叶。

洁古云：咳而无痰者，以辛甘润其肺，蜜煎姜、橘，蜜烧连皮胡桃。壅嗽声重痰稠，或咳有血，以薄荷、生胡麻各一撮细嚼，煎苏子降气汤送下。

秋深伤热咳嗽而洒淅恶寒发热者，《千金》麦门冬汤；但嗽无寒热，痰不得出，极力咯之乃得一丝黏痰者，《千金》五味子汤。（《张氏医通·卷四·诸气门下·咳嗽》）

10. 脾湿肺燥

有脾湿肺燥之人，则阴中之火易于上升，上升则咽喉作痛而干咳，须用贝母之润，以代半夏之燥，煨姜之柔，以易干姜之潜，更加姜汁竹沥，以行其滞，此在临证之权宜耳。（《伤寒绪论·卷上·总论》）

11. 七情饥饱嗽

七情饥饱嗽，动传脏腑正气，致邪上逆，结成痰涎，肺道不利，四七汤加杏仁、五味、人参、阿胶、麦冬。（《张氏医通·卷四·诸气门下·咳嗽》）

12. 痰郁肺火咳嗽

大抵干咳，乃燥气乘肺，属火郁证，乃痰郁火邪在肺，先用逍遥散加苦桔以开之，后用六味丸加五味以补之，不已，则成劳。此证不得志者有之。（《张氏医通·卷四·诸气门下·咳嗽》）

13. 三焦郁火夹痰咳嗽

咳嗽痛引肩背，虽久不已，不可误认为虚，此属三焦郁火，加味逍遥散；浊痰，加味导痰汤。肥盛气实者，二陈汤加白芥子。（《张氏医通·卷四·诸气门下·咳嗽》）

14. 火热咳嗽

火热咳嗽，喉哑痰浓，或大便秘结者，凉膈散加桔梗。

咳嗽痰中见血而脉细者，此火邪伤血分也，归脾汤。若痰中微有少血，或血丝，此肝血伤也，补中益气去升麻，加白芍、丹皮。（《张氏医通·卷四·诸气门下·咳嗽》）

15. 阴虚火盛

凡阴虚火盛，干咳少痰，及痰咯难出之嗽，妄用二陈汤，转劫

其阴，而生大患矣。(《张氏医通·卷四·诸气门下·咳嗽》)

16. 肺胃虚寒咳嗽

咳嗽而面白，悲嚏，或咳白痰白沫，属肺胃虚寒。(《张氏医通·卷四·诸气门下·咳嗽》)

17. 内伤痰嗽

内伤久而不愈，潮热微汗咳嗽，不思饮食，补中加干姜、五味自愈，不必理痰治嗽，正气足，则痰嗽自除矣。(《张氏医通·卷二·诸伤门·劳倦》)

18. 形寒饮冷伤肺

因而大饮则气逆，形寒饮冷则伤肺，肺病则为喘咳，为肿满，为水泻。轻则发汗利小便，上下分消其湿；如重而蓄积为满者，利下之。(《张氏医通·卷二·诸伤门·伤饮食》)

19. 咳而上气

"咳而上气，喉中水鸡声，射干麻黄汤主之。……咳而脉浮者，厚朴麻黄汤主之。"

上气而作水鸡声，乃是痰碍其气，气触其痰，风寒入肺之一验耳。发表、下气、润燥、开痰四法，萃于一方，用以分解其邪。(《张氏医通·卷四·诸气门下·咳嗽》)

20. 咳而脉沉

咳而"脉沉者，泽漆汤主之。"

若咳而脉沉，为邪在营分，即肺之里也。热过于营，吸而不出，其血必结，血结则痰气必外裹，故用泽漆之破血为君，加入开痰下气，清热和营诸药，俾垒一空，元气不损，制方之妙若此。(《张氏医通·卷四·诸气门下·咳嗽》)

二、 喘（哮）

1. 喘证

（1）诸喘证候

戴复庵云：有痰喘，有气急喘，有胃气虚喘，有火炎上喘。

痰喘者，凡喘便有痰声。

气急喘者，呼吸急促而无痰声。

胃气虚喘者，抬肩撷项，喘而不休。

火炎上喘者，乍进乍退，得食则减，食已则喘。

大概胃中有实火，膈上有稠痰，得食入咽，坠下稠痰，喘即暂止；稍久食已入胃，助其湿火，痰再升上，喘反作。俗不知此，作胃虚治，治以燥热之药者，是以火济火也。（《张氏医通·卷四·诸气门下·喘》）

（2）诸喘之治

是虽以治火为先，然治火而不治痰无益也。治痰而不治窠囊之痰，虽治与不治等也，惟姜汁、竹沥，可以透窠囊耳。

气虚而火入于肺者，补气为先，生脉散；有痰，六君子汤。

阴虚而火乘金不得卧者，壮水为急，六味丸；虚则合生脉散。

风寒者解其邪，华盖散。

湿气胜者利其水，渗湿汤。

暑邪者涤其烦，白虎汤。

痰壅者消其痰，二陈汤。

气郁者疏其郁，四七汤。

寒郁热邪，而喘中有积痰，遇冷即发，麻黄定喘汤。

肥盛多痰，喘不得休，不能卧，人扶而坐数日者，千缗汤一服即安，或千缗汤合导痰汤尤妙。然惟元气未衰者宜之，虚人未可轻试也。

经年喘嗽，遇寒更甚者，九宝汤、宁嗽化痰汤选用。（《张氏医通·卷四·诸气门下·喘》）

2. 哮证

哮证多属寒包热邪，所以遇寒即发，喉中水鸡声，有积痰在肺络中，必用吐法以提散之，不可纯用寒凉，常须兼带辛散，小青龙汤探吐最妙，年高气弱人忌吐。

古人治寒包热邪，预于八九月未寒之时，用滚痰丸下其热痰，后至冬无热可包，则不发矣。

丹方治冷哮痰喘，用胡椒四十九粒，入活虾蟆腹中，盐泥煅存

性。卧时分三次醇酒服之，羸者凉分五七服，用之辄效。(《张氏医通·卷四·诸气门下·喘》)

三、 肺痿

1. 肺痿之所生

喻嘉言曰：肺痿其积渐，已非一日，其热不止一端，总由胃中津液不输于肺，肺失所养，转枯转燥，然后成之。于是肺火日炽，肺热日深，肺中小管日窒，咳声以渐不扬，胸中脂膜日干，咳痰艰于上出，行动数武，气即喘鸣，冲击连声，痰始一应。(《张氏医通·卷四·诸气门下·肺痿》)

2. 治肺痿之法

大要缓而图之，生胃津，润肺燥，下逆气，开积痰，止浊唾，补真气，以通肺之小管，散火热，以复肺之清肃。

刘默生言：痿本虚燥，总不离壮水清金，滋补气血津液，消痰止嗽，宜天冬、麦冬、生地、熟地、知母、人参、葳蕤，紫菀为主。(《张氏医通·卷四·诸气门下·肺痿》)

3. 肺痿辨治

肺痿咳嗽有痰，午后热，并声嘶者，古法用人参养肺汤，今改用紫菀散加丹皮、姜、枣。

心火克肺，传为肺痿，咳嗽喘呕，痰涎壅盛，胸膈痞满，咽喉不利者，古法用人参平肺汤，今改用紫菀散加葳蕤、橘红、姜、枣。

盖咳嗽声嘶，咽喉不利，皆是火郁痰滞。必用生姜之辛以散之，然须蜜制，藉甘以润之，此标本兼该之义也。

肺痿咳嗽，痰中有红丝，盗汗发热，热过即冷，饮食减少者，劫劳散。

虚劳肺痿失音，咳唾腥血稀痰，或面上生疮，人参蛤蚧散。

肺胀而咳，左右不得卧，此痰挟瘀血碍气而胀，当归、丹皮、赤芍、桃仁、枳壳、桔梗、半夏、甘草、竹沥、姜汁；如外邪去后，宜半夏、海石、香附、瓜蒌、甘草为末，姜汁蜜调噙之。(《张氏医通·卷四·诸气门下·肺痿》)

四、 不能语

1. 气虚挟痰

至若久病失音，必是气虚挟痰之故，宜滋肺肾之化源，非生脉散下都气丸不可。新病舌喑不能言，必是风痰为患，类中风例治之。(《张氏医通·卷四·诸气门下·喑》)

2. 寒痰结于咽

冬月咳嗽，寒痰结于咽喉，语声不出者，此寒气客于会厌，故卒然而喑也，麻杏甘石汤，或古今录验续命汤选用。(《张氏医通·卷四·诸气门下·喑》)

3. 大寒犯肾

暴哑声不出，咽痛异常，卒然而起，或欲咳而不能咳；或无痰；或清痰上溢，脉多弦紧；或数疾无伦，此大寒犯肾也，麻黄附子细辛汤温之，并以蜜制附子噙之，慎不可轻用寒凉之剂。(《张氏医通·卷四·诸气门下·喑》)

4. 痰湿壅滞

肥人痰湿壅滞，气道不通而声喑者，二陈导痰开涤之，一切滋补皆为禁剂。

若肥人舌短不能言，或舌根强硬，导痰汤为主。(《张氏医通·卷四·诸气门下·喑》)

5. 痰气闭阻

其脉六部涩伏，知为痰因气闭所致，本当因势利导，探吐以通其窍，缘病家畏其吐剧，遂与导痰汤加菖蒲、远志，一啜便能语言，更与前药加槟榔、铁落，得下而安。(《张氏医通·卷九·杂门·不能语》)

6. 伤寒少阴病

"少阴病，咽中伤，生疮，不能语言，声不出者。苦酒汤主之。"

太阳之热邪薄于少阴，则阴火挟痰攻咽，所以作痛，当用半夏以涤饮，兼桂枝以散邪，甘草以缓急也。若剧者，则咽伤生疮，音声不出，为阴邪上结，复与寒下不宜，故用半夏以开结，鸡子以润咽，更藉苦酒消肿敛疮以胜阴热也。胜阴热者，正所以存阴也，饮散则热解，即《内经》流湿润燥之意，与厥阴喉痹麻黄升麻汤证例同。(《伤寒缵论·卷上·少阴下篇》)

五、 眩晕

1. 眩晕辨因

外感六淫，内伤七情，皆能眩晕，然无不因痰火而作。谚云：无火不动痰，无痰不作晕。须以清火豁痰为主，而兼治六淫之邪，无不愈者。

经曰：因于风，欲如运枢，起居如惊，神气乃浮。《内经》论眩，皆属于木，属上虚。仲景论眩，以痰饮为先。丹溪论眩，兼于补虚治痰降火。

刘宗厚曰：眩晕乃上实下虚所致，所谓虚者，血与气也，所谓实者，痰涎风火也。(《张氏医通·卷六·诸风门·眩晕》)

诸逆发汗转剧，言乱目眩者，不治。夫头眩种种，皆真气衰夺，痰因火运所致，未有因实而致眩者，故仲景治头眩，皆用温经补阳之药。(《伤寒绪论·卷下·头眩》)

2. 眩晕辨脉

左手脉数热多，脉涩有死血，浮弦为肝风。

右手滑实痰积，脉大是久病，虚大是气虚。 (《张氏医通·卷六·诸风门·眩晕》)

3. 眩晕辨治

(1) 外感风寒湿热之邪

风寒在脑，或感邪湿，头眩重痛欲倒，呕逆不定，三因芎辛汤。

冒雨或中湿眩晕呕逆，头重不食，本方去细辛、芽茶加半夏、茯苓。

风热眩晕眼掉，川芎茶调散。

恶风眩晕，头旋眼黑恶心，见风即复作者，半夏苍术汤。

风虚眩晕多痰，导痰汤加天麻。(《张氏医通·卷六·诸风门·

眩晕》）

（2）因痰作眩

痰厥眩晕，半夏白术天麻汤。

痰火眩晕者，二陈汤加白术、川芎、天麻；有热，更加山栀、黄芩。

七情郁而生痰，亦令头眩，但见于郁悒之人，及妇女辈，二陈加木香、丁香、白术、砂仁。

早起眩晕，须臾自定，乃胃中老痰使然，古方用黑锡丹却之，不若青礞石丸镇坠，后用理中丸调理。

痰结胸中，眩晕恶心，牙皂末和盐汤探吐，吐定，服导痰汤。阴虚火炎痰盛，少加熟附子，煎成加姜汁、竹沥。

肾气素虚而逆者，沉香降气下养正丹，不应，八味丸。（《张氏医通·卷六·诸风门·眩晕》）

（3）辨体质作眩

肥白人眩晕，清火降痰为先，而兼补气药。

黑瘦人眩晕，滋阴降火为要，而带抑肝之剂。（《张氏医通·卷六·诸风门·眩晕》）

六、伤食

1. 豁痰运脾治伤食

其伤食之证，胸膈痞闷，吐逆咽酸，噫败卵臭，畏食头疼，发热恶寒，病似伤寒，但气口脉大于人迎，身不痛耳。宜豁痰运脾，二陈加枳、术、曲、蘗、山楂、香附之类，挟气脉沉，加木香、青皮。（《张氏医通·卷二·诸伤门·伤饮食》）

2. 冷痰宿食

痰饮结聚，谷不得入，冷痰宿食在上脘者，用白散涌吐之。（《张氏医通·卷二·诸伤门·伤饮食》）

3. 痰食已消，中焦未和

痰食已消，中焦未和，不思饮食，或吐或泻，倦怠面黄，按之心下软，脾胃受伤也，六君子加木香、砂仁；燥渴，用七味白术

散。(《张氏医通·卷二·诸伤门·伤饮食》)

4. 胃虚挟痰饮

若口淡思食，而见食不甘，食过则厌，兼恶心、胸膈不快，胃虚挟痰饮也，六君子加枳实、香砂。(《张氏医通·卷二·诸伤门·伤饮食》)

5. 痰滞食积

其或清痰留滞于胸膈之间，食积郁结于肠胃之内，皆能令人腹痛，痰则控涎丹，食积枳实导滞丸。(《张氏医通·卷五·诸痛门·腹痛》)

6. 食积痰饮留结

有火实心痛者，因受时气，卒然发痛，大便或秘，久而注闷，心腹高起，接之愈痛，不能饮食，急以凉膈散利之；不应，为食积痰饮留结也，煮黄丸、水煮金花丸选用。(《张氏医通·卷五·诸痛门·心痛胃脘痛》)

7. 宿食痰饮积于上脘

"宿食在上脘者，当吐之。"

宿食本不当吐，以其人素多痰饮，载宿食于上脘，故宜用吐法，其高者，因而越之也。(《伤寒缵论·卷下·杂篇》)

8. 他病夹食夹痰

凡伤寒，寒疫，温病，热病，多有夹食、夹痰等证，若宿食伤脾，则气口涩滞不调，伤胃则滑实流利，亦有迟滑及止促者。若脉来滑盛，胸满痞闷，呕逆气粗者，冬宜五积散调中汤选用，余时芎苏正气为主。中有二陈，使痰食无留滞之患。喘满加厚朴杏仁，若解表药中，混用消导里药，必引邪内入，而成结胸下利等证也。

然又不可纯用升散表药，若专一升散，则宿食上逆，而成膜胀不通矣。故于解表药中兼理气豁痰，使之流动，俟表邪解散，然后专力治内，庶无引贼破家之虞。所以芎苏正气，为停食感冒之的方。(《伤寒绪论·卷上·总论》)

9. 形寒饮冷伤肺

因而大饮则气逆，形寒饮冷则伤肺，肺病则为喘咳，为肿满，

为水泻。轻则发汗利小便，大下分消其湿；如重而蓄积为满者，利下之。(《张氏医通·卷二·诸伤门·伤饮食》)

七、 痞满结胸胸痹

(一) 痞满

1. 痰湿致痞

有湿热太甚，痰气上逆阳位为痞者。既痞同湿治，惟宜上下分消其气，如果有内实之证，庶可略与消导。(《张氏医通·卷三·诸气门上·痞满》)

有少阳病误下，心下但满而不痛者，此痰湿上逆也，半夏泻心汤。有心下痞，按之濡，关上脉浮者，热邪上盛也，大黄黄连泻心汤。(《伤寒绪论·卷下·痞》)

2. 痰气相搏

诸痞塞及噎膈，乃痰为气激而上，气为痰腻而滞，痰与气搏，不得流通，并宜连理汤、干姜黄芩黄连人参汤、黄连汤、诸泻心汤选用。膈上诸般冷气，呕逆不食，不问痞塞疼痛，且与姜汁探吐，然后用药，痰饮尤宜。(《张氏医通·卷三·诸气门上·痞满》)

3. 肥人痞闷

若肥人痰痞风闷，大便不通者，御药院木香槟榔丸疏解之。

肥人心下痞闷，内有湿痰也，二陈汤加枳实、芩、连，然不若小陷胸汤尤捷。(《张氏医通·卷三·诸气门上·痞满》)

4. 大怒成痞

大怒之后成痞，或痰中见血，或口中作血腥气，是瘀血，用丹皮、红曲、香附、桔梗、降香、红花、苏木、山楂、麦芽、童便，甚则加大黄、桃仁泥。(《张氏医通·卷三·诸气门上·痞满》)

5. 窠囊作痞

有痰挟瘀血成窠囊作痞，脉沉涩，日久不愈，多郁人悲哀过度有之，宜从血郁治，桃仁、红花、香附、丹皮、韭汁之类。(《张氏医通·卷三·诸气门上·痞满》)

6. 伤寒下后发汗致痞

"伤寒大下后，复发汗，心下痞，恶寒者，表未解也，不可攻痞，当先解表。表解，乃可攻痞。解表宜桂枝汤，攻痞宜大黄黄连泻心汤。"

大下之后复发汗，先里后表，颠倒差误，究竟已陷之邪，痞结心下，证兼恶寒，表邪不为汗衰，即不可更攻其痞，当先行解肌之法以治外，外解已后，乃用大黄、黄连攻其湿热凝聚之痞，方为合法耳。(《伤寒缵论·卷下·脏结结胸痞篇》)

7. 湿热痞聚心下

"脉浮而紧，而复下之，紧反入里，则作痞。按之自濡，但气痞耳。心下痞，按之濡，其脉关上浮者，大黄黄连泻心汤主之。心下痞，而复恶寒汗出者，附子泻心汤主之。"

伤寒脉浮而紧，即不可下，误下而紧反入里，则寒邪转入转深矣。外邪与饮搏结，故心下满硬，若按之自濡，而不满硬，乃是浊气挟湿热痞聚于心下，则与外邪无预也。浊气上逆，惟苦寒可泻之。上条大黄黄连泻心之法，即为定药。若恶寒汗出，虽有湿热痞聚于心下，而挟阳虚阴盛之证，故于大黄黄连泻心汤内，另煎附子汁和服，以各行其事，共成倾痞之功。即一泻心汤方中，法度森森若此。(《伤寒缵论·卷下·脏结结胸痞篇》)

8. 湿热陈寒致痞

有心下痞而复恶寒者，此上有湿热，下有陈寒，冷热偏胜也，附子泻心汤。(《伤寒绪论·卷下·痞》)

9. 胸胁痞结

大抵胸胁痞结，未经攻下而成者，此或痰或食或气凝滞而然，只须小柴胡加枳、桔以开豁之，曾经下后，此为外邪陷入而为痞结，方可用陷胸泻心等剂以疏导之。(《伤寒绪论·卷下·痞》)

10. 心下痞硬

"伤寒发汗，若吐若下解后，心下痞硬，噫气不除者，旋覆代赭石汤主之。"

汗吐下法备而后表解，则中气必虚，虚则浊气不降而痰饮上

逆，故作痞硬，逆气上冲而正气不续，故噫气不除，所以用代赭石
领人参下行，以镇安其逆气，微加解邪涤饮，而开其痞，则噫气自
除耳。(《伤寒缵论·卷下·脏结结胸痞篇》)

11. 中满肿胀

中满肿胀之人，痰湿素盛，中气先伤，更加伤寒，未有不先犯
胸膈，而为烦扰不宁，喘胀呕逆之患。

而中满者，汗剂中宜加痰气之药，则不致于逆满。(《伤寒兼证
析义·中满肿胀兼伤寒论》)

(二) 结胸

1. 太阳结胸，兼阳明内实

"太阳病，重发汗而复下之，不大便五六日，舌上燥而渴，日
晡所小有潮热，从心下至少腹硬满，而痛不可近者，大陷胸汤
主之。"

不大便，燥渴，日晡潮热，少腹硬满，证与阳明颇同。但小有
潮热，则不似阳明之大热；从心下至少腹，手不可近，则阳明又不
似此大痛。因是辨其为太阳结胸，兼阳明内实也。缘误汗误下，重
伤津液，不大便而燥渴潮热，更加痰饮内结，必用陷胸汤。由胸胁
以及胃肠，始得荡涤无余。若但下肠胃结热，反遗膈上痰饮，则非
法矣。(《伤寒缵论·卷下·脏结结胸痞篇》)

2. 小结胸证

"小结胸病，正在心下，按之则痛，脉浮滑者，小陷胸汤
主之。"

小结胸病，正在心下，则不似大结胸之高在心上也。按之则
痛，比手不可近，则较轻也。而脉之浮又浅于沉，滑又缓于紧，可
见其人外邪陷入原微。但痰饮素盛，挟热邪而内结，所以脉见浮滑
也。黄连、半夏、栝楼实，药味虽平，而泄热散结亦是突围而入，
所以名为"小陷胸"也。(《伤寒缵论·卷下·脏结结胸痞篇》)

3. 寒实结胸

"寒实结胸，无热证者，与三物小陷胸汤，白散亦可服。"

寒实结胸，乃寒饮结聚而无大热也。意谓小陷胸半夏、栝楼

实，足以去其痰饮，又虑黄连难祛寒实，故又主白散，取巴豆之辛热破结，贝母之苦寒开郁，桔梗载之上涌为的当耳。（《伤寒缵论·卷下·脏结结胸痞篇》）

4. 病发于阳与病发于阴辨析

"病发于阳，而反下之，热入因作结胸；病发于阴而反下之，因作痞。所以成结胸者，以下之太早故也。"

病发于阳者，太阳表证误下，邪结于胸也；病发于阴者，皆是内挟痰饮，外感风寒，中气先伤，所以汗下不解，而心下痞也。（《伤寒缵论·卷下·脏结结胸痞篇》）

（三）胸痹

1. 阳气衰微，阴寒结聚

"胸痹之病，喘息咳唾，胸背痛，短气，寸口脉沉而迟，关上小、紧、数，瓜蒌薤白白酒汤主之。"

寸口脉沉迟者，阳气衰微也。关上小紧者，胃以上有阴寒结聚，所以胸中喘息咳唾，胸背痛而短气。瓜蒌性润，专以涤垢腻之痰，薤白臭秽，用以通秽浊之气，同气相求也。白酒熟谷之液，色白上通于胸中，使佐药力上行极而下耳。（《张氏医通·卷五·诸痛门·胸痹》）

2. 胸中痰垢

"胸痹不得卧，心痛彻背者，瓜蒌薤白半夏汤主之。"

心痛彻背者，胸中痰垢积满，循脉而溢于背，背者胸之府，故于前药但加半夏，以祛痰积之痹逆也。（《张氏医通·卷五·诸痛门·胸痹》）

3. 痰气结聚胸中

"胸痹心中痞痛，气结在胸，胸满，胁下逆抢心，枳实薤白桂枝汤主之，人参汤亦主之。"

痰气结聚于胸中，胸满溢于经脉，故从胁下逆上以抢心也。二汤一以治胸中实痰外溢，用薤白桂枝以解散之，一以治胸中虚痰内结，即用人参理中以清理之。一病二治，因人素禀而施，两不移易之法也。（《张氏医通·卷五·诸痛门·胸痹》）

八、 水肿腹满臌胀

1. 心下坚大

气分，心下坚大如盘，边如旋杯，水饮所作，桂枝去芍药加麻辛附子汤主之，当汗出如虫行皮中即愈。心下坚大如盘，边如旋盘，水饮所作，枳术汤主之，腹中软，即当散也。

肺主一身之气而治节行焉，今气分心下坚大如盘，边如旋杯，水饮所作，形容水饮久积胸中不散，伤其氤氲之气，乃至心下坚大如盘，遮蔽大气，不得透达，只从傍边辘转，如旋杯之状，正举空洞之位，水饮占据为首。

其用桂枝去芍药加麻黄、附、辛，以通胸中阳气。阳主开，阳盛则有开无塞，而水饮之阴可见睨耳。若胸中之阳不亏，当损其有余，则用枳、术二味，开其痰结，健其脾胃，而阳分之邪，解之自易易耳。人但知枳实太过，而用白术和之，不知痰饮所积，皆由脾不健运之故，苟非白术豁痰利水，则徒用枳实无益耳。（《张氏医通·卷三·诸气门上·水肿》）

2. 湿热身肿

面目四肢浮肿属湿热，五皮散。初起脉实气盛，五子五皮饮。面独肿而气急，苏子降气汤，煎成，磨沉香调服。有一身惟面与足肿，早则面甚，晚则足甚，苏子降气合除湿汤各半帖和服。右半边肿甚者，肺胃中有积滞也，导气为先，大忌琥珀、郁金、苏木、五灵之类。左半边肿甚者，肝肾间有瘀血也，散血为要。大忌胃苓。非特苍术性燥能阻滞恶血，即白术亦须生用，生则有逐湿散血之功而无壅滞之患。（《张氏医通·卷三·诸气门上·水肿》）

3. 皮水身肿

皮水四肢肿而聂聂动者，防己茯苓汤。感湿而肿者，其身虽肿，而腰以下至脚尤重，防己黄芪汤加黑黄牛溺；轻者除湿汤加木瓜、大腹皮。（《张氏医通·卷三·诸气门上·水肿》）

4. 疮后身肿

因患疮，用干疮药太早而致身肿，上半身甚者，羌活胜湿汤加

升麻、白芷、苏叶；下半身甚者，五苓散换茅术，加木瓜、大腹皮。(《张氏医通·卷三·诸气门上·水肿》)

5. 湿热腹胀

腹胀诸证，虽属寒者多，属热者少，然世治胀，喜用辛温散气之药，即使湿热作胀，亦必赖辛温之品以散气。气散则胀满亦宽，但须以去湿热之药为主，而兼辛温为引导则可。

然又有火盛阴虚，热乘血分者，其腹虽胀而不甚大，按之益坚，小便黄赤，大便秘涩，至夜则微热，其脉数实而细小，不可误作食积湿热治。盖消导则阴愈伤，去湿则津愈涸矣。宜用极苦极寒之药，如当归龙荟丸，或四物汤加宣胡二连、芦荟，俱用醋制，可一服而效也。(《张氏医通·卷三·诸气门上·腹满》)

6. 湿热伤脾阴腹胀

嗜酒之人，病腹胀如斗，前后溲便俱有血，用利药转加，其脉数而涩，此得之湿热伤脾阴，不能统血，胃虽受谷，脾不输运，故成痞胀。当理脾气，祛湿热，兼养血之剂，如枳实、黄连、炮姜、半夏、茯苓、当归、芍药、阿胶、乌梅、砂仁之类。白芍、乌梅收脾阴，黄连、枳实泻胀满，归、胶补营血，苓、半去涎饮，砂仁醒脾气也。倘触动平昔所蓄之湿热，胀满逆上急者多死，下利不止者亦死。(《张氏医通·卷三·诸气门上·腹满》)

7. 腹胁硬满

凡人胃气调和，则营气从中焦上蒸于肺，脾气不运，则营气不能上蒸，或从郁火而滞于左胁，或协痰湿而凝于右胁，或随糟粕而滞于小腹，故脾气衰惫之人，腹胁常硬满也。(《伤寒绪论·卷下·总论》)

8. 臌胀

饮食不节，不能调养，则清气下降，浊气填满，胸腹湿热相蒸，遂成此证。肥白人腹胀，多是湿痰，二陈、六君、平胃、五苓参酌。或因产崩血虚，或瘀血不散，亦成肿胀，其人必脉涩面黑，不可作水湿治之。(《张氏医通·卷三·诸气门上·鼓胀》)

九、 噎膈反胃呕逆

（一）噎膈

1. 噎膈之由

大抵气血亏损，复因忧思悲恚，则脾胃受伤，血液渐耗，郁气生痰，痰则塞而不通，气则上而不下，如碍道路，饮食难进，噎塞所由成也。（《张氏医通·卷四·诸呕逆门·噎膈》）

2. 痰气阻遏

喉中有一块，食物不下者，痰气也，加海石、诃子。（《张氏医通·卷四·诸呕逆门·噎膈》）

3. 痰饮阻滞

若痰饮阻滞而食不得入者，六君子加木香、山栀，补脾化痰。（《张氏医通·卷四·诸呕逆门·噎膈》）

4. 火逆而噎

因火逆而噎，梨汁、藕汁等分熬膏蜜收，不时噙热咽之；有痰，加竹沥。（《张氏医通·卷四·诸呕逆门·噎膈》）

5. 噎膈脉象

脉紧而芤，紧则为寒，芤则为虚，虚寒相搏，脉为阴结而迟，其人则噎；然多有至死脉不变者，以胃中痰饮湿热胶固，脉常和软，然细察之，必兼弦象也。（《张氏医通·卷四·诸呕逆门·噎膈》）

（二）反胃

1. 脾胃气虚而饮积

"胃反呕吐者，大半夏汤主之。"

胃反呕吐，为脾胃气虚而饮积，故用半夏之燥湿，即兼人参以补胃气也。蜜者性滞滋湿，用之何哉？以胃之上脘燥，故食难入，虽食亦不得下中脘，用之以润胃燥，扬之水者，佐蜜以润上脘之燥也。（《张氏医通·卷四·诸呕逆门·反胃》）

2. 胃气虚有痰

反胃食入一日半日，吐出如故，乃胃气虚弱而有痰，不能消化，随气逆上也，二陈加丁香、藿香、鸡内金；虚，加白术、炮

姜。(《张氏医通·卷四·诸呕逆门·反胃》)

3. 胃中寒痰

若胃中寒痰，不能纳食者，狗宝为末，每服五七分至一钱，陈酒服之。(《张氏医通·卷四·诸呕逆门·反胃》)

（三）呕吐哕

1. 痰饮阻塞

"干呕，哕，若手足厥者，橘皮汤主之。"

干呕而哕，手足厥逆，乃胃中阳气为痰饮阻塞，不得流布四末，故用橘皮、生姜之辛以开痰利气也。(《张氏医通·卷四·诸呕逆门·呕吐哕》)

"诸呕吐，谷不得下者，小半夏汤主之。"

诸呕吐，谷不得下，指暴病呕吐而言，故以半夏、生姜涤除胃中痰饮，水谷自无阻碍矣。(《张氏医通·卷四·诸呕逆门·反胃》)

2. 客邪逆于肝脾

"干呕吐逆，吐涎沫，半夏干姜汤主之。"

干呕吐逆，吐涎沫者，由客邪逆于肝脾，寒主收引，津液不化，遂聚为涎沫。用半夏、干姜之辛温中燥湿，浆水之酸收而行之，以下其逆也。(《张氏医通·卷四·诸呕逆门·呕吐哕》)

3. 冷涎泛

中脘素有痰积，遇寒即发，俗名冷涎泛，宜丁香、豆蔻、砂仁、干姜、陈皮、半夏、生姜、白芥子。(《张氏医通·卷四·诸呕逆门·呕吐哕》)

4. 痰厥呕吐

呕痰而致厥者，乃寒痰逆闷，谓之痰厥，姜附汤加术、半、细辛。痰满胸喉，粥药到口即吐，先用生姜汤下黑锡丹以镇附之，候药可进，则以二陈加枳、术、砂仁、厚朴、姜汁；虚，加人参。(《张氏医通·卷四·诸呕逆门·呕吐哕》)

5. 湿温呕吐

湿温呕吐者，白虎合解毒。（《伤寒绪论·卷下·呕吐》）

6. 呕家用药

凡呕家必用半夏、生姜，利水下痰，水去则呕自止矣。故生姜为呕家圣药。（《伤寒绪论·卷下·呕吐》）

7. 呕与哕辨析

有哕而认作干呕者，哕为胃虚，误攻其热，或饮冷水所致。其声浊恶而长，干呕则似吐而无物出，胃中热与谷气相并，及水逆痰气所致，非恶候也。（《伤寒绪论·卷上·总论》）

8. 呕与吐辨析

呕者，声物俱出，火掣痰动也；吐者，无声而但出物，湿痰无火也。（《伤寒绪论·卷下·呕吐》）

（四）中酸吐酸

1. 中酸

湿热郁积于肝，肝火逆上，伏于肺胃之间，饮食入胃，被湿郁遏，不得传化，故作中酸，所谓曲直作酸是也，佐金丸。薛立斋云：吞酸嗳腐，多属脾虚木旺，证多面色萎黄，胸膈不利，举世好用清气化痰之药，多致大便不实，食少体倦而危，当用六君子加炮姜、木香、吴茱萸。（《张氏医通·卷四·诸呕逆门·呕吐哕》）

2. 吐酸

《内经》以诸呕吐酸，皆属于热，东垣又以为寒者，何也？若胃中湿气郁而成积，则湿中生热，从木化而为吐酸，久而不化，肝木日肆，胃土日衰，当平肝扶胃，逍遥散服左金丸。（《张氏医通·卷四·诸呕逆门·呕吐哕》）

（五）嘈杂

嘈杂与吞酸一类，皆由肝气不舒，木挟相火乘其脾胃，则谷之精微不行，浊液攒聚，为痰为饮，其痰亦从木气化酸，肝木摇动中土，故中土扰扰不宁，而嘈杂如饥状，每求食以自救，苟得少食，则嘈杂少止，止则复作。

盖土虚不禁木所摇，故治法必当补脾运痰，土厚载物，则风木自安，不必用伐肝之剂，六君子汤为专药，火盛作酸加吴茱萸、川黄连。

若不开郁补土，务攻其痰，久久而虚，必变反胃泄泻，痞满眩晕等病矣。

嘈杂或食后，腐化酸臭，心中烦杂者，保和丸。

湿痰气滞，不喜饮食者，保和丸二钱，越鞠丸一钱和服。

脉洪大者火多，二陈加姜汁炒山栀、川连；滑大者痰多，导痰加芩、连、山栀。（《张氏医通·卷九·杂门·嘈杂》）

（六）关格

舌上苔白而水浆不下曰格，格则吐逆；热在丹田，小便不通曰关，关则不得小便，必用吐以提其气之捍格，不必在出痰也。

有痰宜吐者，二陈汤探吐之，吐中便有升降。

心脾疼后，小便不通，皆是痰隔于中焦，气滞于下焦，二陈加木通、枳壳，服后探吐之。（《张氏医通·卷四·诸呕逆门·关格》）

（七）呃逆

1. 呃逆之由

刘宗厚曰：呃逆有虚有实，有火有痰有水气，不可专作寒论。盖伤寒发汗吐下后，与泻利日久，及大病后，妇人产后有此证，皆属脾胃大虚；若因痰水停积心下，或因暴怒气逆痰厥，或伤寒热病失下，则皆属热也。如因汗吐下后，误服寒凉过多，当温补之；如脾胃阴虚，火逆上冲，当平补之；挟热者，当凉补之；若实者，如伤寒失下，地道不通，因而呃逆，当寒下之。如痰饮停蓄，或暴怒气逆痰厥，此等必形气俱实，别无恶候，随其邪之所在，涌之泄之，清之利之。（《张氏医通·卷四·诸呕逆门·呃逆》）

2. 胃虚有痰

呃逆呕吐多者，属胃虚有痰，半夏、茯苓、生姜；兼食结痰积则膈间饱闷，枳、术、半夏、生姜。（《张氏医通·卷四·诸呕逆门·呃逆》）

3. 胃中寒痰死血

平人饮热汤及食椒、姜即呃者，此胃中有寒痰死血也。(《张氏医通·卷四·诸呕逆门·呃逆》)

4. 痰湿

若饮热则安，饮冷则呃，虽有背恶寒，手足冷，大便溏等证，此属湿痰。(《张氏医通·卷四·诸呕逆门·呃逆》)

5. 肥人呃逆

肥人多此，须推瘀血痰饮例治之。(《张氏医通·卷四·诸呕逆门·呃逆》)

十、 二便失调

(一) 泄泻

1. 泄泻之由

经云：春伤于风，夏生飧泄。风木之邪内乘湿土也，邪气留连，乃为洞泄。邪气留连既久，则中气失职而为洞泄无度矣。

清气在下，则生飧泄。下焦虚寒，火不生土，则中气不治而为飧泄食不化也。大肠小肠，皆属于胃，胃脉虚则泄。脉者气血之先，脉虚则胃虚，二肠失其上源而为泄泻矣。

湿胜则濡泄。脾恶湿，湿胜则绵绵而泻无止期矣。

仲景云：邪热不杀谷，以热得湿，则飧泄也。(《张氏医通·卷七·大小腑门·泄泻》)

2. 泄泻辨治

李士材云：《内经》之论泄泻，或言风，或言湿，或言热，或言寒，此明四气皆能为泄也。又言清气在下，则生飧泄，此名脾虚下陷之泄也。统而论之，脾土强者，自能胜湿，无湿则不泄，故曰湿多成五泄。若土虚不能制湿，则风寒与热，皆得干之而为病。

治法有九：一曰淡渗，使湿从小便而去，如农夫治涝，导其下流，虽处卑监，不忧巨浸。经云：治湿不利小便，非其治也。又云：在下者引而竭之是也。一曰升提，气属于阳，性本上升，胃气注迫，辄尔下陷，升、柴、羌、葛之类，鼓舞胃气上腾，则注下自止，又如地土淖泽，风之即干，故风药多燥，且湿为土病，风能胜湿，所谓下者举之是也。一曰清凉，热淫所致，暴注下迫，苦寒诸剂，用涤燔蒸，犹当溽暑郁蒸之时，而商飙飒然倏动，而炎熇如是矣，所谓热者清之是也。一曰疏利，痰凝气滞，食积水停，皆令人泻，随证祛逐，勿使稽留。经云：实者泻之。又云：通因通用是也。一曰甘缓，泻利不已，急而下趋，愈趋愈下，泄何由止。甘能缓中，善禁急速，且稼穑作甘，甘为土味，所谓急者缓之是也。一曰酸收，泻下有日，则气散而不收，无能统摄，注泄何时而已。酸之一味，能助收摄之权。经云：散者收之是也。一曰燥脾，土德无惭，水邪不滥，故泻皆成于土湿，湿皆本于脾虚，仓廪得职，水谷善分，虚而不培，湿淫转甚。（《张氏医通·卷七·大小腑门·泄泻》）

（1）因湿致泻

戴复庵云：泻水而腹不痛者，湿也，升阳除湿汤或胃苓汤。

凡泻多因于湿，分利小水为上。（《张氏医通·卷七·大小腑门·泄泻》）

（2）痰留于肺，大肠不固

痰留于肺，大肠不固，或时泻，或时不泻，或多或少者，痰也，脉必弦滑，其人神色不瘁，二陈加苍术、木香，或探吐之更佳。（《张氏医通·卷七·大小腑门·泄泻》）

（3）飧泄

飧泄者，《史记》名迥风，水谷不化，湿兼风也，风邪干胃，木来贼土，清气在下，升阳除湿汤。（《张氏医通·卷七·大小腑门·泄泻》）

（4）溏泄

溏泄者，污积黏垢，湿兼热也，黄芩芍药汤加香、连。（《张氏医通·卷七·大小腑门·泄泻》）

（5）鹜溏

鹜溏者，中寒糟粕不化，色如鸭粪，所以澄澈清冷，小便清白，湿兼寒也，附子理中汤。（《张氏医通·卷七·大小腑门·泄

泻》）

（6）洞泄

洞泄者，即名濡泄，体重软弱，泻下多水，湿自盛也，胃苓汤。水液去多，甚而转经血枯，故筋急也，升阳除湿汤。（《张氏医通·卷七·大小腑门·泄泻》）

（7）滑泄

滑泄者，久下不能禁，湿胜气脱也，四柱饮，不应，用六柱饮。晨夕各一服。（《张氏医通·卷七·大小腑门·泄泻》）

（8）痰泻

痰泻，则头晕恶心，胸腹迷闷，或时泻甚，或时不泻，二陈汤加海石、香附、星、香、芩、连，姜汁调，神曲糊丸服。（《张氏医通·卷七·大小腑门·泄泻》）

（9）顿泻

日间无事，将晡腹膨，一夜肠鸣不得宽泰，次早洞泄，此名顿泻，是脾虚湿盛也，胃苓汤加木香、砂仁。（《张氏医通·卷七·大小腑门·泄泻》）

（10）老人泄泻辨治

东垣云：夏间淫雨阴晦，时行泻利，予一日体重肢痛，泄利而小便闭涩，思其治法，必用淡渗以利之。今受寒湿之邪，若从淡渗，非暮年所宜。行年五十以上，降气多而升气少，得淡渗之剂，是降之又降，阳气愈弱，精神愈短矣。合用风药，以羌、独、升、柴、甘、防同煎，所谓湿寒之生，以风平之。又曰：下者举之，是因曲而为之直也，若不达升降之理而一概施治，安得愈乎？

若老人气虚下陷，又宜风药以胜之，如补中益气加羌、防之类，或升阳除湿汤升举脾胃，所谓下者举之，湿寒之胜，以风平之是也。（《张氏医通·卷七·大小腑门·泄泻》）

（11）兼感外邪泄泻辨治

如素有酒积食积，痰湿水饮，或积兼气滞顿泻而兼感外邪者，并宜香苏散为主，酒积合泽泻汤，食积合平胃散，痰湿合二陈汤，水饮合五苓散，气滞合四七汤。（《伤寒兼证析义·泻病兼伤寒论》）

（二）大小便不通

1. 痰饮湿热结聚

石顽曰：肥人素多痰饮湿热结聚，因病每致大小便不通，腹满不食，气逆喘急，势盛不得不下。有屡下不得通利者，有再三下而始通者，有下之利不止者。大抵湿热素盛之人，大便不行，日数虽多，结粪甚少，所下不过溏粪垢腻，甚至骤下不可遏者，多有热去寒起，正气随脱，即变呃逆之证。以此本属湿热，温补仍助本病，苦寒徒乏胃气，每至不可救药。若始先知其湿热痰积，用导痰汤多加姜汁、竹沥，下滚痰丸，甚则下控涎丹，方为合法。若迟则湿热上涌势剧，胃中津液尽变浊秽，虽有合剂，不能取效也。

凡大便不通而腹中雷鸣者，下之必无结粪，盖肥人下后，多有脱泄不止之虞，瘦人汗后，每多干热不止之患，不可不知。（《张氏医通·卷七·大小腑门·大小便不通》）

2. 脾胃气滞，痰饮食积

夫脾胃气滞不能转输，加以痰饮食积阻碍清道，大小便秘涩不快，二陈汤加升、柴、二术，数服，能令大便润而小便长。（《张氏医通·卷七·大小腑门·大小便不通》）

3. 湿热痰火结滞

湿热痰火结滞，脉洪盛，大小便秘赤，肢节烦疼，凉膈散、小承气汤选用。

阴囊肿胀，二便不通，三白散。（《张氏医通·卷七·大小腑门·大小便不通》）

4. 老人便秘

高年血不充，每患是疾，故古人有胃实脾虚、风秘、气秘、痰秘、冷秘、热秘、虚秘、实秘之分，临证所当细察详问也。

痰秘者，痰饮湿热阻碍，气不升降，头汗喘满，胸胁痞闷，眩晕腹鸣，半夏、茯苓、木香、槟榔、枳实、橘红、香附、白芥子、姜汁、竹沥，不应，加大黄、黄连，甚则控涎丹下之。

古方治老人燥结，多用苁蓉，不知胃气虚者，下口即作呕吐，肥人胃中多有痰湿，尤非所宜，惟命门火衰，开合失职者，方为合

剂，然须丸服，若作汤，亦必作吐，以其味咸气浊也。（《张氏医通·卷七·大小腑门·大便不通》）

老人多有大便后寒热，发作有时，颇似外感，实非外感也。大便努挣伤气，故便出则乘于阳而寒，顷之稍定，则阳胜阴而热。若果外感之寒热，何必大便后始然耶？世医遇此证，每谓湿热内蕴，而用滑利之剂以驱之，不知瘦人身中，以湿为宝，有湿则润，无湿则燥，今指燥为湿，是欲出而反闭其户也。（《张氏医通·卷二·诸伤门·燥》）

5. 感湿而小便不利

感湿而痛，小便不利，大便溏泄，胃苓汤。（《张氏医通·卷五·诸痛门·腹痛》）

6. 肝肾湿热

若小便涩滞，或茎中痛，属肝肾湿热，龙胆泻肝汤。（《张氏医通·卷七·大小腑门·小便不禁》）

（三）淋浊

1. 成淋之由

凡人服金石大毒，以助入房，败精流入胞中，及饮食痰积渗入者，则皆成淋，或忍精不泄，停凝作痛而致淋者，木通、车前、牛膝、泽泻、茯苓、滑石、甘草，或汤或丸俱效。（《张氏医通·卷七·大小腑门·淋》）

2. 食积成痰为淋

有膏粱太过，食积成痰，流注为淋，宜尿浸山楂、川连、丹皮、海石、玄明粉之类。（《张氏医通·卷七·大小腑门·淋》）

3. 白浊赤浊

色白如泔，或如腐花腐浆，而马口不干结者为湿，色黄赤而马口干靥者为火，此皆浊，胃中湿热下流也。又浊而清者为湿，痛者湿兼热也。（《张氏医通·卷七·大小腑门·赤浊白浊》）

4. 酒湿致浊

有尿时结块阻滞作痛，块中内蓄水泡者，此必醉酒，使内酒湿乘虚袭人精窍也。（《张氏医通·卷七·大小腑门·赤浊白浊》）

5. 便浊

肥人白浊白带，多是胃中湿热，浊痰下流，渗入膀胱，谓之便浊，与肾绝不相干，虽尿后便出浊块，却不黏腻，用二陈加川萆薢、泽泻、姜汁炒黄柏；浊物中有水泡者，二陈倍半夏加猪苓、泽泻、滑石、麝香、赤小豆、竹沥、姜汁之类；赤者，去半夏加琥珀、延胡索、赤芍药、椿根皮。(《张氏医通·卷七·大小腑门·赤浊白浊》)

6. 肥人瘦人成浊

肥人湿痰成浊，二陈加二术、黄柏、神曲。

黑瘦人脉洪数，五心烦热，颊赤唇干，小便赤浊，龙胆泻肝汤。(《张氏医通·卷七·大小腑门·赤浊白浊》)

7. 湿浊

曾见白浊人，服凉药不效，一味生白果即愈者，以其专祛湿浊污垢故也。(《张氏医通·卷七·大小腑门·赤浊白浊》)

8. 筋疝

筋疝者，茎中作痛，筋急缩，或作痒，或肿，或筋缓不收，白物如精，随尿而下，此肾不虚，而肝经湿热火旺也，龙胆泻肝汤。(《张氏医通·卷七·大小腑门·赤浊白浊》)

9. 浊带

问：浊带之症，丹溪谓胃中浊痰渗入膀胱，而所下常有赤色者何?

曰：肥人固多浊带而瘦人亦恒患此，且多有阴中不洁，败浊袭入精窍者，辨治之法，大约以干掩窍端者为火，不干掩者为湿。小水赤涩而痛，或浊有赤色者，为小肠湿热，小水不赤不痛而所下色白，或渗利转甚者，为脾气下陷。茎中痛痒而发寒热，或有结痛者，为毒邪所侵。若此种种，讵止痰湿一端而已。(《伤寒兼证析义·淋浊兼伤寒论》)

(四) 遗尿

经云：督脉生病为遗尿，肝所生病为遗尿，膀胱不约为遗尿。

仲景云：下焦不归则遗尿，天寒则腠理闭，气湿不行，水下流于膀

胱，则为尿与气，故多尿而寒也。(《张氏医通·卷七·大小腑门·小便不禁》)

若引饮过多，水饮停蓄，或下焦多热，或中湿发黄，皆以利小便为先。

少阴虚寒腹痛自利四肢疼重，小便或利或不利，或咳，或喘，或呕，此为有水气，真武汤。(《伤寒绪论·卷下·小便不利》)

(五) 交肠

交肠之病，大小便易位而出，或因醉饱，或因大怒，遂致脏气乖乱，不循故道，法当宣吐以升提其气，宜五苓散加木香以探之。

肥盛多痰者，二陈汤加枳实、木香以探之，使阑门清利，得司泌别之职则愈矣。(《张氏医通·卷七·大小腑门·交肠》)

十一、痔漏

1. 痔证辨治

痔证之方不一，东垣虽分湿、热、风、燥四治，都不离荡涤瘀热之药，如猬皮、皂角、槟榔、大黄、桃仁之类在所必用；兼风毒则加羌、防、升、柴，甚则麻黄、藁本汗之；兼燥气则加秦艽、当归、黄芪；湿胜则加苍术、黄柏、泽泻、茯苓；兼热甚则加芩、连、郁李、生地；脓血则加甲片、归尾；酒痔则加葛根、赤小豆、地、芍、苓、半；气痔则加枳、橘、木香、紫苏；食积则加黄连、枳实、曲、蘖；痛极则加乳、没；血多则加发灰；气虚则加参、芪；血虚则加胶、艾。(《张氏医通·卷七·大小腑门·痔》)

2. 立斋辨治痔漏

立斋云：焮痛二便秘，宜清热凉血润燥疏风；若寒凉损中者，调养脾胃，滋补阴精；若漏而穿臀穿肠者，宜养元气，补阴精；大便秘者，润燥养血；肛门坠下作痛，泻火除湿，或作痒者，祛风胜湿；肿痛小便不涩，泻肝导湿；若疝与痔俱患，用六味丸、补中益气并进。(《张氏医通·卷七·大小腑门·痔》)

3. 漏

经云：陷脉为瘘，留连肉腠。因疮穿脓汁不尽，复感七情四气而成，近则常淡红，或微肿，或小核，久则上而槁白，内而黑烂，淫虫恶臭生焉。

溃有血脓，都为热甚，至若溃出黄水，则为湿热矣。（《张氏医通·卷七·大小腑门·痔》）

十二、脚气

1. 发病之所由

凡四时之中，皆不得久立久坐湿冷之地，亦不得因酒醉汗出，脱衣靴袜，当风取凉，皆令脚气。若暑月久坐久立湿地者，则热湿之气蒸入经络，病发必热，四脚酸疼烦闷。若寒月久坐久立湿冷地者，即冷湿之气上入经络，病发则四体酷冷转筋。

按东垣云：脚气实由水湿，然有二焉。南方卑湿，清湿袭虚，则病起于下，此是外感；北方常食膻乳，又饮酒太过，脾胃有伤，不能运化，水湿下流，此因内而至外者也。

脾受阳毒即热顽，肾受阴湿即寒痹。

大抵脚气肿痛，并属湿热，或兼风兼暑，当详春夏病因六淫治之。（《张氏医通·卷六·痿痹门·脚气》）

2. 脚气见证

脚气之病，初起甚微，饮食如故，人多不觉，惟卒然脚膝屈弱，或肿，或不肿，或顽痹，或缓纵，或挛急，皆是湿邪为患。其肿者为湿脚气，不肿者为干脚气。

脉浮弦起于风，濡弱起于湿，洪数起于热，迟涩起于寒。沉而伏，毒在筋骨也，指下涩涩不调，毒在血分也。夏暑肢膝冷痛，其脉阳濡阴弱，湿温也，脚气多从暑湿得之。（《张氏医通·卷六·痿痹门·脚气》）

至于脚气为病，亦令人头痛发热，肢节疼痛，甚则呕逆便秘，有似伤寒。但初起于脚膝热肿，或屈弱不能动移为异耳。然有寒湿、湿热之不同。其两胫焮赤而肿热者，为湿热也。黄白而肿冷者，为寒湿也。

又有风、寒、湿、热之辨，如脉浮为风，紧为寒，濡为湿，数为热，总之风寒为标，湿热为本，《灵枢》云：身半以上者，风中之也，身半以下者，湿中之也。盖由肾水虚急，风湿之气，乘虚而袭，因有斯疾。（《伤寒绪论·卷上·总论》）

3. 脚气辨治

湿胜者，肿痛重着，脉迟细，除湿汤。

三阴受寒，湿着于脚膝上，枯瘦色淡，少腹不仁，腹急疼痛，上气喘急，八味丸加沉香。

脚气初发，一身尽疼，或肢节肿，便溺阻隔，此属湿热，先以羌活导滞汤导之，后以当归拈痛汤除之。（《张氏医通·卷六·痿痹门·脚气》）

4. 妇人脚气

妇人亦有病脚气者，必因胞络血海虚，邪乘七情所致。以胞络属肾，故与男子肾虚同类。治法虽略有气血之分，而大意不殊，但兼用开郁药，无不效也。昔人概以小续命加减主治。左关脉浮起于风，去麻黄、附子、人参加羌、独活；沉迟或紧起于寒，去麻黄、人参加姜汁；脉数有力起于热，去麻黄、附子、人参加黄芩、黄柏、羌、独活；脉沉濡弱起于湿，去麻黄、人参加草龙胆、木瓜；脚肿加木瓜、槟榔；大便实加大黄；或东垣羌活导滞汤最妙。

然其证始则受湿，复挟风寒暑热而成。初起不觉，因他病乃发。不专主在一气，亦不专主一经。然此等必属肾虚，若用小续命，须随证加减，慎勿以麻黄轻试。即使风能胜湿，亦须以羌防辈代之，断不可以中风伤寒法混治。此症最忌温补，尤不可用药汤熏洗，俟病热稍去，然后改用滋补肾肝之药，更参《医归》脚气门治之。（《伤寒绪论·卷上·总篇》）

十三、 血证

（一）吐血

1. 吐血之由

吐血虽主于火，然有虚实之殊。至唾脓血，无不因邪热郁发所致。经曰：服桂枝汤吐者，其后必唾脓血也。此非特酒客辈，素多

湿热蕴积而然。每见春温误行汗下不解，多有此变，并宜葶苈苦酒汤下夺之。(《伤寒绪论·卷下·唾脓血》)

2. 吐血见证

盖真阴失守，命门火衰，火不归源，阴邪逼其浮游之火于上，上焦咳嗽气喘，恶热面红，呕吐痰涎出血，此系假阳之证，须用八味丸引火归源，水探冷服，下嗌之后，冷性既除。

多带痰沫及粉红色者，其出于心包，亦必上溢，色必正赤如原朱漆光泽。

出于肾者，或从咳逆，或从咯吐，或稀痰中杂出如珠，血虽无几，色虽不鲜，其患最剧。

其出于胃者，多兼水液痰涎，吐则成盘成盏，汪洋满地，以其多气多血，虽药力易到，不若藏血之笃，然为五脏之本，亦不可忽。(《张氏医通·卷五·诸血门·诸见血证》)

3. 痰食不清吐血

胃中痰食不清吐血，加半夏、生姜，即白扁豆散。(《张氏医通·卷五·诸血门·吐血》)

4. 食少痰清吐血

食少痰清者，异功散加枇杷叶、白扁豆灰。(《张氏医通·卷五·诸血门·吐血》)

（二）咳血咯血

1. 咳血

（1）肺燥火逆

咳血者，因咳嗽而见血，或干咳，或痰中见红丝血点一两口，气急喘促，此虽肺体自燥，亦为火逆，咳伤血膜而血随痰出也。(《张氏医通·卷五·诸血门·吐血》)

（2）阴虚火动

阴虚火动而咳血，或痰中有血星如珠者，生料六味丸加茜根、乌贼骨、童便。(《张氏医通·卷五·诸血门·吐血》)

（3）咳血不止

咳血不止，至夜发热吐痰，或带血丝者，六味丸加蛤粉、童

便，临卧服。(《张氏医通·卷五·诸血门·吐血》)

（4）肥盛酒客辈

肥盛酒客辈，痰中有血，滚痰丸搜涤之。(《张氏医通·卷五·诸血门·吐血》)

2. 咯血

亦有兼痰而出者，肾虚水泛为痰也。经谓咯血者属肾，明乎阴火发于阴中，其血咯之成块而出，不比咳嗽痰中带血为阳火也。

今方书妄引久嗽成劳，痰中带血之阳证，不敢用健脾增咳为例，不思咯血即有咳嗽，不过气逆，气下则不咳矣，况原无咳嗽者乎。(《张氏医通·卷五·诸血门·吐血》)

（三）蓄血下血

1. 血蓄胃口

膏粱肥盛，多味痰湿热，血蓄胃口，或兼胁满，或少腹结痛，朝用浚血丸，兼培胃气，夕用变通抵当丸，专散蓄血，方得峻药缓攻之妙。(《张氏医通·卷五·诸血门·蓄血》)

2. 肠风挟湿毒下血

肠风挟湿毒者，下如豆汁兼紫黑瘀血，此醇酒厚味所酿之湿，由足阳明随经入胃，淫溢而下也。脉细有寒者，升阳除湿防风汤。脉数有热者，去二术加黄连、当归、甘草。

宿有血证，因时热下紫黑血，乃湿毒肠澼，阳明少阳经证也，升阳益胃汤。(《张氏医通·卷五·诸血门·下血》)

十四、 诸痹

（一）诸痹见证

1. 痹证之由

夫痹证非不有风，然风入在阴分与寒湿互结，扰乱其血脉，致身中之阳不通于阴，故致痹也。(《张氏医通·卷六·痿痹门·痹》)

2. 风寒湿痹

经云：风寒湿三气杂至，合而为痹。风气胜者为行痹，寒气胜者为痛痹，湿气胜者为着痹。以冬遇此者为骨痹，以春遇此者为筋

痹，以夏遇此者为脉痹，以至阴遇此者为肌痹，以秋遇此者为皮痹。(《张氏医通·卷六·痿痹门·痹》)

（1）痛痹

痛痹者，寒气凝结，阳气不行，故痛有定处，俗名痛风是也。治当散寒为主，疏风燥湿，仍不可缺，更须参以补火之剂，非大辛大温，不能释其凝寒之害也。(《张氏医通·卷六·痿痹门·痹》)

（2）着痹

着痹者，肢体重着不移，疼痛麻木是也。盖气虚则麻，血虚则木，治当利湿为主，祛风解寒，亦不可缺，更须参以理脾补气之剂，盖土强自能胜湿，而气旺自无顽麻也。(《张氏医通·卷六·痿痹门·痹》)

3. 五脏痹

"所谓痹者，各以其时重感于风寒湿之气也。肺痹者，烦满喘而呕；心痹者，脉不通，烦则心下鼓，暴上气而喘，嗌干善噫，厥气上则恐；肝痹者，夜卧则惊，多饮数小便，上为引如怀；肾痹者，善胀，尻以代踵，脊以代头；脾痹者，四肢懈惰，发咳呕汁，上为大塞。"

肺痹则肺气不清，胃热上逆，故烦喘而呕。

心痹则脉道不通，心火内衰，湿气凌心，故恐。

肝痹则血液阻滞，水饮客之，故上为引急，如有所怀也。

肾痹则胃之关门不利，故善胀。浊阴湿邪伤其阳气，所以脚挛不能伸，身偻不能直也。

脾痹则阳气不运，故四肢懈惰，上焦痞塞也。(《张氏医通·卷六·痿痹门·痹》)

4. 风痹

病在阳者，命曰风。病在阴者，命曰痹。阴阳俱病，命曰风痹。

阳受风气，故在阳者命曰风；阴受湿气，故入阴则命曰痹。(《张氏医通·卷六·痿痹门·痹》)

（二）痹病辨治

戴人云：痹病以湿热为源，风寒为兼，三气合而为痹，其脉沉涩。奈何治此者，不问经络，不分脏腑，不分表里，便作寒湿脚气，乌之附之，乳之没之，种种燥热攻之，中脘灸之，脐下烧之，三里火之，蒸之熨之，汤之炕之，以致便溺涩滞，前后俱闭，虚躁转甚，肌肤日削，饮食不下，虽遇扁华，亦难措手。若此者何哉？胸膈间有寒痰故也。痹病本不死，死于医之误也。

是以治痹之法，最宜峻补真阴，使血气流行，则寒邪随去。若过用风湿痰滞药，而再伤阴气，必反增其病矣。

血气凝滞，手足拘挛疼重，风寒湿三气杂至者，改定三痹汤。（《张氏医通·卷六·痿痹门·痹》）

1. 血痹

《金匮》云：问曰：血痹病，从何得之？师曰：夫尊荣人骨弱肌肤盛，重因疲劳，汗出，卧不时动摇，加被微风，遂得之，但以脉自微涩在寸口，关上小紧，宜针引阳气，令脉和，紧去则愈。

"血痹，阴阳俱微，寸口关上微，尺中小紧，外证身体不仁，如风痹状，黄芪桂枝五物汤主之。"

血痹者，寒湿之邪，痹着于血分也。辛苦劳动之人，皮腠致密，筋骨坚强，虽有风寒湿邪，莫之能客。惟尊荣奉养之人，肌肉丰满，筋骨柔脆，素常不胜疲劳，行卧动摇，或遇微风，则能痹着为患，不必风寒湿之气杂至而为病也。上条言脉自微涩，而关寸小紧，为湿痹血分，所以阳气不能外行，故宜针引阳气以和阴血。下条言阴阳俱微，而尺中小紧，为营卫俱虚，所以身体不仁，故宜药通营卫，行散其痹，则紧去人安而愈矣。

夫血痹者，即《内经》所谓在脉则血凝不疏，仲景直发其所以不流之故，言血既痹，脉自微涩，然或寸或关或尺，其脉见小急之处，即风入之处也，故其针药所施，皆引风外出之法也。（《张氏医通·卷六·痿痹门·痹》）

2. 湿痹

"太阳病，关节疼痛而烦，脉沉而细者，此名湿痹。湿痹之候，其人小便不利，大便反快，但当利其小便。"

关节疼痛而烦者，言湿气留着筋骨纠结之间，而发热烦疼也。

脉沉而细，明系湿证，虽疼处烦热，必非风寒，是当利水为要也。大抵此证，当利小便以通阳气。今为湿气内胜，故小便不利，利之则阳气行，虽在关节之湿，亦得宣泄矣。设小便利已而关节之痹不去，又当从表治之。（《伤寒缵论·卷下·杂篇》）

因于湿者，天阴即发，身体沉重酸疼，除湿蠲痛汤。（《张氏医通·卷六·痿痹门·痹》）

3. 肾着

"肾着之病，其人身体重，腰中冷，如坐水中，形如水状，反不渴，小便自利，饮食如故，病属下焦，身劳汗出，衣里冷湿，久久得之，腰以下冷痛，腹重如带五千钱，甘姜苓术汤主之。"

此证乃湿邪中肾之外廓，与肾脏无预也，虽腰中冷如坐水中，实非肾脏之真气冷也。今邪着下焦，饮食如故，不渴，小便自利，且与肠胃之腑无预，况肾脏乎？此不过身劳汗出，衣里冷湿，久久得之，但用甘草、干姜、茯苓、白术，甘湿淡渗行湿足矣，又何取暖肾壮阳哉？（《张氏医通·卷六·痿痹门·痹》）

湿气袭于少阳经络之中，则为肾着，《金匮》用甘姜苓术汤，后世更名为肾着汤，或渗湿汤选用。斫丧太过者，八味丸。肾虚风袭，腰背软痛，安肾丸。

4. 三焦痹

"诸肢节疼痛，身体尪羸，脚肿如脱，头眩短气，温温欲吐，桂枝芍药知母汤主之。"

此即总治三焦痹之法。头眩短气，上焦痹也；温温欲吐，中焦痹也；脚肿如脱，下焦痹也；肢节疼痛，身体尪羸，筋骨痹也。由是观之，当是风寒湿痹其营卫筋骨三焦之病，然湿多则肿，寒多则痛，风多则动。用桂枝治风，麻黄治寒，白术治湿。防风佐桂枝，附子佐麻黄、白术，其芍药、生姜、甘草，亦如桂枝汤之和其营卫也。知母治脚肿，引诸药下行。附子以行药势，开痹之大剂也。（《张氏医通·卷六·痿痹门·痹》）

5. 痛风

壮年人性躁，兼嗜厚味，患痛风挛缩，此挟痰与气证，导痰汤加牛膝、枳壳、通草、桃仁，煎入生姜，研潜行散热服，亦须多服乃效。按湿热痰火死血郁于经络，四肢麻痹，或痛或痒，轻而新者，可以缓治，久而重者，必加乌、附驱逐痰湿壮气行经，大便阻滞必用大黄，昧者畏其峻攻，多致狐疑，不知邪毒流满经络，非乌、附岂能散结，燥热结滞肠胃，非硝、黄岂能润燥，要在合宜耳。(《张氏医通·卷六·痿痹门·痛风》)

6. 历节

或得暖遇热而甚者，此湿热伤阴之火证也。掣者为寒，肿者为湿，汗者为风，三气杂至，伤于血脉之中，营卫涩滞不行，故痛，用虎骨、犀角、沉香、青木香、当归、羌活、桂枝、秦艽、牛膝、骨碎补、桃仁、甘草，水煎入麝少许。

四肢历节疼，其人短气脉沉，为留饮，导痰汤加减。

石顽曰：按痛风一证，《灵枢》谓之贼风，《素问》谓之痹，《金匮》名曰历节，后世更名白虎历节，多由风寒湿气，乘虚袭于经络，气血凝滞所致。(《张氏医通·卷六·痿痹门·痛风》)

7. 麻木

（1）麻木之由

营卫滞而不行则麻木，如坐久倚着，压住一处，麻不能举，理可见矣。麻则属痰属虚，木则全属湿痰死血，一块不知痛痒，若木然是也。(《张氏医通·卷六·痿痹门·麻木》)

（2）体厚痰湿

脉沉滑，体厚人属痰与湿，二术、二陈，先少佐羌、独、桂枝等风药一二味，次兼参、芪补气。(《张氏医通·卷六·痿痹门·麻木》)

（3）痰挟死血

一块不知痛痒，阴寒益甚，或日轻夜重，脉涩而芤或弦，属痰挟死血，宜活血行气，二陈加芎、归、桃仁泥、红花、牛膝、韭汁之类。(《张氏医通·卷六·痿痹门·麻木》)

（4）胃中湿痰死血

十指麻木，属胃中湿痰死血，二陈加二术、桃仁、红花，少加附子行经。（《张氏医通·卷六·痿痹门·麻木》）

（5）湿热下流

湿热下流，两脚麻木，或如火燎者，二妙加牛膝作丸，不应，少加肉桂。（《张氏医通·卷六·痿痹门·麻木》）

（6）阳气衰而湿伏阴分

东垣治闭眼则浑身麻木，开眼则渐退，久而方止，昼减夜甚，为阳气衰而湿伏阴分也，三痹汤去乌头，加苍术、黄柏。（《张氏医通·卷六·痿痹门·麻木》）

（7）素有郁悒

凡妇人素有郁悒者，当舒郁，逍遥散加补气行湿药。（《张氏医通·卷六·痿痹门·麻木》）

8. 痛痹辨治

痛痹者，痛有定处，乃湿气伤肾，肾不生肝，肝风挟湿，流走四肢，肩髃疼痛，拘急浮肿，《金匮》乌头汤加羌活、官桂，服后啜热稀粥助其作汗乃解；身体痛如欲折，肉如锥刺刀割，《千金》附子汤。（《张氏医通·卷六·痿痹门·痹》）

9. 着痹辨治

着痹者，痹着不仁。经曰：营气虚则不仁，卫气虚则不用，营卫俱虚，则不仁且不用。《灵枢》云：卫气不行，则为麻木。东垣治麻痹，必补卫气而行之。浑身麻木不仁，或左或右，半身麻木，或面或头，或手臂或脚腿麻木不仁，并宜神效黄芪汤。皮肤间麻木，此肺气不行也，本方去蔓荆倍黄芪加防风。如肌肉麻，营气不行也，去蔓荆加桂枝、羌、防。手足麻痹，臂痛不能举、多眠昏冒者，支饮也，气口脉滑，指迷茯苓丸，脉浮者，二陈汤加桂枝、枳、桔。若手麻乃是气虚，十指麻乃是湿痰死血，手指麻木是气不行，有顽痰死血也，导痰汤加乌药、苍术。

着痹，用除湿蠲痛汤；不应，用补中益气加熟附子、羌活、苍术、黄柏。（《张氏医通·卷六·痿痹门·痹》）

10. 寒湿痹痛

寒湿不可屈伸者，乌头汤、活络丹选用，并外用摩风膏。

痹而身寒如从水中出者，属寒湿，附子丸。

风吹手足酸疼而肿，是寒湿，桂枝附子汤。(《张氏医通·卷六·痿痹门·痹》)

11. 湿热痹痛

因湿热者，肢节疼痛，肩背沉重，胸膈不利，下注足胫痛肿，当归拈痛汤。(《张氏医通·卷六·痿痹门·痹》)

十五、 诸痛

1. 头项痛

（1）头痛

因痰饮而痛者，亦昏重而痛，愦愦欲吐。

痰多，加味导痰汤；风毒，消风散；血虚，芎归汤加葱、豉、全蝎；气虚，六君子加葱、豉；气滞，苏子降气汤。痰多宜吐者，稀涎散，或栀子豉汤加葱白；火郁宜下者，凉膈散加清酒；痰火俱盛者，滚痰丸。(《张氏医通·卷五·诸痛门·头痛》)

因湿而痛者，头必重，遇阴天尤甚。(《张氏医通·卷五·诸痛门·头痛》)

若寒湿所侵，虽正气衰微，不与相搏而成热，然邪袭于外，则血凝而脉缩，收引小络而痛，得温则痛减，是为虚也。(《张氏医通·卷五·诸痛门·头痛》)

伤酒伤湿，亦有头腹俱痛，但伤酒食，则兼呕逆眩晕，《外台》茯苓饮加煨葛根；伤湿则腹隐隐痛，头重不能举，羌活胜湿汤，外用瓜蒂散搐鼻。有不伏水土头腹俱痛者，藿香正气散。(《张氏医通·卷五·诸痛门·头痛》)

（2）头重

浊阴寒湿之邪，上干清阳之位，故使头重。头重恶寒，项强不能举者，属太阳，汗之则愈。若阴阳易，头重眼中生花者，逍遥汤下烧裈散。若眩晕而头重不能举者，此虽夹痰，亦属气虚，导痰六

君选用。(《伤寒绪论·卷下·头重》)

湿热上攻，所以头重，秋冬春俱宜羌活胜湿汤，夏暑苍术白虎汤，并瓜蒂搐鼻。若时行疫疠之时，患头重者，败毒散加苍术、藁本。内伤元气，头重气乏，补中益气加苍术、蔓荆子。(《张氏医通·卷五·诸痛门·头痛》)

(3) 颈项强痛

邪客于三阳则痛，寒搏则筋急，葛根汤；

风搏则筋弛，桂枝汤加葛根。

然多有挟痰，难以回顾者，乃痰客太阳，二陈加酒芩、羌活、红花。(《张氏医通·卷五·诸痛门·头痛》)

(4) 天白蚁

头内如虫蛀响者，名天白蚁。多属于火，亦有因痰湿在上者。

丹溪云：瘦人皆属于火，宜薄荷、栀子、茯苓、甘草、细辛、川芎、黄芩、石膏、芽茶之类；肥人皆属湿痰，半夏、茯苓、枳实、黄连、天麻、胆星、苍术、黄柏、芽茶之类。(《张氏医通·卷五·诸痛门·头痛》)

(5) 用药禁忌

冬温、风温、温病、热病、时行、中暍、中暑，多有头重胀痛，皆是湿热火气内燔，慎不可用发散药。(《伤寒绪论·卷下·头胀》)

2. 肩背痛

因痰气留伏者，指迷茯苓丸。

素有痰饮流注，肩背作痛，导痰汤。

肥人喜捶而痛快者属痰，宜除湿化痰，兼补脾胃，六君子加木香。(《张氏医通·卷五·诸痛门·肩背痛》)

3. 臂痛

(1) 寒湿相搏

臂痛为风寒湿所搏，或因饮液流入，或因提挈重物，皆致臂痛，有肿者，有不肿者，除饮证外，其余诸痛，并宜五积散、蠲痹汤选用，虚人必加人参以助药力。(《张氏医通·卷五·诸痛门·臂

痛》)

（2）风寒湿相搏

若坐卧为风湿所搏，或睡后手出被外，为寒所袭而痛者，五积散；审知是湿痹经络，血凝气滞作痛，蠲痹汤。（《张氏医通·卷五·诸痛门·臂痛》）

（3）痰饮痹痛

痰饮流入四肢，肩背酸疼，两臂软痹，导痰加木香、片子姜黄、姜制白术，若作风治误矣。

中脘留伏痰饮，臂痛难举，手足不能转移，指迷茯苓丸。（《张氏医通·卷五·诸痛门·臂痛》）

（4）丹溪治臂痛

丹溪治臂痛，以二陈汤加酒炒黄芩、苍术、羌活。（《张氏医通·卷五·诸痛门·臂痛》）

（5）手气

手肿痛曰手气，或指掌连臂膊痛，悉属风热挟痰，蠲痹汤。薄桂味辛淡，能横行手臂，引调气血，药至痛处；片子姜黄，能引至手臂，惟湿痰最妙。又有肿痛时常脱骱者，此属湿痰，倍用苍术乃效。（《张氏医通·卷五·诸痛门·臂痛》）

4. 心痛胃脘痛

（1）冷积痰气而痛

因冷积痰气而痛者，理中汤去人参，加苓、半、丁香、白豆蔻，或四七汤加木香、肉桂；痛而气上急者，苏子降气汤去前胡加木香。（《张氏医通·卷五·诸痛门·心痛胃脘痛》）

（2）痰涎壅盛而痛

痰涎壅盛而痛，小半夏茯苓汤加枳实，间进半硫丸。（《张氏医通·卷五·诸痛门·心痛胃脘痛》）

（3）郁痰作痛

郁痰作痛，或因恚怒劳力酒食而发，发则自下逆冲而上，后必作寒热，以郁必从少阳而发出于外，其脉必数，其热与痛忽重忽轻，其证多渴而大便秘，治宜清中蠲痛汤。（《张氏医通·卷五·诸

痛门·心痛胃脘痛》)

（4）痰积作痛

痰积作痛，脉滑而实，恶心烦满，时吐酸水，此因气滞，碍其道路，不得运行而作痛，清中汤加香附、苍术、南星、滑石、木香、海石之类；如痰甚者，导痰汤加白螺蛳壳煅过一钱。（《张氏医通·卷五·诸痛门·心痛胃脘痛》)

（5）饮停腹痛

停饮恶心烦闷，时吐黄水，腹中辘辘有声而痛，胃苓汤。（《张氏医通·卷五·诸痛门·心痛胃脘痛》)

（6）水气在脏腑

胸痛短气者，水气在脏腑也，轻者五苓散，重者用子和法取之；有痰，二陈汤加姜汁。（《张氏医通·卷五·诸痛门·心痛胃脘痛》)

（7）心膈大痛

心膈大痛，发厥呕逆，诸药不纳者，趁势以鹅翎探吐，痰尽而痛愈。膈上隐隐作痛，坐不得卧，而吐臭秽痰涎，当作肺痈治之。（《张氏医通·卷五·诸痛门·心痛胃脘痛》)

5. 胁肋腋下痛

（1）胁痛辨左右

肝舍于胠胁，故胁痛多属于肝。然经筋所过挟邪而痛者，自有多端，不可执一，且左右者，阴阳之道路，故肝主阴血而属于左胁，脾主阳气而隶于右胁，左胁多怒伤或留血作痛，右胁多痰积或气郁作痛。其间七情六郁之犯，饮食劳动之伤，皆足以致痰凝气聚，血蓄成积。虽然，痰气亦有流于左胁者，然必与血相持而痛，血积亦有伤于右胁者，然必因脾气衰而致，其间虚实治法，可默悟矣。（《张氏医通·卷五·诸痛门·胁痛》)

（2）胁痛之治

两胁走痛，脉沉弦而滑，乃湿痰流注在胁下，导痰汤加白芥子、枳壳、香附、木香，甚则控涎丹导而下之。

食积寒痰，流于胁下，痛苦锥刺，手不可近，诸药不效者，神

保丸。(《张氏医通·卷五·诸痛门·胁痛》)

（3）湿热胁痛

两胁肿痛，或腹痛，或小便涩滞者，属湿热，龙胆泻肝汤。(《张氏医通·卷五·诸痛门·胁痛》)

（4）腋下肿痛

少阳湿热留搏，则腋下肿痛，小柴胡加抚芎、枳壳。实人，去参加草龙胆。体肥痰盛，加白芥子。有痰饮搏聚而痛者，加味导痰汤加柴胡为向导。(《张氏医通·卷五·诸痛门·胁痛》)

6. 腹痛

肥人乃是湿痰留滞，气不升降，当行气燥湿，越鞠、平胃为主；瘦人乃是阴虚火旺，熏蒸脏腑，逍遥、佐金降火开郁为主。

肥人腹中辘辘有声，须作痰治，二陈、二术为主；气虚者，加人参。(《张氏医通·卷五·诸痛门·腹痛》)

7. 腰痛

（1）痰注腰痛

痰注而痛，脉滑或沉伏，动作便有痰，或一块作痛，导痰汤加香附、乌药、枳壳；脉实，加大黄。(《张氏医通·卷五·诸痛门·腰痛》)

（2）骨痿腰痛

有膏粱之人，久服热剂，醉以入房，损其真气，则肾脏热，腰脊痛，久则髓减骨枯，发为骨痿，此为本病。其有风寒湿热闪挫瘀血滞气痰积，皆为标病，而肾虚则其本也。(《张氏医通·卷五·诸痛门·腰痛》)

（3）腰部湿痛

湿痛者，如坐水中，肾属水，久坐水湿，或着雨露，以致腰下冷痛，脉必弦缓，小便自利，饮食如故，天阴头必重，体必沉重，渗湿汤。

（4）肾虚感湿

肾虚由卧湿地，流入腰脚，偏枯冷痹疼重，《千金》独活寄生汤；兼风湿者，改定三痹汤；如挟寒湿，并用摩腰膏；虚寒甚而挟湿者，术附汤；挟湿热者，羌活胜湿汤合二妙散。

（5）腰胯痛

寒湿流注于足少阳之经络，则为腰胯痛。盖腰乃胆经之所过，因受寒湿，结滞于骨节而痛，渗湿汤去橘红加肉桂；有痰滞经络，导痰汤加减。（《张氏医通·卷五·诸痛门·腰痛》）

8. 尻痛

尻乃足少阴与督脉所过之处，兼属厥阴。若肾虚者、六味丸加肉桂；不愈，加鹿茸。肥人属湿痰，二陈合二妙，有因死血作痛者，当归、赤芍、牡丹、桃仁、延胡索、生牛膝、穿山甲、肉桂之类清理之；不应，加地龙、生附子。（《张氏医通·卷五·诸痛门·脊痛脊强》）

9. 腿痛

湿者两腿隐隐痛，或麻瞀作肿，身沉重，肢节疼痛，恶风不欲去衣，脉浮涩，或浮细，除风湿羌活汤；脉沉，白术附子汤；肥人，导痰汤加减。

湿热者，痛自腰胯以至足胫，或上或下，或红或肿，小便赤涩，脉濡大而数，当归拈痛汤。

流注者，郁痰留于腰胁有块，互换作痛，恶心头眩，脉沉滑或弦，二陈汤加羌活、白术。

①大股痛

痛而喜按者，肝肾虚寒而湿气痹着也，四斤丸二方选用；痛不可按者，败血也，川芎肉桂汤，或舒筋三圣散，酒调服。有湿热者，痛处必肿，而沉重不能转侧，二妙散加羌、防、升、柴、术、草之类，或除湿汤、渗湿汤选用。寒热而肿痛者，须防发痈。（《张氏医通·卷五·诸痛门·腿痛》）

10. 膝痛

经云：膝者筋之府，屈伸不能，行则偻附，筋将惫矣。故膝痛无有不因肝肾虚者，虚则风寒湿气袭之。又曰：身半以下者，湿中之也。故治膝胫之痛，又须以去湿为主。（《张氏医通·卷五·诸痛门·膝痛》）

（1）湿流脚膝

因卧湿地，流入脚膝，痹弱疼重，《千金》独活寄生汤。（《张氏医通·卷五·诸痛门·膝痛》）

（2）湿热膝痛

夏月湿热沉重而痛，当归拈痛汤。（《张氏医通·卷五·诸痛门·膝痛》）

（3）寒饮骨痛

痛在骨者，多兼寒饮，重而屈伸不利，常若拭不干状，附子丸、川芎肉桂汤、活络丹、铁弹丸选用。（《张氏医通·卷五·诸痛门·膝痛》）

（4）虚寒挟风湿

虚寒挟风湿而痛，虎骨四斤丸。（《张氏医通·卷五·诸痛门·膝痛》）

11. 足跟痛

（1）肾阴虚

肾脏阴虚者，则足胫时热而足跟痛，六味丸加龟甲、肉桂。阳虚者，则不能久立而足跟痛，八味丸。挟湿者，必重着而肿，换骨丹、史国公药酒。（《张氏医通·卷五·诸痛门·膝痛》）

（2）肥人湿痰流注

肥人湿痰流注，导痰汤加木瓜、萆薢、防己。虚人，用补中益气、十全大补汤，并少加附子为引。（《张氏医通·卷五·诸痛门·膝痛》）

（3）寒湿

凡下部痛，多用药酒；殊不知病甚于冬者，为寒湿，故宜用酒，若春夏甚而秋冬减者，此属湿热，若用药酒，是反助其湿也。（《张氏医通·卷五·诸痛门·膝痛》）

12. 足心痛

（1）肾虚湿着

足心及踝骨热疼者，为肾虚湿着，命门火不归经，肾着汤，下八味丸。（《张氏医通·卷五·诸痛门·膝痛》）

（2）肥人湿痰流注

肥人多湿痰流注，足心作痛，但久坐卧，起则痛甚，行动则缓，宜肾着汤合二妙散，慎不可用补肾药及血药助阴，愈增其剧。（《张氏医通·卷五·诸痛门·膝痛》）

13. 遍身痛

（1）寒而身痛

寒而身痛，痛处常冷，或如湿状，甘草附子汤。（《张氏医通·卷五·诸痛门·身体痛》）

（2）内伤劳倦，兼风湿相搏

内伤劳倦，兼风湿相搏，一身尽痛，补中益气加羌、防、藁本、苍术。（《张氏医通·卷五·诸痛门·身体痛》）

（3）湿热相搏

湿热相搏，肩背沉重，疼痛上热，胸膈不利，遍身上下沉重疼痛，当归拈痛汤。（《张氏医通·卷五·诸痛门·身体痛》）

（4）风湿相搏

风湿相搏，一身尽痛，阴湿中汗出，懒语，四肢困倦乏力，走注疼痛，乃下焦伏火不得泄，而躁热常微汗出，而热不解，麻黄复煎汤。身体拘急，皆属虚寒，与寒湿风湿，小续命随证加减。（《张氏医通·卷五·诸痛门·身体痛》）

（5）湿痰浊血流注

丹溪曰：因湿痰浊血流注为痛，若在下焦，道路深远，非乌、附不能下达，少加引经用之；若以为主治，非徒无益，而反害之也。善治者，必行气流湿，疏风导滞，滋养新血，升降阴阳，治有先后，须分肿与不肿可也。肢节肿痛，痛属火，肿属湿，盖为风寒所郁，而发动于经络之中，湿热流注于肢节之间而无已也，先宜微汗以散之，故羌活、桂枝为肢节痛之要药。身体疼痛及重者，湿也，五苓散汗之；如风湿相搏，一身尽痛，加羌、防、升、柴、藁本、苍术，风能胜湿故也。（《张氏医通·卷五·诸痛门·身体痛》）

（6）痛证辨析

体痛为一身尽痛，伤寒霍乱，中暑阴毒，湿痹痛痹，皆有体痛，但看兼证，及问因诊脉而别之，治法分见各门。其流连难已者，于此求之。

一身关节尽痛，而脉沉弦，为中湿。肢体重痛，微肿，汗出恶风，关节不利，不可转侧，而脉缓，为风湿。遍身疼痛，脉弦小，或豁大，为气血虚损。(《张氏医通·卷五·诸痛门·身体痛》)

十六、 诸痿

1. 痿病之由

石顽曰：痿证脏腑病因，虽曰不一，大都起于阳明湿热内蕴不清，则肺受热乘而日槁，脾受湿淫而日溢，遂成上枯下湿之候，举世靡不以肾虚为事，阳明湿热，从无齿及之者。或云：痿病既属湿热，何古方多用附子辛热而愈者？殊不知湿热沉滞既久，非借辛热之力，不能开通经隧，原非为肾脏虚寒而设；若真阳未衰，概行温补，而不知清热渗湿，宁无反助湿热之患耶。(《张氏医通·卷六·痿痹门·痿》)

2. 阴虚挟湿热致痿

凡人自觉两足热如火炙，自足踝下上冲膝腿，且痿弱软痛，能行而不能久立，脉濡而数，乃阴虚而挟湿热也，虎潜丸；不应，少加附子；骨痿不能起于床者，金刚丸。(《张氏医通·卷六·痿痹门·痿》)

3. 感湿致痿

又云：秋伤于湿，上逆而咳，发为痿厥，小青龙汤去麻黄加羌活。(《张氏医通·卷六·痿痹门·痿》)

4. 肾虚湿热致痿

肾虚之人，六七月之间，湿令大行，湿热相合，痿厥之病大作，脉沉濡而数，小水赤涩，或作肿痛，腰以下痿软不能动，行走不正，两足欹侧，清燥汤。(《张氏医通·卷六·痿痹门·痿》)

5. 骨痿辨治

肾者水脏也，今水不胜火，则骨枯而水虚，足不任身，发为骨痿。此湿热成痿，多发于夏，令人骨乏无力，故治痿独取阳明，东垣独得其秘，而用清燥之剂，主以清暑益气汤。属湿痰者，手足软弱，脉沉滑；兼食积，即气口弦滑，腹胀恶食，是食积妨碍，脾气不得运于四肢，导痰汤加楂、曲、木瓜、防己；挟死血者，脉沉涩或弦，而按之则芤，为恶血流于腰膝；或因产后，或跌扑伤损而得者，不可作虚治。（《张氏医通·卷六·痿痹门·痿》）

6. 痿厥发逆

经云：凡治痿厥发逆，肥贵人膏粱之疾也，肾着汤加萆薢。（《张氏医通·卷六·痿痹门·痿》）

7. 伤寒后发痿

"伤寒吐下后发汗，虚烦，脉甚微，八九日心下痞硬，胁下痛，气上冲咽喉，眩冒，经脉动惕者，久而成痿。"

此即上条之证，而明其增重者，必致废也。曰虚烦，曰脉甚微，则津液内亡，求上条之脉沉紧为不可得矣。曰心下痞硬，曰胁下痛，较上条之心下逆满更甚矣。曰气上冲咽喉，较上条之冲胸更高矣。此皆痰饮上逆之故。逆而不已，上冲头目，因而眩冒有加，则不但身为振摇，其颈项间，且阳虚而阴凑之矣，阴气上入高巅，则头愈重而益振摇矣。上盛下虚，两足必先痿废，此仲景于心下逆满，气上冲胸之日，茯苓桂枝白术甘草汤早已用力矣。（《伤寒缵论·卷上·太阳下篇》）

十七、诸风

（一）中风

1. 中风之由

王节斋曰：古人论中风偏枯，麻木酸痛不举诸证，以血虚亡血痰饮为言，是论其致病之根源，至于得病，则必有所感触，或因六淫七情，遂成此病。此血与痰为本，而外邪为标。

薛立斋云：若大江以南，天地之风气既殊，人之所禀亦异，其地绝无刚猛之风，而多湿热之气，质多柔脆，往往多热多痰。真阴既亏，内热弥甚，煎熬津液，凝结为痰，壅塞气道，不得通利。热甚生风，亦致卒然僵仆，类中风证，或不省人事，或语言謇涩或口眼㖞斜，或半身不遂。其将发也，外必先显内热之候，或口干舌苦，或大便闭涩，小便短赤，此其验也。河间所谓此证全是将息失宜，水不制火，丹溪所谓湿热相火中痰中气是也。此即内虚暗风，确系阴阳两虚，而阴虚者为多，与外来风邪迥别。

《景岳全书》曰：凡类中风之多痰者，悉由中虚而然。夫痰即水也，其本在肾，其标在脾。在肾者，以水不归源，水泛为痰也；在脾者，以食饮不化，土不制水也。故治痰而不知实脾堤水，非其治也。余尝闻之俗传云：痰在周身，为病莫测，凡瘫痪瘛疭，半身不遂等证，皆伏痰留滞而然。若此，痰饮岂非邪类，不去痰邪，病何由愈？

余曰：汝知痰之所自乎？凡经络之痰，盖即津血之所化也，使果营卫和调，则津自津，血自血，何痰之有？唯是元阳亏损，神机耗败，则水中无气，而津凝血败，皆化为痰耳。此果痰也，果津血也，岂以津血之外，而别有所谓痰者耶？若谓痰在经络，非攻不去，则必并津血而尽去之，庶乎可也。否则安有独攻其痰，而津血自可无动乎？津血复伤，元气愈竭，随去随化，痰必愈甚。此所以治痰者不能尽，而所尽者惟元气也。矧复有本无痰气，而妄指为痰，以误攻之者，又何其昧之甚也！故凡治痰之药，在元气无伤而有壅滞者，乃可暂用分消，岂云无效？若病及元气，而但知治标，则未有日用而不日败者矣。（《张氏医通·卷一·中风门》）

2. 中风见证

凡治风须分阴阳。阴中者，面色青，或白或黑，痰喘昏乱，眩晕多汗，甚者手足厥冷；阳中者，面色赤，唇焦，牙关紧急，上视强直，掉眩烦渴。（《张氏医通·卷一·中风门》）

风痹者，风寒湿诸痹类风状，风胜则周身走注疼痛，寒胜则骨节掣痛，湿胜则麻木不仁。此言贼风诸痹痛风之大纲也。

凡脏气受伤，脾病者，病在肢体，或多痰饮；肾病者，或在骨髓，或在二阴；心病者，或在血脉，或在神志；肺病者，或在营卫，或在声音；肝病者，或在筋爪，或在血脉。

《灵枢》云：身半以上者，邪中之也；身半以下者，湿中之也。（《张氏医通·卷一·中风门》）

中风虽有火炎痰湿头痛，必时甚时减，或昼甚，或夜甚，不似外感之顿然发热大痛，昼夜不分也。（《伤寒兼证析义·中风兼伤寒论》）

3. 中风辨治

（1）中风虚实辨治

治虚者，当察其在阴在阳而直补之；治实者，但察其因痰因气而暂开之。（《张氏医通·卷一·中风门》）

（2）中风痰热辨治

法当清热顺气开痰以治标，次当补养气血以治本。设若误用真中风风燥之剂，则轻者变重，重则必死。故凡内燥生风，及痰中之证，治痰先清火，清火先养阴，最忌燥剂。（《张氏医通·卷一·中风门》）

（3）丹溪辨治中风

丹溪云：人有气虚，有血虚，有湿痰。左手脉不足，及左半身不遂者，四物加姜汁、竹沥；右手脉不足，及右半身不遂者，四君子佐姜汁、竹沥；如气血两虚而挟痰盛者，二陈加星、半、竹沥、姜汁之类。观丹溪之论，平正通达，人盛宗之，但持此以治，多不效，或少延而久必毙者，何也？盖半身风废，须察脉辨证，兼痰兼热为是。

丹溪指痰为训，是痰召风入，痰为本，风为标矣。然一人之身，每多兼三者而有之，曷不曰阳虚邪害空窍为本，而风从外入者，必挟身中素有之邪，或火或气或痰而为标耶？治法，风邪从外入者，必驱之使外出；然挟虚者，非补虚则风不出；挟火者，非清热则风不出；挟气者，非开郁则风不出；挟湿者，非导湿则风不出；挟痰者，非豁痰则风不出。王安道谓审其为风，则从《内经》，审其为火为气为痰，则从三子，徒较量于彼此之间，得非拘泥而执一耶！（《张氏医通·卷一·中风门》）

（4）东垣辨治中风

东垣云：有中风者，卒然昏愦，不省人事，痰涎壅盛，语言謇涩，六脉沉伏，此非外来风邪，乃本气自病也。凡人年逾四旬，气衰之际，或忧喜忿怒伤其气者，多有此证，壮岁之时无有也。若肥盛者，亦间有之，形盛气衰故也。观东垣之论，当以气虚为主，纵有风邪，亦是乘虚而袭，当此之时，岂寻常药饵，能通达于上下哉？急以三生饮一两，加人参两许煎服。夫三生饮乃行经治痰之剂，斩关夺旗之将，必多用人参驾驭其邪，而补助真气，否则不惟无益，适足取败。（《张氏医通·卷一·中风门》）

（5）中风四法专方

石顽曰：《千金》述岐伯中风大法有四，方治颇繁，今每例采一专方，为逐证之纲旨。如偏枯用八风续命汤，风痱用竹沥饮子，风懿用独活汤，风痹用附子散。此大略宗兆，余方不能具载。《千金》所谓变动枝叶，各依端绪以取之。端绪愈纷，则探求愈惑，圆机之士，谅不能固守成则也。（《张氏医通·卷一·中风门》）

（6）阴中与阳中

阴中危者多见脱证，宜三生饮倍加人参及竹沥、姜汁灌之。

阳中剧者多见闭证，若初中痰涎壅盛，昏愦不省，语言謇涩，痪疭不遂，一切痰气闭塞，牛黄清心丸。（《张氏医通·卷一·中风门》）

（7）暴中

若暴中神昏不语，痰塞心包，口角涎流，烦热气急，一切痰热闭遏，清心牛黄丸。（《张氏医通·卷一·中风门》）

（8）寒热互结

寒热互结，痰气壅塞，局方至宝丹。（《张氏医通·卷一·中风门》）

（9）痰涎壅盛辨治

痰涎壅盛者宜吐之，用稀涎散三四钱，温水调灌，不大呕吐，但微微令涎自口角流出即苏；或橘红一味，大剂煎汤灌之，即吐。

此证宜先吐之以稀涎散，后用星、香、二陈、导痰、涤痰之类，盖治痰以顺气为先也。挟虚者，必用参、芪、竹沥；挟寒者，加桂、附、姜汁；上盛下虚，痰涎壅盛者，六君子加星、香，送黑锡丹。

痰涎壅盛而脉数有热，省风汤；痰逆呕泄而脉沉厥冷，大省风汤；不效，顽痰愈盛，或转增困重，三生饮。（《张氏医通·卷一·中风门》）

（10）口噤不开辨治

风寒客于会厌，卒然无音，虚则地黄饮子，痰则涤痰汤，实则凉膈散加犀角、黄连。（《张氏医通·卷一·中风门》）

（11）语言謇涩辨治

①脾土不足，痰涎壅盛

脾土不足，痰涎壅盛而謇涩者，是痰火壅塞上窍，气虚不能上营，则舌机不转，宜六君子加星、香、菖、远、枳实、竹茹。

②气虚挟痰

卒然晕倒，口眼㖞斜，口角流涎者，气虚挟痰也，六君子加秦艽、天麻、姜汁、竹沥。

③风热上壅

风热上壅，痰盛不能言，凉膈散加菖蒲、远志、辰砂。

④惊痰堵塞

惊痰堵塞，舌本强硬，语言不正，正舌散加薄荷。

⑤痰迷心窍

痰迷心窍，昏愦口噤不能言，涤痰汤。

⑥肥人瘦人辨治

肥人舌根强硬，作湿痰治，瘦人舌根强硬，作心火治。虽病久正虚，不可纯用补药，壅滞经络中之痰火。

若外邪已解，内邪已除，而语言謇涩，半身不遂，未能即愈，以六君子加黄芪、桂心、归、芍，久久服之，营卫自和，即古所称大药也。因脾胃虚而四肢不举者，慎不可杂以风药；风热痰盛者，但加姜汁、竹沥；肥人多湿痰，少加制附子行经；病在半表半里，外无六经之形证，内无便溺之阻隔，知为血弱不能养筋，故手足不能运动，舌强不能语言。（《张氏医通·卷一·中风门》）

（12）半身不遂辨治

右半身不遂，四肢无力，痰涎壅盛，或一臂不遂，时复转移一臂，《千金》附子散。

偏风，其脉沉细，是风与痰饮在上焦，并宜导痰汤加羌活、白术；不应，宜六君子汤加当归。

半身不遂而多汗神昏，痰涎上涌者，大剂参、芪，补中益气、十全大补、人参养营、大建中选用。

然又有身半以上俱无恙，身半已下软弱麻痹，小便或涩或遗，此足三阴虚证也，当用地黄饮子补其下元，慎不可用燥湿攻痰药。若果痰盛，星香散、二陈汤；湿盛，薏苡仁汤；兼气虚者，六君子汤；兼血虚者，大秦艽汤，皆为合剂。

又酒湿为病作痹证，口眼喎斜，半身不遂，浑似中风，舌强不正，当泻利湿热，不可作风治而汗之也。（《张氏医通·卷一·中风门》）

（13）痰湿偏盛

脉缓大有力，而四肢不举者，土太过也，当泻其湿，胃苓汤；肥盛色白痰多者，六君子加秦艽、天麻、竹沥、姜汁。（《张氏医通·卷一·中风门》）

（14）手足麻痹

风湿相搏，手足麻痹者，《千金》排风汤。（《张氏医通·卷一·中风门》）

（15）湿热人中风

酒客辈多湿热人，兼房劳汗出中风，下体多汗，不能劳，衣常濡，口干善渴，十全大补加熟附、防风、黄柏、泽泻。（《张氏医通·卷一·中风门》）

（16）昏不知人辨治

虚火妄动，挟痰气逆冲，心主被障，所以昏不知人，须大剂人参、芎、归兼柴胡、山栀。若狂言语乱，精神恍惚，痰涎壅盛，导痰汤加芩、连、竹沥、姜汁。

当知中风之人，皆体肥痰盛，外似有余，中实不足，加以房室内贼，遂致卒倒昏迷。其初中之时，周身之气，闭滞不行，故多沉伏；少顷气还微省，则脉随气奔而见洪盛，皆风火痰湿用事也。大都中风之脉，浮小缓弱者生，坚大急疾者危。盖浮缓为中风之本脉，兼紧则多表邪，兼大则多气虚，兼迟则多虚寒，兼数则多虚热，兼滑则多痰湿，皆为可治之脉，惟兼涩者，为脉不应病，多为危兆。以痰证脉涩，为正气虚衰，经络闭滞，难于搜涤也。(《张氏医通·卷一·中风门》)

(17) 类中风辨治

类中大纲有三：曰气衰，曰火暴，曰痰逆，总皆阳虚邪害空窍所致。河间之地黄饮子为下虚上盛，阴火暴逆而设；东垣之三生饮为脾肺气衰，痰积于中而设；丹溪之星香二陈为形盛气阻，痰盛于外而设。在兼伤寒者，三法俱不可效。惟和营卫中，随症加养气导火豁痰之药，斯为兼得之法。(《伤寒兼证析义·中风兼伤寒论》)

(二) 头风

1. 偏头风辨治

偏头风者，其人平素先有湿痰，加以邪风袭之，久而郁热为火，总属少阳厥阴二经。有左痛忽移于右，右痛忽移于左者，风火击动其痰湿之气，所以互换也。痛久不已，令人丧目，目者肝之窍，肝风内动，则害空窍也。盖木邪亢盛，则生风生火，鼓动胸中之痰积，皆随火上逆为患耳，先以川芎茶调散吐之，吐讫，可服川芎、薄荷等辛凉清上搜风之剂。

偏头风，亦先风一日即发，湿痰与火伏头中，虽夏月常欲包裹，越婢汤加减。湿，加泔制苍术、黑豆、制川乌；火，加姜汁炒山栀；左，加酒黄芩；右，加姜汁、煅石膏；湿热甚，连目肿者，加酒大黄；有邪风，加细辛、川芎、防风之类。

偏头风，左属风者则浮肿，荆芥、薄荷；左属血者则疼热，川芎、当归。右属痰者必体肥，苍术、半夏；左属热者必形瘦，黄芩、石膏。(《张氏医通·卷五·诸痛门·头痛》)

2. 雷头风辨治

头痛而起核块者，雷头风也。或头中如雷之鸣，为风客所致，清震汤，肿块宜刺出血。

亦有因痰热生风者，半夏用牙皂、姜汁制，取净一两，大黄酒浸透纸包煨，再浸再煨，熟极为度，净二两，白僵蚕、连翘、橘红、桔梗、天麻各五钱，片芩七钱，薄荷三钱，硝煅青礞石、白芷、炙甘草各一钱，蒸饼丸绿豆大，临卧茶吞二钱。（《张氏医通·卷五·诸痛门·头痛》）

3. 偏正头风

薛立斋云：偏正头风，久而不愈，乃挟痰涎风火，郁遏经络，气血壅滞，甚则目昏紧小，二便秘涩。宜砭其血以开郁解表，逍遥散。偏左，加黄芩、葱、豉；偏右，加石膏、葱、豉；郁甚，合越鞠；兼湿，瓜蒂散搐鼻。（《张氏医通·卷五·诸痛门·头痛》）

4. 湿热头风

湿热头风，遇风即发，选奇汤加川芎、柴胡、黄连，名清空膏，不拘偏正并用。（《张氏医通·卷五·诸痛门·头痛》）

5. 痰湿头痛

有痰湿头痛，其人呕吐痰多，发作无时，停痰上攻所致，导痰汤加减，或合芎辛汤尤妙。（《张氏医通·卷五·诸痛门·头痛》）

6. 寒痰厥逆

寒痰厥逆头痛，三因芎辛汤。（《张氏医通·卷五·诸痛门·头痛》）

7. 阳虚挟湿热

有肾脏阳虚之人，素有头风，发动则挟湿热上攻，头面肿胀，项后两向筋紧作痛，甚则牵引腰脊，其脉虚细而数，《千金》大三五七散，并用《金匮》头风摩散，慎不可用清热败毒等药。（《张氏医通·卷五·诸痛门·头痛》）

8. 风痰头痛

有风痰头痛，发时面颊青黄晕眩，目不欲开，懒言身体重，兀兀欲吐，此欲成头风也，二陈汤加胆星、天麻、蝎尾。（《张氏医通·卷五·诸痛门·头痛》）

9. 痰厥头痛

痰厥头痛，两寸脉滑而弦，眼重头旋，恶心烦乱，吐清水，气短促，心神不安，语言颠倒，目不敢开，如在风露中，头疼如裂，身重如山，胸满呕逆，四肢厥冷，半夏白术天麻汤。（《张氏医通·卷五·诸痛门·头痛》）

10. 湿热头痛

湿热头痛，脉数而濡，或两寸脉沉伏而数，身重肢节痛，或四肢面目浮肿，此证多见于酒客，宜散湿解热，二陈、二术、酒芩、羌、防之类；不已，用透顶散搐鼻取涎，随左右搐之，涎出即安。（《张氏医通·卷五·诸痛门·头痛》）

11. 肥人头风

（1）肥人湿盛

肥人湿土盛者，半夏白术天麻汤，瓜蒂散清理湿热为要。

此热邪虽从内泄，而寒痰袭于经中，因体肥不能外泄，所以流连不解。（《伤寒兼证析义·头风兼伤寒论》）

（2）肥白人气虚多痰

有肥白气虚多痰人，卒然头痛，脉沉细，四肢厥逆，痰响吐涎，星香汤加生附子。（《张氏医通·卷五·诸痛门·头痛》）

（三）疠风

薛立斋曰：疠风多由劳伤气血，腠理不密，或醉后房劳沐浴，或登山涉水，外邪所乘，卫气相搏，湿热相并，血随火化而致。

夏秋湿热行令，若饮食不甘，头目眩晕，遍体酸软，而两腿麻木，口干自汗，气促身热，小便黄数，大便稀溏，湿热伤元气也，清燥汤。（《张氏医通·卷六·诸风门·疠风》）

（四）破伤风

凡破伤风及伤湿伤火，皆发热头痛，证类伤寒，甚则牙关紧急不开，药不得入者，用蜈蚣一条，焙干为末，擦牙吐涎立苏。然后验证用药。（《伤寒绪论·卷上·劫法》）

或有用汤淋洗，湿气从疮口中人，其人昏迷沉重者。或有用艾灸火烘，火气逼人而烦躁发热者。但须辨疮口平无汁者，破伤风也；疮口边出黄水者，破伤湿也；疮口焮肿赤色，破伤火也。伤湿而疮口常有稀脓者，先服除湿汤二三剂，后用一味白术膏，或浸酒亦可。(《张氏医通·卷六·诸风门·破伤风》)

(五) 痉

1. 发痉之由

陈无择曰：夫人之筋，各随经络结束于身，血气内虚，外为风寒湿热之所中则痉。

经云：诸痉项强，皆属于湿。肺移热于肾，传为柔痉。(《张氏医通·卷六·诸风门·痉》)

2. 发痉病机

气血内虚，外为风寒湿热所中则痉。斯言不无有误，若其所云，则仍是风湿为邪，而虚反次之，不知风随汗散，而既汗之后，何复言风？湿随下行，而既下之后，何反致湿？盖误汗者必伤血液，误下者必伤真阴，阴血受伤则血燥，血燥则筋失所滋，筋失所滋则为拘为挛，而反张强直之病，势所必至，又何待风寒湿热之相袭而为痉耶？且仲景所言，言不当汗而汗也，不当下而下也，汗下既误，即因误治而成痉矣，岂误治之外，必再受邪而后成痉，无邪则无痉哉？此陈氏之言，不惟失仲景之意，而反致后人疑惑，用持两端。故凡今人之治此者，未有不以散风去湿为事，亦焉知血燥阴虚之证，尚能堪此散削否。(《张氏医通·卷六·诸风门·痉》)

3. 发痉见证

病者身热足寒，颈项强急，恶寒，时头热，面赤目赤，独头动摇，卒口噤，背反张者，痉病也。若发其汗者，寒湿相搏，其表益虚，即恶寒甚，发其汗已，其脉如蛇。暴腹胀大者，为欲解，脉如故，反复弦者痉。(《张氏医通·卷六·诸风门·痉》)

4. 风热痰壅发痉

风热痰壅，发痉不省，或只手足搐搦，或只右手足动摇，宜祛风导痰汤。(《张氏医通·卷六·诸风门·痉》)

5. 伤寒发痉

（1）湿家大发其汗致痉

湿家大发其汗则致痉，中风头痛，常自汗出而呕者，汗之必发痉。太阳证备，发热不恶寒，身体强几几然，脉反沉迟，有汗目闭者名柔痉，此为风重感于湿，桂枝汤加栝楼根二两。节庵通用如圣饮加减主治。（《伤寒绪论·卷上·总论》）

（2）太阳病柔痉

"太阳病，发热汗出，不恶寒者，名曰柔痉。"

本风伤卫，故发热汗出，不恶寒，以风伤卫气，腠理疏，故汗出身柔，但汗出太过，则经脉空虚，虽似稍缓，而较之刚痉尤甚，以其本虚故也。盖刚痉属阳为邪胜，柔痉属阴为血虚，故治法有不同耳。《金匮》又有"太阳病，其证备，身体强几几然，脉反沉迟，此为痉，栝楼桂枝汤主之"，即桂枝汤加栝楼根二两，其证备，则发热汗出等证，不必赘矣。伤寒方中用桂枝加葛根汤矣，此以脉之沉迟，知在表之邪为内湿所持不解，即系湿热二邪交合，不当从风寒之表法起见，故不用葛根而改用栝楼根，变表法为利法也。（《伤寒缵论·卷下·杂篇》）

（3）风湿发痉

"太阳病，发热，脉沉而细者，名曰痉。"

脉沉细者，湿胜而致痉也。病发热，脉当浮数，而反沉细，知风邪为湿气所着，所以身虽发热，而脉不能浮数，是阳证见阴脉，故《金匮》指为难治也。治此者，急宜麻黄附子细辛汤温经祛湿，勿以沉细为湿证之本脉而忽之也。（《伤寒缵论·卷下·杂篇》）

（4）风虚湿搏发痉

"病身热足寒，颈项强急，恶寒，时头热面赤，目脉赤，独头面摇，卒口噤，背反张者，痉病也。"

身热足寒者，伤湿而中风也。其下诸证，皆风虚湿搏之候。盖风主动摇，湿主拘急；风主阳，本乎天者亲上，是以独头面摇；湿主阴，本乎地者亲下，是以足胫寒逆也。《金匮》此条下，又多"若发汗者，寒湿相搏，其表益虚，即恶寒甚，发其汗已，其脉如蛇"六句。发汗反恶寒者，以但用表药而不加术故也。汗后其脉如蛇者，汗出之时，阳气发外，其脉必洪盛，汗后气门乃闭，阳气退潜，寒湿之邪得汗药引之于外，所以其脉复见浮紧，而指下迟滞不前，有似蛇行之状耳。(《伤寒缵论·卷下·杂篇》)

（六）瘛疭

瘛疭之脉，虚微缓弱者可治，紧急疾者难愈。

在暴病得之，为风痰及肝火袭于经脉之象；即久病见之，亦属痰火乘虚肆虐之兆。

凡新病得之，脉满大数实者，搜涤风痰，最为要著。久病得之，补中寓搜，在所必需。设久病而脉实满，暴病而脉虚微，法无可疗之机也。(《张氏医通·卷六·诸风门·瘛疭》)

（七）颤振

经曰：诸风掉眩，皆属于肝。

颤振之脉，小弱缓滑者可治，虚大急疾者不治，间有沉伏涩难者，必痰湿结滞于中之象。

若肝木实热，泻青丸；肝木虚热，六味丸；肝木虚弱，逍遥散加参、术、钩藤。挟痰，导痰汤加竹沥。心虚挟痰而振，本方去龙齿、肉桂、山药、麦冬、五味，加琥珀、川芎、胆星、麝香、甘草，为秘方补心丹。

戴人治马曳，手足振掉，若线提傀儡，用涌法，出痰数升而愈。此必痰证痰脉，而壮盛气实者，不可不知。(《张氏医通·卷六·诸风门·颤振》)

（八）挛证

因于湿，首如裹，湿热不攘，大筋緛短，小筋弛长，緛短为拘，弛长为痿，先搐瓜蒂散，次与羌活胜湿汤。

石顽曰：挛证人悉知为寒，不知亦有属血枯而热者，盖寒则胫逆而痛，热则胫热而枯，至于湿热下流，又为实证，则疼肿便秘。以此辨之，虚实寒热，可判然胸臆矣。(《张氏医通·卷六·诸风门·挛》)

十八、 神志病证

（一）癫

癫之为证，多因郁抑不遂，佗傺无聊所致。

1. 痰闭心包

精神恍惚，语言错乱，或歌或笑，或悲或泣，如醉如狂，言语有头无尾，秽洁不知，经年不愈，皆由郁痰鼓塞心包，神不守舍，俗名痰迷心窍。安神豁痰为主，先以控涎丹涌出痰涎，后用安神之剂。

2. 肝火夹风痰上盛

怒动肝火，风痰上盛而发癫狂，导痰汤加芩、连、菖、远，煎成入朱砂、沉香磨汁调服。

3. 痰气互结

有病癫人，专服四七汤而愈，盖气结为痰，痰饮郁闭其神识也。（《张氏医通·卷六·神志门·癫》）

（二）痫

1. 痫发之由

石顽曰：痫证往往生于郁闷之人，多缘病后本虚，或复感六淫，气虚痰积之故。盖以肾水本虚不能制火，火气上乘，痰壅脏腑，经脉闭遏，故卒然倒仆，手足搐捻，口目牵掣，乃是热盛生风之候。斯时阴阳相搏，气不得越，故进作诸声，证状非一，古人虽分五痫，治法要以补肾为本，豁痰为标，随经见证用药。但其脉急实及虚散者不治，细缓者虽久剧可治。

巢氏妄立五痫之说，曰阳痫，曰阴痫，曰风痫，曰湿痫，曰马痫，证治杂出，殊不知癫痫之发，皆由肝肾龙雷上冲所致也。（《张氏医通·卷六·神志门·痫》）

2. 痫病辨治

丹溪主痰与热，以星、半、芩、连为主。热多者，凉膈散加川连、麦冬以泄之。痰多者，戴人三圣散以吐之。

心热痰迷心窍者，清神汤。

病久而成窠囊，窠囊日久，必至生虫，妙功丸神效。

既与行痰涤热，痫证已愈，然须防其再发，宜十全大补加枣仁、远志、麦冬。

若起于郁者，四七汤加木香、南星。

发时用前药下灵砂丹，不得卧，用养正丹；多呕，下黑锡丹；痰多者，导痰汤加木香、竹沥。

久患气虚，痰气壅塞，须防卒变，不可妄许以治也。凡见目瞪如愚者不治，治之亦必无功。（《张氏医通·卷六·神志门·痫》）

（三）谵妄

夫血气者，身之神也，神既衰乏，痰客中焦，妨碍升降，不得运用，以致十二官各失其职，视听言动，皆有虚妄。

盖虚病痰病，有似鬼祟，宜清神汤；或平补镇心丹去肉桂、山药、五味，加琥珀、胆星、麝香。（《张氏医通·卷六·神志门·谵妄》）

（四）惊悸

1. 惊悸之由

大抵惊则神出于舍，舍空则痰饮乘虚袭人，其神不得归焉，亦有肝虚风袭之者。（《张氏医通·卷六·神志门·惊》）

肥人多属痰饮，瘦人多属血虚与阴火上冲。

夫悸之证状不齐，总不外于心伤而火动，火郁而生涎也。若夫虚实之分，气血之辨，痰与饮，寒与热，外感六淫，内伤七情，在临证辨之。（《张氏医通·卷六·神志门·悸》）

2. 惊悸辨治

若气郁生痰而惊悸不眠者，四七汤加茯神、远志、石菖蒲。（《张氏医通·卷六·神志门·惊》）

卒呕吐，心下痞，膈间有水，眩悸者，半夏茯苓汤主之。

呕逆痰饮为胸中阳气不得宣散，眩亦上焦阳气不能升发所致，故半夏、生姜并治之。悸则心受水凌，非半夏可独治，必加茯苓以去水，水去则神安而悸愈矣。

因痰饮而悸，导痰汤加枣仁。有时作时止者，痰因火动也，温胆汤加川连。(《张氏医通·卷六·神志门·悸》)

（五）健忘

石顽曰：因病而健忘者，精血亏少，或为痰饮瘀血所致，是可以药治之。

火居上，则因而为痰，水居下，则因而生躁，躁扰不宁，是以健忘也。

治法，心气不足，妄有见闻，心悸跳动，恍惚不定，《千金》茯神汤。思虑过度，病在心脾者，归脾汤。挟虚痰者，加姜汁、竹沥。精神短少，人参养荣汤送远志丸。痰迷心窍者，导痰汤加木香。(《张氏医通·卷六·神志门·健忘》)

（六）入魔走火

往往入于魔境，或丧志如木偶，或笑啼癫妄，若神祟所凭，良由役心太甚，神必舍空，痰火乘凌所致。详推治例，与不得志人郁悒侘傺之候，不甚相远，但其间多挟五志之火，虽有虚证虚脉，一切温补助阳涩精药，概不可施。多有涤痰安神不应，服大剂独参汤而愈者；有安神补气不应，服六味地黄兼滋肾丸而愈者；有涤痰降火不应，后服天王补心丹经岁不辍而愈者。(《张氏医通·卷六·神志门·入魔走火》)

十九、 不寐

1. 虚痰不寐

不寐有二：有病后虚弱，有年高人血衰不寐，有痰在胆经，神不归舍，亦令人不寐。虚者，六君子加枣仁；痰者，《灵枢》半夏汤。(《张氏医通·卷九·杂门·不得卧》)

2. 痰火郁结

妇人肥盛多郁不得眠者吐之，从郁结痰火治。大抵胆气宜静，浊气痰火扰之则不眠，温胆汤，用猪胆汁炒半夏曲加柴胡三钱，炒枣仁一钱五分，立效。(《张氏医通·卷九·杂门·不得卧》)

3. 痰涎沃心

盖惊悸健忘失志心风不寐，皆是痰涎沃心，以致心气不足；若凉心太过，则心火愈微，痰涎愈盛，惟以理痰顺气为第一义，导痰汤加石菖蒲。(《张氏医通·卷九·杂门·不得卧》)

4. 痰火宿滞

脉数滑有力不眠者，中有宿滞痰火，此为胃不和，则卧不安也；心下硬闷，属宿滞，半夏、白术、茯苓、川连、枳实。(《张氏医通·卷九·杂门·不得卧》)

5. 胆寒肝热

石顽曰：平人不得卧，多起于劳心思虑，喜怒惊恐，是以举世用补心安神药，鲜克有效，曷知五志不伸，往往生痰聚饮，饮聚于胆，则胆寒肝热，故魂不归肝而不得卧，是以《内经》用半夏汤涤其痰饮，则阴阳自通，其卧立至。(《张氏医通·卷九·杂门·不得卧》)

6. 湿胜嗜卧

东垣云：脉缓怠惰，四肢不收，或大便泄泻，此湿胜，从胃苓汤。(《张氏医通·卷九·杂门·不得卧》)

二十、 汗出异常

1. 痰湿作汗

痰证汗自出，痰消汗自止，二陈加桂枝、枳、桔、香附、贝母。

火气炎上，胃中之湿亦能作汗，可用凉膈散。(《张氏医通·卷九·杂门·汗》)

2. 风湿作汗

脾胃不和，外挟风湿，身重汗出，羌活胜湿汤。

风湿相搏，时自汗出，防己黄芪汤。(《张氏医通·卷九·杂门·汗》)

3. 湿热外蒸盗汗

酒客睡中多汗，此湿热外蒸也，二妙散加白术、防风、牡蛎。(《张氏医通·卷九·杂门·汗》)

4. 湿热多汗

（1）湿热兼表证

若夫湿热素盛之人，举动则浑身汗出，设有客邪表症，亦谓其虚而禁发汗，则表邪与内湿固结难分。当乘邪未入里时，急与表散。但表法与寻常不同，必兼辛凉淡泄之味，则胃热方化，非但无痰逆气满之虞，并可以杜风热内入之患，如越婢加半夏汤，小青龙加石膏汤，麻杏甘石汤，麻黄连轺赤小豆汤之类。（《伤寒兼证析义·多汗家兼伤寒论》）

（2）湿热兼阴虚阳虚

有湿热多汗之人而兼阴虚者，汗之则喘汗胸满，上热下寒而上脱，下之则溺闭腹胀，五液注下而下脱，兼阳虚者汗之则额上与手背冷汗不止而上脱，下之则呃逆呕秽，暴下不止而下脱，所以犯此皆死。

余尝用小陷胸合猪苓汤治阴虚湿热，小陷胸合理中汤治阳虚湿热。每多见效，倘阴虚下利不止，用赤石脂禹余粮汤，阳虚下利不止，用桃花汤，间有得生者，此皆平时多汗，复感客邪之候。若因外感而见自汗者，则与上法无预也。（《伤寒兼证析义·多汗家兼伤寒论》）

5. 漏风

有酒客湿热素盛，痰饮结聚中外，最易伤风，《素问》谓之"漏风"，其证身热懈惰，汗出如浴，恶风少气，治以泽术麋衔汤，以三指撮为后饭。今治此证，以泽泻、生术各五钱，黄芪三钱，葛根、防己、羌活、麻黄根各一钱，热服取汗最效。又方以桂枝汤加黄芪、麻黄根、防风、半夏、厚朴，每遇发时煎服一二剂。后用黄芪、白术、防风、泽泻、茯苓之属调理，肥盛多湿热者，导痰汤加羌防最当。（《伤寒绪论·卷上·总论》）

6. 头汗

头为诸阳之会，额上多汗而他处无者，湿热上蒸使然，或蓄血结于胃口，迫其津液上逆所致。

凡头汗，服和营卫逐湿豁痰理气散瘀药，或发寒热，下体得汗者，为营卫气通，日渐向愈之机也，食滞中宫，热气上炎，亦令头汗，生料保和丸，倍用姜汁炒川连。（《张氏医通·卷九·杂门·汗》）

瘀血、发黄、水气三证，亦有头汗，当以证辨之。

大抵头汗虽主少阳，然属阳明湿热不得发越者最多。至若额上汗出而脑后无汗者，定属阳明无疑。（《伤寒绪论·卷下·头汗》）

7. 手足汗

脾胃湿蒸，傍达于四肢，则手足多汗。热者，二陈汤加川连、白芍；冷者，理中汤加乌梅；弱者，十全大补去芎加五味子。（《张氏医通·卷九·杂门·汗》）

8. 阴汗

阴间有汗，属下焦湿热，龙胆泻肝汤加风药一二味，风能胜湿也，或当归龙荟丸，及二妙散俱效。阴囊湿者，以炉甘石煅过扑之，密陀僧末亦佳。（《张氏医通·卷九·杂门·汗》）

9. 石顽论汗

至于邪正交加，非汗不解，故少阳挟热，或为盗汗，或腋汗胁汗，须知从阴阳交互时，及阴阳交互处发泄者，皆阴阳不和，半表半里证，小柴胡、逍遥散，皆和剂也。及乎挟风邪痰湿之类，亦多有之。至如头汗，或为湿热上攻，或为瘀血内结，亦属阴阳不和。其于阴汗股汗，又为肝家湿热下渗之征验，岂可一概施治乎？（《张氏医通·卷九·杂门·汗》）

10. 自汗

湿气伤于脾，暑气伤于心，皆令自汗。

若伤湿则身重自汗，中暑则脉虚自汗，中暍则烦渴自汗，湿温则妄言足冷自汗，风温则鼻鼾自汗，霍乱则吐利自汗，内伤劳倦则气口虚大，身热自汗，柔痉则搐搦自汗。（《伤寒绪论·卷下·自汗》）

11. 汗出预后

病后产后，悉属阳虚，误治必死；伤湿额上汗出，下之微喘者死；下后小便不利者亦死。（《张氏医通·卷九·杂门·汗》）

大发风湿汗者死。湿家额上汗出微喘，小便利而下利不止者死。大发湿家汗成痉者死。发湿温汗，为重暍者死。(《伤寒绪论·卷上·总论》)

湿家误汗，额上汗出而喘，小便难，大便利者，为阳脱。经云：湿家汗之，额上汗出，小便利者死。下利不止者亦死。以阴阳上下俱脱也。(《伤寒绪论·卷下·头汗》)

二十一、 黄疸

1. 瘅病辨治

"瘅而渴者，其瘅难治，瘅而不渴者，其瘅可治。发于阴部，其人必呕；阳部，其人振寒而发热也。"

瘅为湿热固结，阻其津液往来之道，故以渴与不渴，证津液之通与不通也。呕为肠胃受病，振寒发热为经络受伤，于此可证其表里阴阳而治也。

黄瘅者，色如熏黄，一身尽痛，乃湿病也；色如橘子黄，身不痛，乃瘅病也。

《金匮》云：诸病黄家，但利其小便，假令脉浮，当以汗解之，宜桂枝加黄芪汤主之。

黄家一证，大率从水湿得之，治湿之法，当利小便为第一义。然脉浮者，知湿不在里而在表，又当以汗解之。设表湿乘虚入里而作癃闭，又当利其小便也，故下条云：黄瘅病，茵陈五苓散主之。活法在心，可拘执乎？(《张氏医通·卷九·杂门·黄瘅》)

2. 干黄与湿黄

黄瘅有干有湿，干黄者，肺燥也，小便自利，四肢不沉重，渴而引饮，栀子柏皮汤；湿黄者，脾湿也，小便不利，四肢沉重，似渴不欲饮者，麻黄连轺赤小豆汤。(《张氏医通·卷九·杂门·黄瘅》)

3. 湿热发黄

喻嘉言曰：夏月天气之热，与地气之湿交蒸，人受二气，内结不散，发为黄瘅，与盦酱无异，必从外感汗吐下之法去其湿热。

（《张氏医通·卷九·杂门·黄瘅》）

一身尽痛，发热头汗，口渴，小便不利，身如熏黄，为湿热，五苓散加茵陈，腹微满者，茵陈蒿汤。（《伤寒绪论·卷下·发黄》）

湿热身黄如橘子色，而小便不利，腹微满者，茵陈蒿汤，身黄小便不利而渴者，五苓散加茵陈；烦热小便不利而渴者，桂苓甘露饮；湿热相搏者，清热渗湿汤。（《张氏医通·卷二·诸伤门·湿》）

"伤寒七八日，身黄如橘子色，小便不利，腹微满者，茵陈蒿汤主之。……小便当利，尿如皂荚汁状，色正赤，一宿腹减，黄从小便去也。"

色黄鲜明，其为三阳之热无疑，小便不利，腹微满，乃湿家之本证，不得因此指为伤寒之里证也。方中用大黄者，取佐茵陈、栀子，建驱除湿热之功，以利小便，非用下也。然二便有偏阻者，有因前窍不利而后窍并为不通者，如阳明证不更衣十日无苦，渴者与五苓散，一条，非湿热挟津液下渗膀胱，而致大便枯燥不通耶，此因湿热搏聚，小便不利，致腹微满，故少与大黄同水道药开泄下窍，则二便俱得通利，而湿热势杀，得以分解矣。或问仲景既云寒湿，而用药又皆祛湿热之味，其故何耶？盖始本寒湿袭于躯壳，久之阳气渐复，则郁发而为热矣。若泥"寒"字，全失移寒化热之义。（《伤寒缵论·卷上·太阳下篇》）

4. 湿热内遏发黄

湿热内遏，则头汗身黄，宜茵陈蒿汤合五苓散，然湿家非内实热极发黄，不可议用下药，即茵陈蒿汤中用大黄，不过藉以导热利湿，非用下也。（《伤寒绪论·卷上·总论》）

5. 热瘀身中而发黄

"伤寒瘀热在里，身必发黄，麻黄连轺赤小豆汤主之。"

伤寒之邪，得湿而不行，所以热瘀身中而发黄，故用外解之法，设泥"里"字，岂有邪在里而反治其表之理哉？（《伤寒缵论·卷上·太阳下篇》）

6. 伤寒身黄发热

"伤寒身黄发热者，栀子柏皮汤主之。"

热已发出于外，自与内瘀不同，正当随热势清解其黄，使不留于肌表之间。前条热瘀在里，故用麻黄发之，此条发热在表反不用麻黄者，盖寒湿之证，难于得热，热则其势外出而不内入矣，所谓于寒湿中求之，不可泥伤寒之定法也。(《伤寒缵论·卷上·太阳上篇》)

7. 血证发黄与湿热发黄辨析

有血证发黄认作湿热发黄者，血证则小便自利，伤血而不伤气也，湿热则小便不利，气病而血不病也。(《伤寒绪论·卷上·总论》)

8. 酒瘅

"酒黄疸，心中懊憹，或热痛，栀子大黄汤主之。"

此即枳实栀子豉汤之变名也。大病后劳复发热，服枳实、栀子、豉三味，覆令微汗，使余热从外而解，若有宿食，则加大黄从内而解。此治酒瘅之脉沉弦者，用此方以下之；其脉浮当先吐者，则用栀子豉汤，可不言而喻矣。盖酒瘅伤胃发黄，无形之湿热，故宜栀子豉涌之，与谷瘅之当用茵陈蒿者，泾渭自殊，即此汤亦自治酒食并伤之湿郁，故可用下。观枳实栀子豉汤之加大黄，亦是因宿食而用也。更有栀子柏皮汤治身黄发热一证，又以苦燥利其渗道也。合此比例而推，治黄之法，无余蕴矣。(《张氏医通·卷九·杂门·黄瘅》)

9. 酒湿黑瘅

石顽曰：黄瘅证中，惟黑瘅最剧，良由酒后不禁，酒湿流入髓脏所致，土败水崩之兆。始病形神未槁者，尚有湿热可攻，为祛瘅之向导，若病久肌肉消烁，此真元告匮，不能回荣于竭泽也。(《张氏医通·卷九·杂门·黄瘅》)

10. 寒湿发黄

湿家一身尽痛，不能转侧，身黄脉沉细而迟，四肢厥冷，怠惰少气为寒湿，白术附子汤。(《伤寒绪论·卷下·发黄》)

11. 寒湿在表发黄

"湿家之为病，一身尽疼，发热，身色如似熏黄。"

湿证发黄，须分寒热表里。湿热在里，茵陈蒿汤，在表，栀子柏皮汤；寒湿在里，白术附子汤，在表，麻黄加术汤。此寒湿在表而发黄也。《金匮》有云：湿家身烦疼，可与麻黄加术汤，发其汗为宜，慎不可以火攻之。盖湿与寒合，故令身疼，以湿着在表，表间阳气不盛，故不可大发其汗，是以用麻黄汤，必加白术以助脾祛湿也。麻黄得术，则汗不致于骤发，术得麻黄而湿滞得以宣通。然湿邪在表，惟可汗之，不可火攻，火攻则增其热，必有发黄之变，故戒之。(《伤寒缵论·卷下·杂篇》)

12. 阴黄

若肢体逆冷，呕闷自利，胸中气促，舌上苔滑，脉沉细而紧，此阴黄也，四逆加茵陈，有食更加枳、术、橘、半、草豆蔻。(《伤寒绪论·卷下·总论》)

13. 下后发黄

下后发黄，为脾土受伤，热去而湿在也，理中汤加茵陈，若外有微热者，五苓散。(《伤寒绪论·卷下·发黄》)

14. 暑月汗闭发黄

暑月汗闭发黄，五苓散用桂枝加茵陈、香薷。(《伤寒绪论·卷下·总论》)

二十二、 暑病

有恶寒，或四肢逆冷，甚者迷闷不省，而为霍乱吐利，痰滞呕逆，腹满泻利，此非暑伤，乃因暑而自致之病也。

治暑之法，以去湿、热清心利小便为主，气伤宜补真气为要。(《张氏医通·卷二·诸伤门·暑》)

1. 中暑

喻嘉言曰：体中多湿之人，外暑蒸动内湿，二气交通，最易中暑。所以肥人湿多，夏月百计避暑，反为暑所中者，不能避身之湿，即不能避天之暑也。益元散驱湿从小便出，夏月服之解暑，体盛湿多则宜之。

清癯无湿之人，津液为时火所耗，当用生脉散充其津液。若用益元散妄利小水，竭其下泉，枯槁立至。故凡汗多之人，即不可利其小便也，小半夏茯苓汤，治暑专治其湿也，少加甘草，即名消暑丸，是消暑在消其湿，理明辞正矣。

又如益元散加辰砂，则并去其热，五苓散加人参则益虚，加辰砂减桂则去热；白虎汤加人参则益虚，加苍术则胜湿也。中暑必显躁烦热闷，东垣仿仲景竹叶石膏汤制方，名清燥汤，仍以去湿为首务。夫燥与湿，相反者也，而清燥亦务除湿。非东垣具过人之识，不及此矣。（《张氏医通·卷二·诸伤门·暑》）

2. 暑湿相搏

冷水澡浴，致暑湿相搏，一身尽痛，自汗发热，五苓加羌活；吐泻者，五苓与正气和服。（《张氏医通·卷二·诸伤门·暑》）

3. 伤暑

伤暑用十味香薷，风、热、湿杂合而伤形气也，偏于表，则变香薷饮为消暑十全；偏于里，则变香薷饮为六和汤，此夏月鼎峙三法也。其用消暑丸者，上盛之湿泛滥而为痞满也。凡表药皆能升举痰食浊气支撑膈上也。（《张氏医通·卷二·诸伤门·暑》）

4. 湿温

肥人湿热素盛，加以暑气相搏，则为湿温。

其人伤湿，因而中暑，名曰湿温，两胫逆冷，胸满头目疼重，妄言多汗，脉阳濡而弱，阴小而急，及烦渴引饮者，切不可汗，汗之必死，苍术白虎汤。（《张氏医通·卷二·诸伤门·暑》）

若其人素有湿痹，复伤于暑，暑湿相搏，深入太阴，则发湿温。以太阴主湿，召暑而入其中也。证若两胫逆冷腹满，湿得暑而彰其寒也。又胸头目痛苦，妄言，壮热多汗，暑得湿而彰其热也。其脉阳濡而弱，阴小而急，盖湿伤于血，则必小急。暑伤于气，则必濡弱也。罗谦甫云：濡弱见于阳部，湿气搏暑也。小急见于阴部，暑气蒸湿也。病在太阴阳明，不可发汗，汗之则不能言，耳聋不知痛处，身青面色变，名曰重暍，死。宜白虎汤加苍术，分解两经混合之邪。如有寒热，加桂枝，若湿气胜，一身尽痛，发热身黄，小便不利，大便反快，五苓散加茵陈，此乃热入阴分，故见足冷脉弱，不可因其足冷脉弱，而误用温药也。

然夏月亦有中寒厥冷宜温者，必小便清白，知里无热，方可用温。若是湿温，小便必赤涩而少，即如厥阴热厥，亦有唇青脉伏，当用竹叶石膏汤者，与此不异。此正《内经》亢则害，承乃制，火极反兼胜己之化也。王肯堂云：昔人治湿温，遍身皆润，而足冷至膝下，腹满不省人事，六脉皆小弱而急，问其所服之药，皆阴疠药也，此非受病重，药能重病耳。遂以五苓散合白虎汤，十余剂稍苏。更与清燥汤调理而愈。凡阴病厥冷，两臂皆冷。今胫冷臂不冷则非下厥上行，故知非阳微寒厥，而令用祛湿药也。（《伤寒绪论·卷上·总论》）

5. 夏月卒倒

夏月无故卒倒，昏不知人，面垢，冷汗自出，手足微冷撝搦，或吐泻，或喘渴，此君相二火内外相煽，兼之素有痰郁，因火鼓动窒碍心窍故也。

中暑卒然晕倒如中风者，乃酷暑之气鼓运其痰壅塞心胞。此肾水素亏，不胜时火燔灼也，必喘乏而无痰声。

若中风卒倒，则必手足搐引、痰声涌塞于喉中，甚则声如拽锯，为中风之真候，以此辨之，万无差误也。（《张氏医通·卷二·诸伤门·暑》）

二十三、疟疾

丹溪治六经疟，悉以二陈为主，各加引经药，可见无痰不成疟也。（《张氏医通·卷三·寒热门·疟》）

1. 牝疟

疟多寒者，名曰牝疟，蜀漆散主之。

邪气伏藏于肾，故多寒而少热，则为牝疟。以邪气伏结，则阳气不行于外，故外寒。积聚津液以成痰，是以多寒，与《素问》少阴经证之多热少寒不同。方用蜀漆和浆水吐之以发越阳气，龙骨以固敛阴津，云母从至下而举其阳，取山川云雾开霁之意。盖云母即阳起石之根，性温而升，最能祛湿运痰，稍加蜀漆，则可以治太阴之湿疟。（《张氏医通·卷三·寒热门·疟》）

2. 湿疟

方后有云：湿疟，加蜀漆半分，而坊本误作温疟，大谬。此条本以邪伏髓海，谓之牝疟，赵以德不辨亥豕，注为邪在心而为牡，喻嘉言亦仍其误而述之，非智者之一失欤？

湿疟，则久受阴湿而邪伏太阴，皆但寒不热，并宜蜀漆散。

汗出澡浴，身体重痛，肢节烦疼，寒热而呕逆者，亦属湿疟，胃苓汤加羌活、紫苏。素有阴虚劳嗽，或因疟成劳，但于调理本药中，稍加桂枝、姜、枣可也，不可纯用祛风豁痰药。（《张氏医通·卷三·寒热门·疟》）

3. 瘴疟

瘴疟，山岚溪涧之毒，须用祛瘴涤痰之药为主。（《张氏医通·卷三·寒热门·疟》）

4. 疟母

疟母者，顽痰挟血食而结为癥瘕，鳖甲煎丸，或小柴胡加鳖甲、蓬术、桃仁，俱用醋制。（《张氏医通·卷三·寒热门·疟》）

二十四、 痢疾

1. 痢之所起

痢疾不发于夏，而发于秋者，盖夏时阳气尽发于表，太阴主里，湿土用事，纯阴无阳；或过食生冷，积而不化，积久成热，痢之所由起也。不发于夏者，无阳则阴不运；发于秋者，阳气入里，攻之使然也。

若疟邪发泄已尽，必无复为痢疾，皆由元气下陷，脾气不能升举，故风寒暑湿，得以袭人而为痢耳。（《张氏医通·卷七·大小腑门·痢》）

2. 治痢诸法

（痢疾）治法，宜以苦寒之药，燥湿涤热，佐以辛热助阳，开郁达气。

湿热之物伤于中而下脓血者，宜苦寒以疏利之。风邪下陷者升举之。湿气内盛者分利之。里急者下之。后重者调之。腹痛者和之。洞泄肠鸣，脉细微者，温之收之。脓血稠黏，数至圊而不能便，脉洪大有力者，下之寒之。此治痢之大法也。间或有之，此内外之不可不辨也。

至于治法，须求何邪所伤，何脏受病。如因于湿热者，去其湿热；因于积滞者，去其积滞；因于气者，调之；因于血者，和之；新感而实者，可通因通用；久病而虚者，可塞因塞用，皆是常法。

凡下痢脉浮身热，作风治；脉沉身重，作湿治。(《张氏医通·卷七·大小腑门·痢》)

3. 湿热痢

胃土传湿热于大小肠者，痢色兼黄。大凡热痢，仲景虽有用大承气者，然皆指伤寒热邪传里致病，非滞下之谓。盖大黄专攻湿热，在所必需，芒硝专攻燥结。滞下总有里急后重，其积滞已是下注，故无复用芒硝之理。若系寒积，又须姜、桂、吴茱萸以温之，以寒积多属于虚也。(《张氏医通·卷七·大小腑门·痢》)

4. 白痢

白痢初起，里急后重，频欲登圊，及去而所下无多，才起而腹中复急，皆湿热凝滞所致，胃苓汤加木香、砂仁。湿热下痢后重，升阳除湿汤。白痢初起，但腹痛后重，不能食，小便却清利者，为虚寒，二陈汤加炮姜、焦术、厚朴、木香、砂仁，能涤除痰积，宜加用之。(《张氏医通·卷七·大小腑门·痢》)

5. 赤白痢

以寒热言之，则古以赤者为热，白者为寒，至刘河间而非之曰：如赤白相兼者，岂寒热俱甚于肠胃而同为痢乎？至丹溪则因之曰：赤痢乃是小肠来，白痢乃是大肠来，皆湿热为本。自二子之言出，则后世莫敢违之者，愚见则有不然。夫痢起夏秋，湿蒸热郁，本乎天也。

及观先辈论痢，并以白沫隶之虚寒，脓血隶之湿热。至守真乃有赤白相兼者，岂寒热俱甚于肠胃，而同为痢之说。丹溪从而和之，遂有赤痢从小肠来，白痢从大肠来，皆湿热为患。此论一出，后世咸为痢皆属热，恣用苦寒攻之，蒙害至今未已。即东垣之圣于脾胃者，犹言湿热之物，伤于中而下脓血，宜苦寒以疏利之；脓血稠黏，数至圊而不能便，脉洪大有力者下之，亦认定脓血为热。(《张氏医通·卷七·大小腑门·痢》)

东垣云：白者湿热伤于气分，赤者湿热伤于血分，赤白相杂，气血相乱也。薛云：手足指热，饮冷者为实热，香连丸；手足指冷，饮热者为虚寒，理苓汤；若兼体重肢痛，湿热伤脾也，升阳益胃汤；小便不利，阴阳不分也，五苓散。若湿热退而久痢不愈者，脾气下陷也，补中益气汤倍升、柴。(《张氏医通·卷十一·婴儿门上·痢》)

6. 噤口痢

治噤口痢，多有用黄连者，此正治湿热之药，苦而且降，不能开提，况非胃虚所宜，不可轻用，大抵初痢噤口，为湿瘀胃口，故宜苦燥治之，若久痢口噤，则胃气虚败，即大剂独参、理中，恐难为力也。(《张氏医通·卷七·大小腑门·痢》)

7. 蛲虫痢

其证腹大，皮肤黄粗，循循戚戚然，得之于寒湿。寒湿之气，菀笃不发，化为虫，此九虫之一，其形极细。胃弱肠虚，则蛲虫乘之，或痒，或从谷道中溢出，仓公以芫花一撮主之，乌梅丸、黄连犀角散亦主之。然虫尽之后，即用六君子加犀角、黄连、乌梅肉丸服，以补脾胃，兼清湿热，庶不再发。若一味攻虫，愈攻愈盛，漫无止期也。(《张氏医通·卷七·大小腑门·痢》)

8. 痢后失调

因痢后不善调摄，或多行，或房劳，或感风寒，或受湿气，致两脚痿软肿痛，用大防风汤。痢后变成痛风，皆调摄失宜所致，补中益气加羌活、续断、虎骨。(《张氏医通·卷七·大小腑门·痢》)

二十五、 霍乱吐利

1. 霍乱吐泻之由

此病多发于夏秋之交，在寒月间亦有之，昔人云多由伏暑所致，然亦未必皆尔。大抵湿土为风木所克则为是证，故呕吐泻泄者，湿土之变也；转筋者，风木之变也，合诸论而求之始为活法。（《张氏医通·卷四·诸呕逆门·霍乱》）

2. 伏暑霍乱

伏暑霍乱，腹痛泄泻如水，身热足冷者，五苓散下来复丹。伤气困倦，身有微热，头重吐利，小便赤涩，十味香薷饮。（《张氏医通·卷二·诸伤门·暑》）

3. 夏秋霍乱

夏月霍乱吐泻作渴，胃苓汤加半夏、麝香；面赤口干，加炒川连。

夏秋霍乱，多食冷水瓜果所致，宜木香、藿香、陈皮、厚朴、苏叶、生姜。四肢重着，骨节烦疼，此兼湿也，二术、二苓、厚朴、陈皮、泽泻。（《张氏医通·卷四·诸呕逆门·霍乱》）

4. 饮食生冷所伤

若外既受寒，内复伤冰水生冷，腹痛泄泻，霍乱吐逆，藿香正气散、养胃汤选用。

若饮食过多，吐泻腹痛，脉沉微者，大顺散。

若真阳虚人，房室不慎，复伤生冷，腹痛极泻利，脉沉弦者，冷香饮子；甚则霍乱吐利，通身冷汗不止，脉伏或脱者，急用浆水散救之，庶可十全一二。（《张氏医通·卷二·诸伤门·暑》）

5. 痰积吐利

有痰积泄利不止，甚则呕而欲吐，利下不能饮食，由风痰羁绊脾胃之间，导痰汤加羌、防。（《张氏医通·卷四·诸呕逆门·霍乱》）

6. 风痰夹攻

憎寒壮热，头痛眩晕，为风痰夹攻，藿香正气散。（《伤寒绪论·卷上·总论》）

7. 痰食霍乱

生熟汤入盐微咸，霍乱者，饮一二升，吐尽痰食即愈。（《本经逢原·卷一·水》）

二十六、 岭南瘴毒

春秋时月，人感山岚瘴雾之气发寒热，胸膈饱闷，不思饮食，此毒气从鼻口入内也，治当清上焦，解内毒，行气降痰，不宜发汗，苍术芩连汤；头痛甚者，去木通、黄连，加藁本、葱、豉。

南方气升，得此病者，卒皆胸满，痰涎壅塞，饮食不进，与北方伤寒只伤表，而里自和者不同，治当解表清热，降气行痰，苍术羌活汤；若内停饮食，外感风寒者，藿香正气散；若脾气虚弱而寒热作呕，平胃散加半夏、木香，名不换金正气散。

若时气发热，变为黄病，所谓瘟黄也，治宜清热利湿，茵陈五苓加人中黄、连、柏。（《张氏医通·卷九·杂门·岭南瘴毒》）

第二节　妇科病证

一、 月经病

1. 经水后期

经水后期来者，多属寒，其证有三。血虚腹多不痛，微微身热，间亦有痛者，乃空痛也，脉必大而无力，或浮涩濡细，宜调气生血，八物加香附；虚则四物加参、术、黄芪、升麻、陈皮。气滞血虚者，四物加丹皮、香附；肥盛多痰，去地黄再加橘、半、茯苓。血寒脉必沉迟弦紧，归附丸。过期色淡者，痰多也，二陈加柴胡、香附、肉桂；若过期兼白带者，艾煎丸加香附；若咳，忌香附，逍遥散加丹皮；嗽而泻者，养胃汤。（《张氏医通·卷十·妇人门上·经候》）

2. 经漏不止

东垣云：经漏不止有二，皆由脾胃有亏，下陷于肾，与相火相合，湿热下迫，经漏不止，其色紫黑，如夏月腐肉之臭。中有白带者，脉必弦细，寒伏于中也；有赤带者，其脉洪数，病热明矣，必腰痛，或脐下痛。临经欲行，先寒热往来，两胁急缩，兼脾胃证见，或四肢困热，烦不得眠，心中急，补中益气中茯苓、芍药，大补脾胃而升降气血，可一服而愈。

去血过多，虚劳发热有痰者，补中益气加芩、半；有热，少加芩、连，加乌药、桂心；口干，去升麻加煨葛根。(《张氏医通·卷十·妇人门上·经候》)

3. 妇人经闭

妇人经闭，肥白者多痰，去痰经自行，二陈加芎、归、川连、南星、枳实、生姜、竹沥；禀厚恣于酒食者，平胃散加姜汁炒川连、归尾、半夏、姜汁；黑瘦者多血枯，四物加参、芪、香附、丹皮。

躯脂满而经闭者，以导痰汤加川连、川芎，不可服四物，以地黄泥膈故也。(《张氏医通·卷十·妇人门上·经候》)

4. 经水不调

色如黄浆水，心胸嘈杂汪洋，乃胃中有湿痰也，六君子加肉桂、木香、苍术。

痰多占住血海，因而下多者，目必渐昏，肥人多此，南星、苍术、川芎、香附作丸服。

肥人不及日数而多者，痰多血虚有热，亦用前丸更加黄连、白术。

肥盛饮食过度而经水不调者，乃是湿痰，宜苍术、半夏、茯苓、白术、香附、泽泻、芎、归。(《张氏医通·卷十·妇人门上·经候》)

5. 经行头痛

每遇经行，辄头疼气满，心下怔忡，饮食减少，肌肤不泽，此痰湿为患也，二陈加当归、炮姜、肉桂。(《张氏医通·卷十·妇人门上·经候》)

6. 月水准信不受孕

月水准信不受孕者，其故有三。肥白腹不痛者，闭子宫也。因痰，导痰汤，甚则间一二日，送滚痰丸二三服。腹多痛者，必食生

冷过多，且又多气，宜温热药，七气汤。(《张氏医通·卷十·妇人门上·经候》)

二、带下病

1. 带下之因

或因六淫七情，或因醉饱房劳，或因膏粱厚味，或服燥剂所致，脾胃亏损，阳气下陷，或湿痰下注，蕴积而成，皆当壮脾胃升阳气为主，佐以各经见证之药。(《张氏医通·卷十·妇人门上·经候》)

2. 赤白带下

丹溪云：带下赤白，属于大肠小肠之分，赤属血，白属气，主治燥湿为先。

赤带多腰痛，艾煎丸加续断、杜仲。(《张氏医通·卷十·妇人门上·经候》)

3. 湿热下注

若肥盛苍黑而肌肉腘坚者，为湿热下注，平胃散加姜制星、半，酒炒芩、连。

湿热下注，加芩、半、苍术、黄柏。(《张氏医通·卷十·妇人门上·经候》)

4. 虚性带下

阳气下陷，补中益气汤。

气虚痰饮下注，局方七气汤送肾气丸。(《张氏医通·卷十·妇人门上·经候》)

5. 漏下与带下

漏与带俱是胃中痰积流下，渗入膀胱，无人知此，只宜升提，甚者必用吐以升提其气，次用二陈汤加二术、升、柴丸服。(《张氏医通·卷十·妇人门上·经候》)

6. 肥瘦人带下

肥人多是湿痰，越鞠丸加滑石、海石、蛤粉、星、半、茯苓、椿皮，作丸服。瘦人多是热，以大补丸加滑石、海石、椿皮、龟甲

灰，作丸服，必须断厚味。（《张氏医通·卷十·妇人门上·经候》）

7. 带下腥臭

带下脉浮恶寒，腥臭不可近者，难治。（《张氏医通·卷十·妇人门上·经候》）

三、妊娠病

1. 妊娠诸痛

宿有偏正头风，川芎茶调散；宿有冷痞痰饮结聚，或新触风寒，邪正相击，上冲于心则心痛，下击于腹则腹痛，痛不已则胎动不安，此病多寒多食。间有属热者，并宜正气散；寒，加木香、炮姜；食积发热，加芩、连、炮姜；气，加砂仁、香附；痰，加橘皮、生姜。肥盛人多湿热，腰痛重坠，或下白物者，二妙散加柴胡、防风、茯苓、半夏。（《张氏医通·卷十·妇人门上·胎前》）

2. 妊娠腹痛

"妇人怀妊，腹中疠痛，当归芍药散主之。"

此与胞阻痛者不同，因脾土为木邪所克，谷气不举，湿淫下流以滞阴血而痛，故君以芍药，泻肝利滞，佐以芎、归补血止痛，苓、泽渗湿益脾，则知内外六淫，皆能伤胎成痛，不独湿也。（《张氏医通·卷十·妇人门上·胎前》）

3. 转胞

"问曰：妇人病，饮食如故，烦热不得卧，而反倚息者，何也？师曰：此名转胞，不得溺也，以胞系了戾，故致此病，但利小便则愈，宜肾气丸主之。"

此方在虚劳中，治腰痛小腹拘急，小便不利。此治肾虚转胞不得尿，皆用此利小便也。转胞之病，为胞居膀胱之室内，因下焦气衰，水湿在中，不得气化而出，遂致鼓急其胞，因转筋不止，了戾其尿之系，水既不出，经气遂逆，上冲于肺，故烦热不得卧而倚息也。用此补肾，则气化水行，湿去而胞不转，胎自安矣。虽然，转胞之病，岂尽由下焦肾虚所致耶？或中焦气虚，土湿下干害其胞，与上焦肺气壅塞，不化于下焦；或胎重压其胞，或忍尿入房者，皆

足以成此病,必各求其所因以治之。(《张氏医通·卷十·妇人门上·胎前》)

4. 痰饮恶阻

"妊娠,呕吐不止,干姜人参半夏丸主之。"

此即后世所谓恶阻病也。先因脾胃虚弱,津液留停蓄为痰饮,至妊二月之后,浊阴上冲,中焦不胜其逆,痰饮遂涌,中寒乃起,故用干姜止寒,人参补虚,半夏、生姜治痰散逆也。

若中脘停痰,二陈加枳壳;若呕吐不食,倍苓、半。盖半夏乃健脾气化痰湿之主药也,今人以半夏有动胎之性,鲜有用之者,以胎初结,虑其辛散也。肥者有痰,二陈加枳、术;瘦者有火,异功加芩、连。(《张氏医通·卷十·妇人门上·胎前》)

5. 妊娠类中风

此证若不早治,必致堕胎,宜服紫苏饮。若口噤不能言,用白术三钱,荆芥穗二钱,黑豆三合,炒淋酒煎服,得汗即愈;口噤者,拗口灌之,可服三四剂;至有目昏黑而厥者,胎前绝少,但一有此证,即是儿晕,属气与痰,故目昏黑发厥,只服紫苏饮,慎不可服苏合香丸,及乌药顺气散等。(《张氏医通·卷十·妇人门上·胎前》)

6. 妊娠伤风

妊娠伤风,香苏散去香附加葱、豉;咳嗽多痰,加桔梗,或紫苏饮加葱、豉,安胎为妙。(《张氏医通·卷十·妇人门上·胎前》)

7. 妊娠发疟

若妊娠形盛色苍,肌肉腘坚者,必多湿多痰,无论何疾,必显湿热本病,脉多滑实有力,绝无虚寒脉弱之候,可峻用豁痰理气药治其本质,然后兼客邪见证而为制剂,治宜二陈汤随经加透表药,或合小柴胡用之,盖柴胡为疟证之向导,故多用。须知禀质坚固者,其气多滞,内外壅遏,但有湿热,绝无虚寒之患。大抵病邪初发,元气未耗,疏风涤痰,消导饮食,在所必用,然须大剂白术培护中土,以脾胃为一身之津梁,土厚自能载物也。(《张氏医通·卷十·妇人门上·胎前》)

8. 子肿

凡妊娠经血壅闭，忽然虚肿，乃胞中挟水，水血相搏，脾胃主肌肉而恶湿。湿渍气弱，则肌肉虚；水气流溢，则身肿满。或因泄泻下痢，脏腑虚滑，耗损脾胃；或因寒热烦渴，引饮太过，湿渍脾胃，皆能使手足头面浮肿。郑虚庵曰：身半以上肿者，发汗；身半以下肿者，利小便；上下俱肿，汗利分其湿；若唇黑，缺盆平，背平，脐突，足底平，皆不治。(《张氏医通·卷十·妇人门上·胎前》)

9. 子悬

胎气上心，忽然昏晕，人事不省，谓之子悬。必妊娠素多郁闷，痰气壅塞，致胎不安，乘其郁火升迫心下，喘胀腹痛，甚则忽然仆地，急宜童便灌之，次以紫苏饮加钩藤、茯苓、姜汁、童便。将产时昏眩，亦宜紫苏饮；若误作中风，治之必殆。(《张氏医通·卷十·妇人门上·胎前》)

10. 子烦

妊娠苦烦闷，头目昏重，是心肺虚热，或痰积于胸，吐涎恶食，《千金》竹沥汤。若吐甚则胎动不安，烦闷口干；不得眠者，加味竹叶汤；气虚者，倍人参；气滞，紫苏饮；痰滞，二陈加白术、黄芩、枳壳；胁满寒热，小柴胡；脾胃虚弱，六君子加紫苏、山栀。(《张氏医通·卷十·妇人门上·胎前》)

11. 子淋

若因肺经蕴热，黄芩清肺饮；肝经湿热，加味逍遥散；膏粱厚味，加味清胃散。(《张氏医通·卷十·妇人门上·胎前》)

12. 漏胎下血

胎漏黄浆，或如豆汁，若肝脾湿热，用升阳除湿汤。(《张氏医通·卷十·妇人门上·胎前》)

13. 妊娠不语

不语者，多为痰闭心窍，亦有哑胎，不须服药。(《张氏医通·卷十·妇人门上·胎前》)

14. 鬼胎

有因经行时饮冷，停经而成者；有郁痰惊痰湿热，凝滞而成者；有因恚怒气食，瘀积互结而成者。因于痰者，导痰加香附、乌药、干漆、炒桃仁；因于湿热者，当归龙荟丸加蓬术、苏木、香附。(《张氏医通·卷十·妇人门上·胎前》)

四、产后病

1. 产后腹中疞痛

产后腹中疞痛，当归生姜羊肉汤主之，并治腹中寒疝，虚劳不足。若寒多者，加生姜成一斤；痛多而呕者，加橘皮一两，白术一两。

产后腹中疞痛，乃寒积厥阴冲脉，故用辛温以散血中之寒，助以血肉之性，大补精血，较诸补剂，功效悬殊。若腹痛兼呕，而所呕皆是稀痰，是知脾虚浊气上逆，故加橘皮以宣散其气，白术以固护其脾。倘见血逆而呕，所呕浑是清水，腹胀满急，则加桃仁、肉桂，具见言外矣。至于寒疝虚劳，少腹结痛，总是下焦寒结，亦不越是方也。(《张氏医通·卷十一·妇人门下·产后》)

2. 产后血晕

产后元气亏损，恶露乘虚上攻，眼花头晕，或心下满闷，神昏口噤，或痰涎壅盛者，急用热童便主之。

若血下多而晕，或神昏烦乱者，芎归汤加人参三五钱，泽兰叶一握，童便半盏，兼补而散之；痰，合二陈加乌梅、姜汁，并用铁秤锤烧令赤以醋沃之，或烧漆器并乱发以烟熏之。

产后因虚火载血上行而晕，用鹿茸灰为细末，好酒童便灌下，一呷即醒，行血极快。

产后昏晕呕逆，不能饮食，此胃虚挟痰所致，以抵圣散去赤芍加炮姜、茯苓，慎不可用芎、归血药腻膈，其呕逆愈不能止矣。

初产血晕，速与扶起勿卧，用韭叶一握，切碎，入有嘴磁瓶中，将醋煎滚，浇入瓶内，急盖瓶口，以嘴向妇鼻孔，令气透入鼻中即苏。若恶露未尽，忽昏闷不省人事，须问先因感气而下胎者，以二陈加芎、归、香附、桃仁、山楂、姜汁，切不可作中风治。

产后口眼㖞斜等证，当大补气血，十全大补下黑龙丹，肥人佐

以痰药，如星、半、木香之类。(《张氏医通·卷十一·妇人门下·产后》)

3. 产后三急

产后诸病，惟呕吐、盗汗、泄泻为急，三者并见必危。痰闭心窍，抵圣散去芍药加炮姜、茯苓；多汗，加乌梅。慎不可用浮麦伤胃耗气，枣仁腻滑作泻，芍药、五味酸收，皆能阻滞恶露也。(《张氏医通·卷十一·妇人门下·产后》)

4. 产后谵语

谵语多有血滞，亦有血虚着风而痰郁者，不可专以痰断，亦不可认为血逆。其发谵语，必脉大有力，始与证合，然又与产后不宜，故多难治。

去血少者，血滞也，实则桃仁承气、下瘀血汤，虚则龙齿清魂散，或四乌汤用赤芍、归尾加桃仁、姜汁。去血多者，血虚也，盖血虚则心神失守，故谵语，必先养血，不可用参、术峻补，当归内补建中汤、当归芍药散、胶艾汤选用。

若风兼痰郁者，心经虚，故风痰客之，导痰汤加钩藤钩、薄荷。(《张氏医通·卷十一·妇人门下·产后》)

5. 蓐劳

蓐劳者，因产理不顺，疲极筋力，忧劳心虑；或将养失宜，虚风客之，致令虚羸喘乏，寒热如疟，百节烦痛，头痛自汗，肢体倦怠，咳嗽痰逆，腹中绞刺，当扶正气为主，六君子汤加当归。

骨蒸劳热，嗽痰有红者，异功散去术加山药、丹皮、五味、阿胶、童便；热而无痰干咳，逍遥散用蜜煎姜、橘，蜜蒸白术。(《张氏医通·卷十一·妇人门下·产后》)

6. 产后多汗

若头汗者，或因湿热，或因瘀血，当审虚实治之。半身汗出，昔人用二陈合四物，治多不效，以血药助阴，闭滞经络也，此属气血不充，而有寒痰留滞，非大补气血兼行经豁痰不效，宜十全大补、人参养荣加星、半、川乌。肥人多加豁痰行气药，瘦人气血本枯，夭之征也。(《张氏医通·卷十一·妇人门下·产后》)

7. 产后麻瞀

产后麻瞀，宜生血补气，十全大补汤。去血过多，手足发麻，小腹大痛，则遍体麻晕欲死，此非恶露凝滞，乃虚中挟痰，六君子加炮姜、香附、当归。（《张氏医通·卷十一·妇人门下·产后》）

8. 产后阴户肿痛

阴户肿痛，湿热也，用枯矾、荆芥、白芷、当归、桃仁、细辛、川椒、五倍子等分，入葱三茎，煎汤熏洗即愈。（《张氏医通·卷十一·妇人门下·产后》）

9. 产后胁痛

胁痛宜分左右，盖左属血，血藏于肝，肝伤有死血，故痛，小柴胡去芩加丹皮、香附、薄桂、当归、童便；右属脾，脾有痰积于胁则痛，补中益气去升麻加葛根、半夏、茯苓、枳壳、生姜；左右俱痛者属虚，补中益气加桂，下六味丸。（《张氏医通·卷十一·妇人门下·产后》）

10. 产后身肿

下肿上不肿，属湿，宜利小便，紫苏饮加木通；四肢与头面肿甚，气食也，紫苏饮加消导药，有血，兼破血药。停血不散，腹肿喘满，夜甚于昼，四乌汤加蓬术。若足忽肿者，乃湿热注病，恐成脚气，当归拈痛汤；若红肿而痛，恐生肿毒，则以肤热与不热为辨。（《张氏医通·卷十一·妇人门下·产后》）

11. 产后发喘

喘而痰声大作，此痰犯肺金也，豁其痰，喘自定。（《张氏医通·卷十一·妇人门下·产后》）

第三节　儿科病证

一、胎证

1. 胎热

胎热者，生下有血色，旬日之间，目闭面赤，眼胞肿，啼叫惊

烦，壮热尿黄，大便色黄，急欲食乳，此在胎中受热，及膏粱内蕴，宜用清胃散之类。(《张氏医通·卷十一·婴儿门上·胎证》)

2. 胎寒

胎寒者，初生面色㿠白，啼声低小，或手足挛屈，或口噤不开，此母气虚寒，或在胎时，母过食生冷，或感寒气，宜用五味异功散之类。(《张氏医通·卷十一·婴儿门上·胎证》)

3. 胎黄

胎黄者，体目俱黄，小便秘涩，不乳啼叫，或腹膨泄泻，此在胎时，母过食炙煿辛辣，致生湿热，宜用泻黄散之类。(《张氏医通·卷十一·婴儿门上·胎证》)

二、惊风

1. 小儿胎惊

小儿胎惊者，因妊娠饮酒，忿怒惊跌，或外挟风邪，内伤于胎儿，生下即病也。若月内壮热，翻眼握拳，噤口出涎，腰强搐掣，惊怖啼叫，腮缩囟开，颊赤面青眼合者，当疏风利惊，化痰调气，及贴囟法。(《张氏医通·卷十一·婴儿门上·胎惊》)

2. 小儿急惊风

经曰：热则生风，风则痰动。痰热客于心膈间，风火相搏，故抽搐发动，当用抱龙丸、泻青丸除其痰热，不可用巴豆之药。楼全善云：急惊属木火土实，木实则搐有力及目上视，火实则动劄频睫；土实则身热面赤而不吐泻，偃睡合睛。治法，宜凉宜泻，用利惊丸等。

亦有因惊而发者，牙关紧急，壮热涎潮，窜视反张，搐搦颤动，唇口眉毛眨引，口中热气，颊赤唇红，二便秘结，脉浮洪数紧，此内有实热，外挟风邪，当截风定搐。若痰热尚作，仍微下之；痰热既泄，急宜调养脾气。此肝胆血虚，火动生风，盖风生则阴血愈散，阴火愈炽，若屡服祛风化痰泻火辛散之剂不愈，便宜认作脾虚血损，急以六君子汤补其脾胃，否则必变慢惊也。(《张氏医通·卷十一·婴儿门上·急惊》)

3. 小儿慢惊风

慢惊而见目不转睛，痰鸣如拽锯声，项软身冷黏汗，手足一边牵引者不治。喻嘉言曰：小儿初生，以及童幼，肌肉筋骨、脏腑血脉，俱未充长，阳则有余，阴则不足，故易于生热，热甚则生痰生风生惊，亦所恒有。（《张氏医通·卷十一·婴儿门上·慢惊》）

三、咳嗽

1. 小儿发热喘咳

小儿发热喘咳，喉中水鸡声，《千金》射干汤；若嗽而吐青绿水者，六君子加柴胡、桔梗；若嗽而吐痰乳者，但加桔梗，勿用柴胡；嗽而呕苦水者，胆汁溢上也，二陈汤加黄芩；嗽而喉中作梗，心火刑金也，桔梗汤加山栀；有痰加半夏、茯苓；风热加葳蕤、薄荷。（《张氏医通·卷十一·婴儿门上·咳嗽》）

2. 小儿久嗽

小儿嗽久不止，服发散之药不应，至夜微热，急当改用小剂六味地黄以济其阴；若面目浮肿者，五味异功以益其气，其嗽立止，切禁升发及助气药；若痰中有血，或嗽则鼻衄，须加紫菀；因风热痰结，屡嗽痰不得出者，必用葳蕤、白蜜以润之。（《张氏医通·卷十一·婴儿门上·咳嗽》）

3. 风邪外感

风邪外感者，惺惺散；痰热既去，而气粗痰盛，或流涎者，脾肺气虚也，异功散加桔梗；口疮眼热，五心烦热，腹满气粗，大便坚实者，凉膈散。（《张氏医通·卷十一·婴儿门上·咳嗽》）

四、癫痫

若目直腹痛，其声如牛，属脾，若发热抽掣，仰卧，面色光泽，脉浮病在腑为阳，易治，加味导痰汤；身冷不搐，覆卧面色黯黑，脉沉病在脏为阴，难治，六君子加木香、柴胡。（《张氏医通·卷十一·婴儿门上·癫痫》）

五、二便失调

《秘旨》云：小儿便如米泔，或尿停少顷，变作泔浊者，此脾胃湿热也。

若大便泔白色，或如鱼冻，或带红黄黑者，此湿热积滞也，宜理脾消滞，去湿热，节饮食。若忽然变青，即变蒸也，不必用药；若久不愈，用补脾制肝药。

若母因七情，致儿小便如泔，肥儿丸；大便色青，日久不复，或兼泄泻色白，或腹痛者，六君子加木香，仍审乳母饮食七情主之。(《张氏医通·卷十一·婴儿门上·二便色白》)

六、胎毒

脾主肌肉，肺主皮毛，故知病脾肺也，子母俱服保元汤。如脑额生疮者，火土相合，湿热攻击髓海也，难治。(《张氏医通·卷十一·婴儿门上·胎毒》)

第四节　颜面五官病证

一、目疾

（一）目痛

1. 白眼痛

白眼痛多有赤脉，若恶寒脉浮为在表，选奇汤。脉实有力，大府闭为在里，泻青丸加薄荷、甘草。

亦有不肿不红，但沙涩昏痛者，乃脾肺气分隐伏之湿热。

秋天多有此患，故俗谓之稻芒赤，泻青丸加黄芪、甘草。(《张氏医通·卷八·七窍门上·目痛》)

2. 暴风客热

卒然而发，其证白仁壅起，包小乌睛，疼痛难开，此肺经受毒风不散，热攻眼中，致令白睛浮肿，虽有肿胀，治亦易退，非若肿胀如杯之比，宜服泻肺汤。肿湿甚者，稍加麻黄三四分。赤肿甚者，加黄连半钱，生地黄一钱。(《张氏医通·卷八·七窍门上·目痛》)

3. 火胀大头

目赤痛而头目浮肿。夏月多有此患。有湿热风热，湿热多泪而睥烂，风热多胀痛而憎寒，普济消毒饮随证加减。若失治则血滞于内，虽得肿消，而目必变也。（《张氏医通·卷八·七窍门上·目痛》）

4. 睑硬睛疼

不论有障无障，但或头痛者尤急，乃风热痰火，及头风夹攻，血滞于睥内所致。（《张氏医通·卷八·七窍门上·目痛》）

5. 巅顶风

顶骨内痛极如锤如钻也，夹痰湿者，每痛多眩晕。若痛连及目珠而胀急瘀赤者，外证之恶候。若昏眇则内证成矣。外证用羌活胜风汤，内证冲和养胃汤，痰湿礞石滚痰丸。（《张氏医通·卷八·七窍门上·目痛》）

（二）目赤

1. 目赤辨治

凡赤而肿痛者，当散湿热；

赤而干痛者，当散火毒；

赤而多泪者，当散风邪；

赤而不痛者，当利小便。

先左赤而传右者，为风热挟火，散风为主，勿兼凉药，凉能郁火也。

先右赤而传左者，痰湿挟热，泻火药中，必兼风药，风能胜湿也。

凡赤甚肿痛，于上睥开出恶血，则不伤珠。（《张氏医通·卷八·七窍门上·目赤》）

2. 白睛黄赤证

人有白睛渐渐黄赤者，皆为酒毒，脾经湿伤，肝胆邪火上溢肺经故也，五苓散加茵陈，甚则黄连解毒加山栀、胆草。（《张氏医通·卷八·七窍门上·目赤》）

（三）目肿胀

胀有胞胀、珠胀不同，胞胀多属湿胜，治其湿热为主；珠胀多

属火淫，治当去火为先。(《张氏医通·卷八·七窍门上·目肿胀》)

（四）外障

石顽曰：外障诸证虽殊，究其本，不出风火湿热内蕴，故必以涤热消翳为务。(《张氏医通·卷八·七窍门上·外障》)

1. 黄油证

生于气轮，状如脂而淡黄浮嫩，乃金受土之湿热也。

有肿不疼，目亦不昏，故人不求治，略有目疾发作，则为他病之端。揭开上睥，气轮上有黄油者，是湿热从脑而下，先宜开导上睥，即与神消散、皂荚丸之类。

有头风证者，石膏散兼皂荚丸。

若疬风目上有此者最重，当从疬风证治。(《张氏医通·卷八·七窍门上·外障》)

2. 玉粒分经

生于气轮者，燥热为重；生于睥者，湿热为重。

其形圆小而颗坚，淡黄如白肉色，初起不疼，治亦易退，亦有轻而自愈者。

若恣酒色，嗜辛热，多忿怒，及久而不治因而积久者，则变坚大而疼，或变大而低溃。(《张氏医通·卷八·七窍门上·外障》)

3. 聚开障证

其障或圆或缺，或厚或薄，或如云似月，或数点如星，痛则见之，不痛则隐，聚散不一，来去无时，或月数发，或年数发，乃脑有湿热之故。

大约治法，不出镇心火，散瘀血，消痰饮，逐湿热而已。(《张氏医通·卷八·七窍门上·外障》)

4. 聚星障证

乌珠上有细颗，或白色，或微黄，或聊缀，或围聚，或散漫，或顿起，或渐生。

初起者易治，生定者退迟，白者轻，黄者重。

聚生而能大作一块者，有凝脂之变。聊缀四散，傍风轮白际而起，变大而接连者，花翳白陷也。若兼赤脉绊者，或星翳生于丝尽头者退迟。

此证多由痰火之患，能保养者庶几，所丧犯戒者，变证生焉。先服羚羊角散，后服补肾丸。（《张氏医通·卷八·七窍门上·外障》）

（五）内障

1. 青风内障证

视瞳神内有气色昏蒙，如晴山笼淡烟也，然自视尚见，但比平时光华则昏蒙日进，急宜治之，免变绿色，变绿色则病甚而光没矣。

阴虚血少之人，及竭劳心思，忧郁忿恚，用意太过者，每有此患，然无头风痰气夹攻者，则无此证。病至此危在旦夕，急用羚羊角汤。（《张氏医通·卷八·七窍门上·内障》）

2. 绿风内障证

瞳神浊而不清，其色如黄云之笼翠岫，似蓝靛之合藤黄，乃青风变重之证，久则变为黄风，虽曰头风所致，亦由痰湿所攻，火郁忧思忿怒之故。

此病初患，则头旋两额角相牵，瞳神连鼻内皆痛，或时红白花起，或先后而发，或两眼同发。肝受热则先左，肺受热则先右，肝肺同病则齐发，羚羊角散。（《张氏医通·卷八·七窍门上·内障》）

3. 银风内障证

瞳神大成一片，雪白如银，其病头风痰火人偏于气，忿怒郁不得舒而伤真气，此乃痼疾，金丹不能返光也。（《张氏医通·卷八·七窍门上·内障》）

4. 乌风内障证

色昏浊晕滞气，如暮雨中之浓烟重雾，风痰人嗜欲太多，败血伤精，肾络损而胆汁亏，真气耗而神光坠矣。（《张氏医通·卷八·七窍门上·内障》）

5. 如银内障证

瞳神内白色如银，轻则一点白亮如星，重则瞳神皆白。

一名圆翳，有仰月偃月变重为圆者，有一点从中起而渐变大失明者。乃湿冷在脑，郁滞伤气，故阳光为其闭塞而不得发现也，非银风内障已散大而不可复收之比。

血气未衰者拨治之，先服羚羊补肝散，次用补肾丸，庶有复明之理。(《张氏医通·卷八·七窍门上·内障》)

6. 如金内障证

瞳神不大不小，只是黄而明莹，乃湿热伤元气，因而痰湿阴火攻激，故色变易，非若黄风之散大不可治者，神消散、皂荚丸、羚羊角补肝散主之。(《张氏医通·卷八·七窍门上·内障》)

7. 绿映瞳神证

瞳神乍看无异，久之专精熟视，乃见其深处隐隐绿色，自视亦渐觉昏眇，病甚始觉深绿，盖痰火湿热害及清纯之气也，先服黄连羊肝丸，后与补肾磁石丸、皂荚丸之类。

久而不治，为如金青盲等证，其目映红光处，看瞳神有绿色，而彼自视不昏者，乃红光弥于瞳神，照映之故，不可误认为绿风，此但觉昏眇而瞳神绿色，明处暗处，看之皆同，气浊不清者，是此证也。(《张氏医通·卷八·七窍门上·内障》)

8. 枣花障证

薄甚而白，起于风轮，从白膜之内，四围环布而来，虽有枣花锯齿之说，实无正形。初患时，微有头旋眼黑，时时痒痛。

久则始有目急干涩，昏花不爽之病。

凡性躁急及患痰火伤酒湿热之人，多有此证。

犯而不戒，则瞳神细小，火入血分，昏泪赤痛者，亦在变证例，宜皂荚丸、生熟地黄丸。(《张氏医通·卷八·七窍门上·内障》)

（六）目昏

睛黄视眇证

风轮黄亮如金色，而视亦微眇，为湿热重而浊气熏蒸，清阳之气升入轮中，故轮亦色变。

好酒嗜食，湿热燥腻之人，每有此疾。

治其湿痰则愈，五苓散加茵陈、胆草，甚则栀子柏皮汤之类。

《张氏医通·卷八·七窍门上·目昏》)

（七）暴盲

暴盲者，倏然盲而不见也。致病有三，曰阳寡，曰阴孤，曰神离。乃瘀塞关格之病。

病于阳伤者，缘忿怒暴悖，恣酒嗜辣，久病热病痰火人得之，则烦躁秘渴。

病于阴伤者，多嗜色欲，或悲伤哭泣之故，患则类中风中寒之起。

伤于神者，因思虑太过，用心罔极，忧伤至甚，惊恐无措者，患则其人如痴骇病发之状。

屡见阴虚水少之人，因头风痰火眩晕发后，醒则不见，能保养者，亦有不治自愈。（《张氏医通·卷八·七窍门上·暴盲》）

（八）膏伤珠陷

膏伤珠陷，谓珠觉低陷而不鲜绽也，非若青黄凸出诸漏之比。

所致不一，有恣色而竭肾水者，有嗜辛燥而伤津液者，有因风痰湿热久郁而蒸损睛膏者，有不当出血而误伤经络及出血太多以致膏液不得滋润涵养者，有哭损液汁而致者，大抵皆元气弱而膏液不足也。

治当温养血气为主，慎不可用清凉之剂。

凡人目无故而自低陷者，死期至矣。若外有恶证，内损睛膏者不治。（《张氏医通·卷八·七窍门上·膏伤珠陷》）

（九）珠中气动

气动者，视瞳神深处，有气一道，隐隐袅袅而动，状若明镜远照一缕清烟也。

患头风痰火人，郁久火胜，则搏击其络中之气，游散飘忽，宜以头风例治之。动而定后光冥者，内证成矣。（《张氏医通·卷八·七窍门上·珠中气动》）

（十）睥急紧小

1. 胞肉粘闭证

两睥粘闭，夜卧尤甚，必得润而后可开。

其病重在脾肺湿热，当以清凉滋润为主，虽有障在珠，亦是湿

热内滞之故，非障之愆。久而不治，则有疮烂之变。(《张氏医通·卷八·七窍门上·睥急紧小》)

2. 睥翻粘睑证

睥翻转贴在外睑之上，此气滞血壅于内，皮急系吊于外，故不能复转，皆由风湿之滞所致，故风疾人患此者多，宜用劆剔开导之法。(《张氏医通·卷八·七窍门上·睥急紧小》)

(十一) 风沿烂眼

风沿眼系，上膈有积热，自饮食中挟怒气而成，顽痰痞塞，浊气不降，清气不升，由是火益炽而水益降，积而久也。(《张氏医通·卷八·七窍门上·风沿烂眼》)

1. 迎风赤烂证

目不论何风，见之则赤烂，无风则否，盖赤者木中火证，烂者土之湿证。此专言见风赤烂之患，与后见风泪出诸证不同，川芎茶调散。(《张氏医通·卷八·七窍门上·风沿烂眼》)

2. 眦赤烂证

谓目烂惟眦有之，目无别病也。赤胜烂者多火，乃劳心忧郁忿悸，无形之火所伤。烂胜赤者湿多，乃恣燥嗜酒，风热熏蒸，有形之湿所伤。病属心络，甚则火盛水不清，而生疮于眦边也。

洗肝散加麻黄、蒺藜、川连，并用赤芍、防风、五倍子、川连煎汤，入盐、轻粉少许洗之，点用炉甘石散，及晚蚕沙香油浸月余，重绵滤过点之。(《张氏医通·卷八·七窍门上·风沿烂眼》)

(十二) 目泪不止

又有睥内如痰，白稠腻甚，拭之即有者，是痰火上壅，脾肺湿热所致，故好酒嗜燥停郁者，每患此疾，逍遥散去柴胡、陈皮，加羌、防、菊花。若觉睥肿及有丝脉虬赤者，必滞入血分，防瘀血灌睛等变。(《张氏医通·卷八·七窍门上·目泪不止》)

(十三) 目疮疣

粟疮生于两睥，细颗黄而软，若目病头疼者，必有变证，是湿热郁于土分，须服退湿热药。

若睥生痰核者，乃痰因火滞而结，生于上睥者多，屡有不治自愈。（《张氏医通·卷八·七窍门上·目疮疣》）

（十四）漏睛

漏睛者，眦头结聚生疮，流出脓汁，或如涎水粘睛，上下不痛，仍无翳膜，此因风湿停留睑中所致。久而不治，致有乌珠坠落之患。（《张氏医通·卷八·七窍门上·漏睛》）

1. 阳漏证

不论何部生漏，但日间胀痛流水，其色黄赤，遇夜则稍可，乃阳络中有湿热留着所致，人参漏芦散去当归，加羌、防、生甘草。（《张氏医通·卷八·七窍门上·漏睛》）

2. 偏漏证

生于气轮，痰湿流于肺经而成，较正漏为害稍迟，其流如稠黏白水，重则流脓，急用泻肺药，如贝母、桔梗、桑皮、生甘草、黄芩、山栀之类凉解之。久而失治，水泄膏枯，目亦损矣。（《张氏医通·卷八·七窍门上·漏睛》）

3. 窍漏证

乃目傍窍中流出薄稠水，如脓腥臭，拭之即有，久则目亦模糊也。嗜燥耽酒，痰火湿热者，每多患此。竹叶泻经汤、《千金》托里散，先后收功。久不治，亦有暗伤神水，耗损神膏之患。（《张氏医通·卷八·七窍门上·漏睛》）

（十五）不能远视

《秘要》云：此证非谓禀受生成近觑之病，乃平昔无病，素能远视而忽然不能者也，盖阳不足阴有余，病于火者，故光华不能发越于外，而偎敛近视耳，治之在胆肾。若耽酒嗜燥，头风痰火，忿怒暴悖者，必伤损神气，阴阳偏胜，而光华不能发达矣。（《张氏医通·卷八·七窍门上·不能远视》）

（十六）目闭不开

足太阳之筋，为目上纲，足阳明之筋，为目下纲，热则筋纵目不开，助阳和血汤。然又有湿热所遏者，则目胞微肿，升阳除湿防

风汤。(《张氏医通·卷八·七窍门上·目闭不开》)

（十七）目为物所伤

大凡此病，不论大小黄白，但有泪流赤胀等证者，急而有变，珠疼头重者尤急。素有风热痰火耴丧之人，病已内积，因外伤激动其邪，乘此为害，痛甚便涩者最凶。(《张氏医通·卷八·七窍门上·目为物所伤》)

（十八）其他

眼热经久，复有风冷所乘，则赤烂；眼中不赤，但为痰饮所注，则作痛；肝气不顺而挟热，所以羞明；肝热蓄聚而伤胞，所以胞合。(《张氏医通·卷八·七窍门上·目疾统论》)

烙能治残风溃眩，疮烂湿热，久不愈者，轻则不须烙而能自愈，若红障血分之病割去者，必须烙定，否则不久复生。(《张氏医通·卷八·七窍门上·钩割针烙说》)

针后微有咳嗽，难用黄芪者，以生脉散代之。若形白气虚者，大剂人参以补之。肥盛多痰湿者，六君子加归、芍以调之。(《张氏医通·卷八·七窍门上·金针开内障论》)

二、 耳疾

（一）耳鸣

王汝明曰：耳鸣如蝉，或左或右，或时闭塞，世人多作肾虚治不效，殊不知此是痰火上升，郁于耳中而鸣，郁甚则闭塞矣，若平昔饮酒厚味，上焦素有痰火，清痰降火为主。大抵此证先因痰火在上，又感恼怒而得，怒则气上，少阳之火客于耳也。

丹溪取通圣散治饮酒过度而耳鸣，亦无确见，惟滚痰丸一方，少壮用之多效，以黄芩、大黄、沉香之苦最能下气，礞石之重坠，大约与磁石相仿也。(《张氏医通·卷八·七窍门下·耳》)

（二）耳聋

耳聋有湿痰者，滚痰丸下之。(《张氏医通·卷八·七窍门下·耳》)

（三）耳肿痛

耳湿肿痛，用凉膈散加羌、防、荆芥，外用龙骨、黄丹等分，枯矾减半，加麝少许吹入，或龙骨、黄丹、干胭脂为末亦佳，或用五倍子烧灰，同枯矾吹之。（《张氏医通·卷八·七窍门下·耳》）

（四）耳脓

耳脓者，湿热聚于耳中也，复元通气散如前加减，外以五倍子、全蝎、枯矾为末，入麝少许吹入，或橘皮烧灰存性，入麝少许，先以绵拭耳内，脓净吹之。如壮盛之人，积热上攻，耳中出脓水不瘥，凉膈散泻之。（《张氏医通·卷八·七窍门下·耳》）

三、口鼻病证

（一）鼻齆

肺气注于鼻，上荣头面，若风寒客于头脑，则气不通，久而郁热，搏于津液，浓涕结聚，则鼻不闻香臭，遂成齆，芎䓖散。外用《千金》搐鼻法，或瓜蒂、黄连、赤小豆为散，入龙脑少许，吹鼻中，水出郁火即通；不应，非火也，乃湿也，瓜蒂、藜芦、皂荚为散，入麝、脑少许，吹鼻中去水以散其湿。（《张氏医通·卷八·七窍门下·鼻》）

（二）鼻渊

鼻出浊涕，即今之脑漏是也。经云：胆移热于脑，则辛颎鼻渊，传为衄衊瞑目，要皆阳明伏火所致，宜风药散之，辛夷散加苍耳、薄荷，夏月加黄芩、石膏，不应，非火也，膈上有浊痰、湿热也，双解散加辛夷。（《张氏医通·卷八·七窍门下·鼻》）

（三）鼻瘜肉

韩氏云：富贵人鼻中肉赘，臭不可近，痛不可摇，束手待毙者，但以白矾末，加阿魏、脑、麝少许，吹其上，顷之，化水而消，内服胜湿泻肺之药。此厚味壅热，蒸于肺门，如雨霁之地，突生芝菌也。

鼻痔则有物下垂而不痛，乃湿热胜也。胃中有食积热痰流注，内服星、半、苍术、酒洗芩、连、神曲、辛夷、细辛、白芷、甘草，消痰积之药。外用胆矾、枯矾、辛夷仁、细辛、杏仁为散，入脑、麝少许，雄黑狗胆，或猪脂和研，绵裹内鼻中，频换自消。（《张氏医通·卷八·七窍门下·鼻》）

（四）鼻塞不闻香臭

近世以辛夷仁治鼻塞不闻香臭，无问新久寒热，一概用之，殊不知肺胃阳气虚衰，不能上透于脑，致浊阴之气上干清阳之位而窒塞者，固宜辛夷之辛温香窜以通达之。若湿热上蒸，蕴酿为火而窒塞者，非山栀仁之轻浮清燥不能开发也。

鼻塞不闻香臭，或遇冬月多塞，或略感风寒便塞，不时举发者，世俗皆以为肺寒，而用解表通利辛温之药不效，殊不知此是肺经素有火邪，火郁甚，故遇寒便塞，遇感便发也，治当清肺降火为主，而佐以通利之剂；若如常鼻塞不闻香臭者，再审其平素，只作肺热治之，清金泻火消痰，或丸药噙化，或末药轻调，缓服久服，无不效也。（《张氏医通·卷八·七窍门下·鼻》）

（五）鼻痛

痛久服药不应，时痛剧，时向安，或兼两颧紫赤，此为湿热瘀滞，宜犀角、玄参、连翘、山栀、丹皮、赤芍、生甘草之类。（《张氏医通·卷八·七窍门下·鼻》）

（六）口、齿、舌

若脉弦滑，兼嘈杂，属痰火，滚痰丸，此指实火而言。平人口甘欲渴，或小便亦甜而浊，俱属土中湿热，脾津上乘，久之必发痈疽，须断厚味气恼，服三黄汤加兰叶、白芍、生地；燥渴甚者，为肾虚，日服加减八味丸，可保无虞。痰壅气浊而臭，宜盐汤探吐之。（《张氏医通·卷八·七窍门下·口》）

薛立斋云：湿热甚而痛者，承气汤下之。若善饮者，齿痛腮颊焮肿，此胃经湿热，清胃散加葛根。（《张氏医通·卷八·七窍门下·齿》）

上焦痰热壅遏，势挟相火，则病速而危，毒气结于舌下，复生一小舌，名子舌胀。但胀大而强无小舌者，名木舌胀。大都痰火为患，缓者用辛凉利气化痰药，重者砭去其血即平。（《张氏医通·卷八·七窍门下·舌》）

四、咽喉病证

（一）足少阴病

经云：足少阴所生病者，口渴舌干，咽肿上气，咽干及痛，其证内热口干面赤，痰涎涌上，尺脉必数而无力，盖缘肾水亏损，相火无制而然，须用六味丸加麦冬、五味，大剂作汤服之。（《张氏医通·卷八·七窍门下·咽喉》）

（二）缠喉风

缠喉风证，先两日头目眩晕，胸膈紧塞，气息短促，蓦然咽喉肿痛，手足厥冷，气闭不通，饮食不下，痰毒壅盛为缠喉风，其证最急。（《张氏医通·卷八·七窍门下·咽喉》）

（三）锁喉风

又有两块结于喉傍，甚则大如鸡卵，气塞不通，痰鸣不止者，为锁喉风，其证更剧。慎勿砭破，急用土牛膝，选粗者两许，勿经水，勿犯铁，折断捣汁，和米醋半盏，鸡翅毛蘸搅喉中，如牙关紧闭者，蘸搅两腮自开，开后喉中频搅以通其气。

若喉两傍有块者，涎出自消，后以人中白煅过，入冰片少许吹喉中，日吹一次，不过三四日愈。或硼砂丹涌去顽痰；或荔枝草捣汁，和醋含漱；或天名精捣自然汁，鹅翎扫入去痰；或用马鞭草捣汁灌漱。倘肿塞不得下者，灌鼻取吐，以夺其势，然不若土牛膝汁最捷。

若两块凑合，喉中痰鸣，悬壅上缩不见，气塞不通，神丹不可救矣。用土牛膝醋搅后，以拇指捺其脊上七节两傍，知疼痛者易已。甚者以膝垫其当背，以手抄两胁下，向上扳两缺盆，令胸前凸起，则气伸而得上泄，若出涎后，涕泪稠黏者，风热也；无涕泪者，风寒也；胸中有结块者，宿食也，随证治之。

锁喉风证，有用牙皂煎汤涌吐顽痰，每至皮毛脱落，大伤胃气，甚至激动其痰，锁住不能吐出，顷刻立毙者。

咽中如有炙脔，或如梗状，痰火客于上焦也，半夏厚朴汤。即四七汤。(《张氏医通·卷八·七窍门下·咽喉》)

第五节　痈疮疖肿

一、肺痈

1. 肺痈之候

凡咳嗽吐臭稠痰，胸中隐痛，鼻息不闻香臭，项强不能转侧，咳则遗溺，自汗喘急，呼吸不利，饮食减少，脉数盛而芤，恶风毛耸，便是肺痈之候。(《张氏医通·卷四·诸气门下·肺痈》)

2. 肺痈之因

盖由感受风寒，未经发越，停留肺中，蕴发为热，或挟湿热痰涎垢腻，蒸淫肺窍，皆能致此。(《张氏医通·卷四·诸气门下·肺痈》)

3. 肺痈之治

慎不可用温补保肺药，尤忌发汗伤其肺气，往往不救。《金匮》皂荚丸、葶苈大枣泻肺汤、《千金》桂枝去芍药加皂荚汤、苇茎汤，宋人十六味桔梗汤，俱肺痈专药。

肺痈丹方，初起唾臭痰沫，用陈年芥齑汁，温服灌吐最妙。(《张氏医通·卷四·诸气门下·肺痈》)

4. 预后判断

肺痈溃后，脓痰渐稀，气息渐减，忽然臭痰复甚，此余毒未尽，内气复发，必然之理，不可归就于调理服食失宜也。但虽屡发，而势渐轻可，可许收功；若屡发而痰秽转甚，脉形转疾者，终成不起也。(《张氏医通·卷四·诸气门下·肺痈》)

5. 肺痈危证之治

石顽曰，肺痈危证，乘初起时，极力攻之，庶可救疗。《金匮》特立二方，各有主见。如患人平昔善饮嗜啖，痰湿渐渍于肺，宜皂荚丸；肥盛喘满多痰，宜葶苈大枣泻肺汤。(《张氏医通·卷四·诸

气门下·肺痈》)

二、 大头天行

疫疠中一种大头天行病，虽略见前，然不细陈，难子治疗。此证乃湿热在高巅之上，所以必多汗气蒸，初觉憎寒壮热，体重头面肿甚，目不能开，上喘，咽喉不利，舌干口燥，宜普济消毒饮，不速治十死八九。

若三阳经俱受邪，并发于头面耳鼻者，亦宜普济消毒饮。大抵此证，以辛凉轻清之剂，散其上盛之湿热则愈。(《伤寒绪论·卷上·总论》)

三、 蛤蟆瘟

蛤蟆瘟则两颐颊下肿，小柴胡去参、半加羌、防、荆、薄、桔梗、马勃煎服。荆防败毒散亦可。夏暑湿热气蒸，亦多发此，宜消暑十全散加荆防、马勃，一二剂可愈。

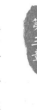

第三章

痰饮水湿用药

第一节　水火土金石类

诸水

服涌吐药用齑水，取其味浊引痰上窜，以吐诸痰饮宿食，酸苦涌泄为阴也。

煎水逆呕吐药，用逆流水，取其上涌痰涎也。

生熟汤入盐微咸，霍乱者，饮一二升，吐尽痰食即愈。

东阿井水煎乌驴皮胶，治逆上之痰血；青州范公泉造白丸子，利膈化痰，二者皆济水之分流也。(《本经逢原·卷一·水部》)

诸火

神针火治寒湿痹、附骨阴疽，凡在筋骨隐痛者针之，火气直达病所。

吸烟之后，慎不得饮火酒，能引火气熏灼脏腑也。又久受烟毒而肺胃不清者，以砂糖汤解之。烟筒中脂污衣上，涤之不去，惟嚼西瓜仁揉之即净，其涤除痰垢之力可知也。世以瓜子仁生痰，不亦谬乎？(《本经逢原·卷一·火部》)

诸土

脾土喜燥恶湿，故取东壁太阳所照之土，引真火生发之气，补土而胜湿，则吐泻自止，用以制药，皆为脾胃之引导耳。

白垩土苦温无毒，《本经》主女子寒热癥瘕，月闭积聚，取土之间气，以祛妇人间厕之积也。《千金》治妇人带下等疾者，以土能胜湿，而白则兼入气分也，惟邯郸者为胜。

胡燕窝土，主风瘙瘾疹，及恶刺疮、浸淫疮，并水和敷之，《小品》治湿疡疥疮，《外台》治蠼螋尿疮，《千金》治瘭疽丹毒。

孩儿茶，一名乌爹泥，性涩收敛，止血收湿，为金疮止痛生肌之要药。（《本经逢原·卷一·土部》）

金

生金辛平，有毒；金箔无毒。

【发明】金能制木，故可疗惊痫风热肝胆之病，然须为箔，庶无重坠伤中之患。紫雪方用赤金叶子煎水，取制肝降痰逆也。若成块锭金及首饰之类，非特无味，且有油腻，良非所宜。（《本经逢原·卷一·金部》）

铜青

酸苦平，小毒。

【发明】铜青藉醋结成，能入肝胆二经。以醋蘸捻喉中则吐风痰，为散疗喉痹牙疳，醋调揩腋下治狐臭，姜汁调，点烂沿风眼，去疳杀虫。所治皆厥阴之病。（《本经逢原·卷一·金部》）

铅丹一名黄丹

辛微寒，无毒。

《本经》治吐逆胃反，惊痫癫疾，除热下气。

【发明】铅丹体重性沉，味兼盐矾，而走血分，能坠痰止疟。《本经》言，止吐逆胃反，治惊痫癫疾，除热下气，取其性重以镇逆满也。仲景柴胡龙骨牡蛎汤用之，取其入胆以祛痰积也。但内无积滞，误服不能无伤胃夺食之患。敷疮长肉、坠痰杀虫，皆铅之本性耳。目暴赤痛，铅丹蜜调贴太阳穴立效。（《本经逢原·卷一·金部》）

密陀僧

咸辛平，小毒。

【发明】此感铅银硝石之气而成，其性重坠，直入下焦，故能坠痰，截疟疗疮肿。(《本经逢原·卷一·金部》)

针砂

酸辛，无毒，作针家磨镞细末也。

【发明】针砂寒降，善治湿热脾劳黄病，于铁铫内煅通红醋沃，置阴处待半月，积块生黄，化尽铁性用，为消脾胃坚积黄肿之专药。丹溪温中丸用之。又以制过针砂一两，入干漆灰半钱、香附三钱，合平胃散五钱，蒸饼为丸，汤酒任下，治疗与温中丸不殊。(《本经逢原·卷一·金部》)

云母

甘平，无毒。

《本经》主身皮死肌，中风寒热如在车船上，除邪气，安五脏，益精明目，久服轻身延年。

【发明】《千金方》治久利带下，小便淋疾，及一切恶疮。《深师方》治痰饮头痛。何德扬治妇人难产，温酒调服三钱，入口即下。金刃伤敷之，止血最速，且无腐烂之虞。(《本经逢原·卷一·石部》)

白石英

甘温，无毒。出泰山。以六棱莹白如水晶者为真。林北海先生《本草纲目必读》但收紫而不及白，世鲜真者可知。

《本经》治消渴，阴痿不足，咳逆，胸膈间久寒，益气除风湿痹。(《本经逢原·卷一·石部》)

灵砂

甘温，无毒。

【发明】时珍曰：此以至阳钩至阴，脱阴反阳，故曰灵砂，为扶危拯急之灵丹。虚阳上逆，痰涎壅盛，头眩吐逆，喘不得卧，寤不得寐，霍乱反胃，心腹冷痛，允为镇坠虚火之专药。但不可久服。凡胃虚呕吐，伤暑霍乱，心肺热郁禁用。（《本经逢原·卷一·石部》）

雄黄

辛苦温，微毒。武都者良。入香油熬化，或米醋入萝卜汁煮干用，生则有毒伤人。

《本经》主寒热鼠瘘，恶疮疽痔死肌，杀精物恶鬼邪气，百虫毒，胜五兵。

【发明】雄黄生山之阳，纯阳之精，入足阳明经，得阳气之正，能破阴邪、杀百虫、辟百邪，故《本经》所主皆阴邪浊恶之病。胜五兵者，功倍五毒之药也。其治惊痫痰涎，及射工沙虱毒，与大蒜合捣涂之。（《本经逢原·卷一·石部》）

滑石

甘寒，无毒。色青赤者有毒。

《本经》主身热泄澼，女子乳难癃闭，利小便，荡胃中积聚寒热，益精气。

【发明】滑石利窍，不独利小便也。上能散表，下利水道，为荡热散湿，通利六腑九窍之专剂。（《本经逢原·卷一·石部》）

炉甘石

甘温，无毒。

【发明】炉甘石得金银之气而成，专入阳明经而燥湿热，目病为要药。时珍常用炉甘石煅飞、海螵蛸、硼砂等分，为细末，点诸目病皆妙。又煅过水飞，丸如弹圆，多攒簪孔烧赤，煎黄连汁，淬数次，点眼皮湿烂及阴囊肿湿，其功最捷。（《本经逢原·卷一·石部》）

石钟乳

甘温无毒。以甘草、紫背天葵同煮一伏时，杵粉入钵，细研水飞，澄过再研万遍，瓷器收之。若不经煅炼，服之令人淋。

《本经》主咳逆上气，明目益精，安五脏，通百节，利九窍，下乳汁。

【发明】钟乳乃山灵阳气所钟，故莹白中空，纯阳通达，专走阳明气分。

然性偏助阳，阴虚之人慎勿轻服。《内经》云：石药之气悍，服之令阳气暴充，形体壮盛。昧者得此自庆，益肆淫泆，精气暗损，石气独存，孤阳愈炽，久之荣卫不从，发为淋浊，及为痈疽，是果乳石之过欤，抑人之自取耶？惟肺气虚寒，咳逆上气，哮喘痰清，下虚脚弱，阴痿不起，大肠冷滑，精泄不禁等疾，功效无出其右。(《本经逢原·卷一·石部》)

石灰

辛温，有毒。

【发明】石灰禀壮火之余烈，故能辟除阴邪湿毒，观《本经》所主疽疡疥瘙，热气恶疮，癞疾死肌等，皆外治之用。(《本经逢原·卷一·石部》)

浮石 一名海石

咸平，无毒。煅过水飞用。

【发明】海石乃水沫结成，色白体轻。故治上焦痰热，止嗽，点目翳。敷痘痈，功效最捷。又治诸淋，散积块，皆取咸能软坚之意。消瘿瘤结核疝气，然惟实证宜之，虚者误投，患亦最速，以其性专克削肺胃之气也。(《本经逢原·卷一·石部》)

磁石

《本经》名玄石，俗名吸铁石。

辛咸微寒，无毒。入药煅过，醋淬七次，研细，水飞用。

《本经》主周痹风湿，肢节中痛，不可持物，洗洗酸消，除大热烦满及耳聋。

【发明】磁石为铁之母，肾与命门药也，惟其磁，故能引铁。《千金》磁朱丸治阴虚龙火上炎，耳鸣嘈嘈，肾虚瞳神散大，盖磁石入肾，镇养真精，使神水不外移。朱砂入心，镇养心血，使邪火不上侵，耳目皆受荫矣。《本经》主周痹风湿，肢节中痛，洗洗酸消，取辛以通痹而祛散之，重以去怯而镇固之，则阴邪退听，而肢节安和，耳目精明，大热烦满自除矣。《济生方》治肾虚耳聋，以磁石豆大一块，同煅穿山甲末，绵裹塞耳中，口含生铁一块，觉耳中如风雨声即通。(《本经逢原·卷一·石部》)

代赭石 《本经》名须丸

苦甘平，无毒。击碎有乳形者真，火煅醋淬三次，研细，水飞用。

《本经》主鬼疰贼风虫毒，腹中毒邪，女子赤沃漏下。

【发明】赭石之重，以镇逆气，入肝与心包络二经血分。《本经》治贼风虫毒，赤沃漏下，取其能收敛血气也。仲景治伤寒吐下后，心下痞硬，噫气不除，旋覆代赭石汤，取重以降逆气、涤涎痰也。观《本经》所治，皆属实邪。(《本经逢原·卷一·石部》)

绿青 俗名石绿

微酸，小毒。

【发明】痰在上宜吐之，在下宜利之。绿青吐风痰眩闷，取二三钱同龙脑少许调匀，以生薄荷汁合酒温服便卧，涎自口角流出乃愈。不呕吐而功速，故著之。(《本经逢原·卷一·石部》)

扁青 俗名石青

甘平，无毒。

《本经》主目痛，明目，折跌痈肿，金疮不瘳，破积聚，解毒气，利精神。

【发明】石青走肝磨坚积。故《本经》所主皆肝经积聚之病。时珍用吐风痰，研细温水灌下即吐，肝虚易惊多痰者宜之。形如缩砂者名鱼目青，主治与扁青无异。(《本经逢原·卷一·石部》)

石胆 俗名胆矾

酸辛寒，有毒。

【发明】石胆酸辛气寒，入少阳胆经。性寒收敛，味辛上行，能涌风热痰涎，发散风木相火，又能杀虫。《本经》主目痛，金疮，痫痉，取酸辛以散风热痰垢也。治阴蚀崩淋寒热，取酸寒以涤湿热淫火也。又为咽齿喉痹，乳蛾诸邪毒气要药。涌吐风痰最快，方用米醋煮真鸭嘴，胆矾末醋调，探吐胶痰即瘥。

走马牙疳，红枣去核，入胆矾，煅赤，研末敷之，追出痰涎即愈。(《本经逢原·卷一·石部》)

礜石

辛热，有毒。久服令人筋挛。煅法以黄泥包，炭火烧一日一夕，乃可用之。恶羊血，不入汤液。

《本经》主寒热鼠瘘，蚀死肌风痹，腹中坚癖邪气。

【发明】时珍云：礜石与砒石相近，性亦相类。但砒石略带黄晕，礜石全白，稍有分辨。而古方礜石与矾石常相浑书，二字相似故误耳。然矾石性寒无毒，礜石性热有毒，不可不审。《甄权》除膈间积气，冷湿风痹，瘙痒积十年者。仲景云：生用破人心肝。(《本经逢原·卷一·石部》)

礞石

辛咸平，无毒。色青者入肝力胜，色黄者兼脾次之。硝石煅过杵细，水飞用。

【发明】青礞石，厥阴之药，其性下行，治风木太过，挟制脾土，气不运化，积滞生痰，壅塞膈上，变生风热诸病，故宜此药重坠以下泄之，使木平气下，而痰积通利，诸证自除矣。今人以王隐君滚痰丸通治诸痰怪证，不论虚实寒热概用，殊为未妥。不知痰因脾胃不能运化，积滞而生。胶固稠黏者，诚为合剂。设因阴虚火炎，煎熬津液，凝结成痰，如误投之，则阴气愈虚，阳火弥炽，痰热未除，而脾胃先为之败矣。况乎脾胃虚寒，食少便溏者得之，泄利不止，祸不旋踵。若小儿多变慢脾风证，每致不救，可不慎欤？（《本经逢原·卷一·石部》）

河沙

微寒，无毒。

【发明】河沙得水土之气，故夏月发斑子，通石淋，主绞肠沙痛，用沙炒热，冷水淬之，澄清服效。又风湿顽痹不仁，筋骨挛缩，六月取河沙曝热，伏坐其中，冷即易之，取微汗，忌风冷劳役，不过数次愈。其玉田沙，夏月发麻疹良。（《本经逢原·卷一·石部》）

石燕

甘寒，无毒。

【发明】石燕出祁阳西北江畔沙滩上，形似蚶而小坚，重于石，俗云：因雷雨则自石穴中出，随雨飞堕者，妄也。其性寒凉，乃利窍行湿热之物，故能疗眼目障翳，磨水不时点之。（《本经逢原·卷一·石部》）

食盐

咸寒，无毒。

《本经》主结热喘逆，胸中病，令人吐。

【发明】咸走肾走血。肾病血病患无多食盐，以血得咸则凝也。补肾药用之，不过借为引导耳。干霍乱及臭毒、头痛、腹痛，多用盐水吐之。《本经》所主结热喘逆者，以咸能下气，过咸则引涎水聚于膈上而涌之也。

病水肿忌食，以其走肾助邪水之逆满也。

盐之味咸性降，下气最速。治下部蟨疮，吐胸中痰澼，止心腹卒痛。不可多食，伤肺喜咳。扁鹊云：能除一切大风痛，炒热熨之。(《本经逢原·卷一·卤石部》)

卤碱一名石碱

苦咸微寒，无毒。

《本经》主大热消渴，狂烦，除邪及下蛊毒，柔肌肤。

【发明】碱味咸性走，故能消痰磨积，祛热烦、蛊毒、消渴，属实热者宜之。肌肤粗者，以汤洗之，顽皮渐退，是即柔肌肤之谓也。水碱乃灶灰淋汤，冲银黝脚所造，性能发面，故面铺中无不用之，病患食之多发浮肿，故方后每忌湿面。观其善涤衣垢，克削可知。(《本经逢原·卷一·卤石部》)

玄精石

辛咸寒，无毒。青白龟背者良。

《本经》除风冷邪气湿痹，益精气。

【发明】玄精石禀太阴之精，与盐同性，故其形皆六出，象老阴之数也。

其气寒而不温，其味辛咸沉降，同硫黄、硝石。治上盛下虚，收阳助阴，有扶危拯逆之功。来复丹用之，专取一阳来复之义，寒因寒用，深得《本经》诸治之奥。(《本经逢原·卷一·卤石部》)

玄明粉

《御药院方》名白龙粉。辛甘微寒，无毒。

【发明】玄明粉用芒硝煅过多遍，佐以甘草缓其咸寒之性。用治膈上热痰，胃中实热，肠中宿垢，非若芒硝之力峻伤血也。(《本经逢原·卷一·卤石部》)

风化硝

甘咸寒，无毒。

【发明】风化硝甘缓轻浮，故治上焦心肺痰热，而不致于泄利者宜之。并治经络之痰湿，但重着而非酸痛者用之有效。指迷茯苓丸治痰湿流于肩背之阳位，而隐隐作痛，最为合剂，然惟体肥气实者为宜。眼睑赤肿，和人乳点之。(《本经逢原·卷一·卤石部》)

蓬砂——名鹏砂

甘微咸，无毒。甘草汤煮化，微火炒松用。

【发明】蓬砂味甘微咸，气温色白而质轻。能去胸膈上焦之实热。《素问》云：热淫于内，治以咸寒，以甘缓之是也。其性能柔五金而去垢腻，故主痰嗽喉痹。含化咽津，治喉中肿痛，膈上痰热，取其能散肿也。(《本经逢原·卷一·卤石部》)

矾石

酸涩微寒，无毒。明如鹏砂起横棱者，名马齿矾，最胜。生用、煅用各随本方。生者多食，破人心肺。

《本经》主寒热泄利，白沃阴蚀，恶疮，目痛，坚骨齿。

【发明】白矾专收湿热，固虚脱，故《本经》主寒热泄利，盖指利久不止，虚脱滑泄，因发寒热而言。

为末，去鼻中瘜肉。其治气分之痰湿痈肿最捷。侯氏黑散用之，使药积腹中，以助悠久之功，故蜡矾丸以之为君。有人遍身生疮如蛇头，服此而愈。甄权生含咽津，治急喉痹，皆取其去秽之功也。若湿热方炽，积滞正多，误用收涩，为害不一。岐伯言：久服伤人骨。凡阴虚咽痛，误认喉风，阴冷腹痛，误认臭毒，而用矾石必殆。(《本经逢原·卷一·卤石部》)

第二节 草 类

甘草——名国老

甘平，无毒。反海藻、大戟、甘遂、芫花。补中散表炙用，泻火解毒生用。中心黑者有毒，勿用。

《本经》主五脏六腑寒热邪气，坚筋骨，长肌肉，倍气力，解金疮肿毒。

【发明】惟土实胀满者禁用，而脾虚胀满者必用，盖脾温则健运也。世俗不辨虚实，一见胀满便禁甘草，何不思之甚耶？凡中满呕吐、诸湿肿满、酒客之病，不喜其甘，藻、戟、遂、芫与之相反，亦迁缓不可救昏昧耳。而胡洽治痰澼，以十枣汤加甘草、大戟，乃痰在膈上，欲令通泄，以拔病根也。古方有相恶相反并用，非妙达精微者，不知此理。（《本经逢原·卷一·山草部》）

桔梗 《本经》名荠苨

辛甘苦微温，无毒。甘者为荠苨，苦者为苦梗，咬之腥涩者为木梗，不堪入药。

《本经》主胸胁痛如刀刺，腹满肠鸣幽幽，惊恐悸气。

【发明】桔梗上升清肺气，利咽喉，为肺部引经，又能开发皮腠，故与羌、独、柴胡、劳、苏辈同为解表药，与甘草同为舟楫之剂，诸药有此一味，不能下沉也。

又干咳嗽，乃痰火之邪郁在肺中，亦宜甘以润之。

其芦吐膈上风热实痰，生研末，白汤调服二三钱，探吐之。（《本经逢原·卷一·山草部》）

知母

苦平寒，无毒。肥白者良。盐、酒炒用。

《本经》主消渴热中，除邪气，肢体浮肿，下水，补不足，益气。

【发明】知母沉降，入足少阴气分，及足阳明、手足太阴，能泻有余相火，理消渴烦蒸。仲景白虎汤、酸枣汤皆用之，下则润肾燥而滋阴，上则清肺热而除烦。但外感表证未除、泻痢燥渴忌之，脾胃虚热人误服，令人作泻减食，故虚损大忌。近世误为滋阴上剂、劳瘵神丹，因而夭枉者多矣。《本经》言除邪气，肢体浮肿，是指湿热水气而言，故下文云，下水。补不足、益气，乃湿热相火有余，铄灼精气之候，故用此清热养阴，邪热去则正气复矣。(《本经逢原·卷一·山草部》)

天麻

《本经》名离母，一名定风草，茎名赤箭。

辛平微温，无毒。湿纸裹煨熟，切片用。

《本经》主杀鬼精物，蛊毒恶气。久服益气力，长阴肥健。

【发明】天麻味辛浓厚，性升，属阳，为肝家气分药。故肝虚不足，风从内生者，天麻、芎䓖以补之。诸风掉眩，眼黑头旋，风虚内作，非天麻不治。小儿惊痰风热，服天麻即消。

按：天麻性虽不燥，毕竟风剂，若血虚无风，火炎头痛，口干、便闭者，不可妄投。(《本经逢原·卷一·山草部》)

白术——名山姜

甘温，无毒。入脾胃痰湿药，姜汁拌晒。入健脾药，土炒。入泻痢虚脱药，炒存性用。入风痹痰湿利水破血药，俱生用。然非于潜产者，不可生用也。

《本经》主风寒湿痹，死肌，痉疸，止汗除热，消食作煎饵。久服轻身延年，不饥。

【发明】白术甘温味厚，阳中之阴，可升可降，入脾胃二经。生用则有除湿益燥、消痰利水，治风寒湿痹、死肌、痉疸，散腰脐间血，及冲脉为病，逆气里急之功。制熟则有和中补气，止渴生津，止汗除热，进饮食，安胎之效。《本经》主风寒湿痹、死肌痉疸者，正以风、寒、湿三者合而成痹，痹者，拘挛而痛是也。经曰：地之湿气，感则害人皮肉筋骨。死肌者，湿毒侵肌肉也。痉者，风寒乘虚客于肝脾肾经所致也。疸者，脾胃虚而湿热瘀滞也。如上诸证，莫不由风、寒、湿而成，术有除此三者之功，故能祛其所致之疾也。止汗除湿进食者，湿热盛则自汗，湿邪客则发热，湿去则脾胃燥，燥则食自消、汗自止、热自除矣。

又主大风在身，而风眩头痛，目泪出，消痰水，逐皮肤间风水结肿，除心下急满，及霍乱吐下不止，利腰脐间血，益津暖胃，消谷嗜食，得参、苓大补中气，得枳、橘，健运饮食。

仲淳有云：白术禀纯阳之土气，除邪之功胜，而益阴之效亏。故病属阴虚血少，精不足，内热骨蒸，口干唇燥，咳嗽吐痰，吐血鼻衄齿衄，便闭滞下者，法咸忌之。术燥肾而闭气，肝肾有动气者勿服。刘涓子云：痈疽忌白术，以其燥肾而闭气，故反生脓作痛也。凡脏皆属阴，世人但知白术能健脾，宁知脾虚而无湿邪者用之，反燥脾家津液，是损脾阴也，何补之有？此最易误，故特表而出之。（《本经逢原·卷一·山草部》）

苍术 《本经》名山蓟

苦辛温，无毒。

《本经》主风寒湿痹，死肌痉疸。

【发明】苍术辛烈，性温而燥，可升可降，能径入诸经，疏泄阳明之湿，而安太阴，辟时行恶气。因经泔浸炒，故能除上湿发汗，与白术止汗则异，腹中窄狭者须之。《本经》治风寒湿痹、死肌、痉疸等证，总取性专开腠，故能发汗而去风寒湿气，祛湿而去死肌痉疸，下气而消痰食饮癖。

同黄柏为二妙，治下部湿热痛肿。又苍术一味，麻油制过为末，煮大枣肉为丸，治胁下饮澼。许叔微患饮澼三十年，始因少年夜坐写文，左向伏几，是以饮食多坠左边，饮酒止，从左下有声，胁痛食减嘈杂，饮酒半杯即止，不数日必呕酸水，暑月左半身绝无汗，服雄、附、矾石、牵牛、遂、戟等皆无效，自揣必有澼囊，如水之有窠臼，不盈科不行，乃悉屏诸药，以前丸服三月而疾除，暑月汗亦周身，灯下能书细字，皆苍术之力也。然惟素禀肥盛多湿者为宜，若形瘦多火者禁用。其神术已经露制，转燥为清，用以发散上部头风痰湿诸证，故治时行头痛，有神术汤，此得制度之妙也。（《本经逢原·卷一·山草部》）

狗脊 《本经》名百枝

苦平微温，无毒。酒浸，炒，去毛用。

《本经》主腰背强，关机缓急，周痹，寒湿膝痛，颇利老人。

【发明】狗脊为强筋骨要药，故《本经》主腰背强、周痹、寒湿等疾。颇利老人者，补益肾气而坚强筋骨也。（《本经逢原·卷一·山草部》）

贯众

《别录》名草鸱头。苦微寒，有毒。

《本经》治腹中邪热气诸毒，杀三虫。

【发明】贯中苦寒而降，辟时行疫疠不正之气。疫发之时，以此药置水食之则不传染，且能解毒软坚，治妇人血气。《本经》治腹中邪热诸毒，以其性专散结积诸毒。而虫积皆由湿热所生，苦寒能除湿热，故亦主之。

病患虚寒无实热者勿服。（《本经逢原·卷一·山草部》）

丹参

苦平微温，无毒。酒炒用，反藜芦。

《本经》主心腹邪气，肠鸣幽幽如走水，寒热积聚，破癥除瘕，止烦满，益气。

【发明】丹参气平而降，心与包络血分药也。《本经》治心腹邪气，肠鸣幽幽如走水等疾，皆瘀血内滞而化为水之候。（《本经逢原·卷一·山草部》）

黄连

苦寒，无毒。

《本经》主热气目痛，眦伤泪出，明目，肠澼腹痛下痢，妇人阴中肿痛。

【发明】黄连性寒味苦，气薄味厚，降多升少，入手少阴、厥阴。

诸苦寒药多泻，惟黄连、芩、柏性寒而燥，能降火去湿止泻痢，故血痢以之为君。今人但见肠虚渗泄，微似有血，罔顾寒热多少，便用黄连，由是多致危殆。至于虚冷白痢，及先泻后痢之虚寒证，误用致死者多矣。

故《本经》首言治热气目痛，及肠澼腹痛之患，取苦燥之性，以清头目、坚肠胃、祛湿热也。妇人阴中肿痛，亦是湿热为患，尤宜以苦燥之。

近代庸流喜用黄连为清剂，殊不知黄连泻实火，若虚火而妄投，反伤中气，阴火愈逆上无制矣。故阴虚烦热、脾虚泄泻、五更肾泄、妇人产后血虚烦热、小儿痘疹气虚作泻，及行浆后泄泻，并皆禁用。(《本经逢原·卷一·山草部》)

黄芩

苦寒，无毒。

《本经》主诸热黄疸，肠澼泄利，逐水下血闭，治恶疮疽，蚀火疡。

【发明】黄芩苦燥而坚肠胃，故湿热黄疸、肠澼泻痢为必用之药。

其黄疸肠澼泻痢之治，取苦寒以去湿热也。

昔人以柴胡去热不及黄芩，盖柴胡专主少阳往来寒热，少阳为枢，非柴胡不能宣通中外。黄芩专主阳明蒸热，阳明居中，非黄芩不能开泄蕴隆。一主风木客邪，一主湿土蕴着，讵可混论。若血虚发热，肾虚挟寒，及妊娠胎寒下坠，脉迟小弱皆不可用，以其苦寒而伐生发之气也。(《本经逢原·卷一·山草部》)

秦艽

苦平微温，无毒。雷公云：左文列为秦，治湿病；右文列为艽，治脚气。今药肆多右文者，慎勿混合。

《本经》主寒热邪气，寒湿风痹，肢节痛，下水，利小便。

【发明】秦艽阴中微阳，可升可降，入手足阳明，以其去湿也，兼入肝胆，以其治风也。故手足不遂，黄瘅酒毒及妇人带疾，须之。阳明有湿，则身体酸痛，肢节烦疼及挛急不遂，有热则日晡潮热，用以祛风胜湿则愈。凡痛有寒热或浮肿者，多挟客邪，用此以祛风利湿方为合剂，故《本经》治寒热邪气、寒湿风痹、肢节痛等证。若久痛虚羸，血气不能营养肢体而痛，及下体虚寒，痛酸枯瘦等病，而小便清利者，咸非秦艽所宜。今庸师喜用秦艽，且不辨左文、右文，凡遇痛证，动辄用之，失其旨矣。(《本经逢原·卷一·山草部》)

前胡

苦微寒，无毒。甄权曰：甘辛平，无毒。白色者良。去尾用。

【发明】前胡入手足太阴、阳明、少阳，其功长于下气，故能治痰热喘嗽、痞膈诸疾，气下则火降，痰亦降矣，为痰气之要味。治伤寒寒热，及时气内外俱热。按：二胡通为风药，但柴胡主升，前胡主降，有不同耳。又按：前胡治气实风痰，凡阴虚火动之痰，及不因外感而有痰者禁用。(《本经逢原·卷一·山草部》)

防风

甘辛温，无毒。叉头者令人烦喘，叉尾者发人痼疾。

《本经》主大风头眩痛，恶风风邪，目盲无所见，风行周身，骨节疼痛。

【发明】防风浮而升，阳也。入手太阳、阳明、少阳、厥阴，兼通足太阳，治风去湿之仙药，以风能胜湿也。(《本经逢原·卷一·山草部》)

独活

辛苦，微温，无毒。香而紫黑者真。

《本经》主风寒所击，金疮止痛，奔豚痫痓，女子疝瘕。

【发明】独活生益州，较羌活其气稍细，升中有降，能通达周身，而散风胜湿。与细辛同用治厥阴头痛目眩，又足少阴经伏风头痛，两足湿痹不能动止者，非此不治。甄权以独活治诸风湿冷、奔喘逆气、皮肤苦痒、手足挛痛、劳损风毒、齿痛，皆风湿相搏之病也。但气血虚而遍身痛，及阴虚下体痿弱者禁用。南方无刚猛之风，一切虚风类中，咸非独活所宜。（《本经逢原·卷一·山草部》）

羌活

苦辛温，无毒，香而色紫者良。

【发明】羌活生于羌胡，雍州、陇西、西川皆有之。治足太阳风湿相搏，一身尽痛，头痛、肢节痛、目赤、肤痒，乃却乱反正之主帅。督脉为病，脊强而厥者，非此不能除。苏恭曰：疗风宜用独活，兼水宜用羌活，风能胜湿，故羌活能治水湿。（《本经逢原·卷一·山草部》）

苦参

苦寒，无毒。反黎芦。

《本经》主心腹结气，癥瘕积聚，黄瘅，溺有余沥，逐水，除痈肿，补中，明目，止泪。

【发明】苦参、黄柏之苦寒下降，皆能益肾，盖取其苦燥湿寒除热也。热生风，湿生虫，故又能治风杀虫，惟肾水铄而相火胜者宜之，若脾胃虚而饮食减少，肝肾虚而火衰精冷，及年高之人不可用也。久服苦参多致腰重，因其性降而不升也。观《本经》主治，皆湿热为患之病，详"补中"当是"补阴"之误，以其能除湿热，湿热去而阴自复，目自明矣，然惟湿热者宜之。沈存中苦腰重，久坐不能行，此因病齿痛数年，用苦参揩齿，其气味入齿伤肾所致也。后施昭先亦用苦参揩齿，岁久亦病腰重，自后悉不用之、腰疾皆愈。或云：苦参既能补阴明目，何久服反病腰重乎？殊不知苦寒之性直入心肾，内有湿热者，足以当之。始得之，则有辅阴祛邪之力、清热明目之功，湿热既去而又服之，必致苦寒伤肾，腰重脚弱在所不免，理固然也，何疑之有？（《本经逢原·卷一·山草部》）

白鲜皮—名白羊鲜

苦咸寒，无毒。

《本经》主头风黄疸，咳逆淋沥，女子阴中肿痛，湿痹死肌，不可屈伸，起止行步。

【发明】白鲜皮气寒善行，味苦，性燥，足太阴、阳明经去风湿热药也。兼入手太阴、阳明，为诸黄风痹要药。《本经》所主皆风湿热邪蕴酿经中之病。《千金》治婴儿风痫，热则生风，胸中有痰，白羊鲜汤取其善祛风热也，世医只施之于疮科，浅矣。下部虚寒之人，虽有湿证勿用。（《本经逢原·卷一·山草部》）

贝母

甘苦平，微寒，无毒。反乌头。

《本经》主伤寒烦热，淋沥邪气，疝瘕喉痹，乳难金疮，风痉。

【发明】肺受心包火乘，因而生痰；或为邪热所干，喘嗽烦闷，非此莫治。

仲景治伤寒寒实结胸，外无热证者，小陷胸汤主之，白散亦可。二方，一主热痰内积，一主寒实内结，虽同一例，治不可混也。俗以半夏性燥，用贝母代之，不知贝母寒润，治肺家燥痰，痰因郁结者宜之。半夏性燥，治脾胃湿痰，痰因湿滞者宜之。二者天渊，何可代用？若虚劳咳嗽，吐血咯血，肺痿肺痈，痈疽及诸郁火证，半夏乃禁忌，皆贝母为向导也。至于脾胃湿热，涎化为痰，久则生火生痰，上攻昏愦，僵仆謇涩诸证，生死旦夕，岂贝母可治乎。浙产者，治疝瘕、喉痹、乳难、金疮、风痉，一切痈疡。又同苦参、当归治妊娠小便难，同青黛治人面恶疮，同连翘治项上结核，皆取其开郁散结、化痰解毒之功也。（《本经逢原·卷一·山草部》）

草龙胆

苦涩大寒，小毒。去芦或酒炒或甘草汤浸一宿用。凡用勿空腹服，令人小便不禁。

《本经》主骨间寒热，惊痫邪气，续绝伤，定五脏，杀蛊毒。

【发明】草龙胆苦寒沉降，主肝经邪热，下焦湿热，酒瘅黄肿，目病赤肿，瘀肉，小儿肝气，去肠中小虫。盖肝胆湿热，取苦寒以泻之。时珍曰：相火寄在肝胆，有泻无补。故泻肝胆之热，正益肝胆之气。但大苦大寒，过伤胃中生发之气，反助火邪，亦如久服黄连反从火化之义。《本经》主骨间寒热，是指热伤肾水而言，热极生风则发惊搐，重则变为痫病，湿热邪气之在中下二焦者，非此不除，以其专伐肝胆之邪也。肝胆之邪去，而五脏安和，经脉之绝伤续矣。杀蛊毒者，去湿热之患也。凡胃气虚人服之必呕，脾虚人服之必泻。虽有湿热，慎勿轻用。(《本经逢原·卷一·山草部》)

细辛

辛温，无毒。产华阴及辽东者良。反藜芦。

《本经》主咳逆，头痛脑痛，百节拘挛，风湿痹痛，死肌，明目，利九窍。

【发明】细辛辛温上升，入手足厥阴、少阴血分，治督脉为病，脊强而厥。《本经》治咳逆，头痛脑痛，善搜厥阴伏匿之邪也。独活为使，治少阴头痛如神，亦主诸阳头痛。诸风药用之治风湿痹痛、百节拘挛、去死肌、明目者，取辛以散结而开经脉窍隧之邪也。味辛而热，温少阴之经，故仲景少阴证用麻黄附子细辛汤。辛温能散，故凡风寒风湿头痛、口疮、喉痹、蜃齿诸病用之，取其能散浮热，亦火郁发之之义也。又主痰结湿火，鼻塞不利，凡口舌生疮者，用细辛、黄连末掺之。凡血虚内热、火郁头痛、发热咳嗽者戒用，以其辛烈耗真气也。细辛，辛之极者，用不过五分。(《本经逢原·卷一·山草部》)

杜衡

俗名马蹄香，又名杜葵。辛温，无毒。

【发明】杜衡香窜与细辛相似，故药肆以之代充细辛。亦能散头目风寒，下气消痰，行水破血。但其气浊，不能搜涤少阴经中之

寒，稍逊细辛一筹耳。(《本经逢原·卷一·山草部》)

白薇

苦咸平，无毒。

《本经》主暴中风，身热肢满，忽忽不知人，狂惑邪气，寒热酸疼，温疟洗洗，发作有时。

【发明】白薇咸平降泄，抑阳扶阴，为足阳明经本药，兼行足少阴、手太阴。《本经》主暴中风、身热肢满，是热郁生风，痰随火涌，故令忽忽不知人，狂惑邪气，寒热酸疼，皆热邪所致。

下水气、利阴气者，总取益阴之功，真阴益而邪水下。性善降泄，故久服利人。

凡胃虚少食，泄泻及喘咳多汗，阳气外泄者禁用。(《本经逢原·卷一·山草部》)

白前

甘辛微温，无毒。

【发明】时珍曰：白前入手太阴，长于降气，肺气壅实而有痰者宜之。《金匮》治咳嗽而脉沉者，用泽漆汤，以中有白前也。《深师》治久嗽上气，体肿短气，倚息不得卧，常作水鸡声者，用白前汤。《外台》治久嗽吐血，用白前、桔梗、桑白皮、甘草，皆取其下气耳。若虚嗽常哽气者，不可用也。

白前较白薇稍温，较细辛稍平，专搜肺窍中风水；非若白薇之咸寒，专泄肺胃之燥热；亦不似细辛之辛窜，能治肾肝之沉寒也。(《本经逢原·卷一·山草部》)

芎䓖 《纲目》名川芎

辛温，无毒。蜀产者味辛而甘为上，他处者气味辛烈为下。反藜芦。叶名芎芜。

《本经》主中风入脑，头痛寒痹，筋挛缓急，金疮，妇人血闭无子。

【发明】芎䓖辛温，上升入肝经，行冲脉，血中理气药也。故《本经》治中风入脑头痛等证，取其辛散血分诸邪也。好古言：搜肝气，补肝血，润肝燥，补风虚。又治一切风气、血气及面上游风，目疾多泪，上行头目，下行血海，故四物汤用之者，皆搜肝经之风。治少阳、厥阴头痛，及血虚头痛之圣药。助清阳之气，去湿气在头，头痛必用之药。（《本经逢原·卷二·芳草部》）

蛇床

苦辛温，无毒。

《本经》主男子阴痿湿痒，妇人阴中肿痛，除痹气，利关节，癫痫恶疮。

【发明】蛇床辛香性温，专入右肾命门、少阳三焦气分。《本经》列之上品，不独助男子壮火，且能散妇人郁抑，非妙达《本经》精义，不能得从治之法也。但肾火易动，阳强精不固者勿服。（《本经逢原·卷二·芳草部》）

藁本

辛苦温，无毒。香而燥者良，臭而润者勿用。

《本经》主妇人疝瘕，阴中寒肿痛，腹中忽，除风头痛，长肌肤，悦颜色。

【发明】藁本性升，属阳，为足太阳寒郁经中，头项巅顶痛，及大寒犯脑、连齿颊痛之专药。

今人只知藁本为治巅顶头脑之药，而《本经》治妇人疝瘕，腹中急，阴中寒等证，皆太阳经寒湿为病，亦属客邪内犯之候，故用藁本去风除湿，则中外之疾皆瘳，岂特除风头痛而已哉？但头痛挟内热，春夏温病热病，头痛、口渴，及产后血虚、火炎头痛，皆不可服。（《本经逢原·卷二·芳草部》）

白芷 即都梁香

辛苦温，无毒。

《本经》主女人漏下赤白，血闭阴肿，寒热头风，侵目泪出，长肌肤，润泽颜色，可作面脂。

【发明】白芷辛香升发，行手阳明；性温气厚，行足阳明；芳香上达，入手太阴。为解利阳明风热头痛，及寒热头风，侵目泪出之要药。

漏下赤白，痈疽，头面皮肤风痹燥痒，三经之湿热也。风热者辛以散之，湿热者温以除之。（《本经逢原·卷二·芳草部》）

山柰

辛温，无毒。

【发明】山柰芳香，入阳明暖胃，辟瘴疠恶气，治心腹冷气痛，寒湿霍乱，风虫牙痛，皆芳香正气之力也。（《本经逢原·卷二·芳草部》）

草豆蔻

辛涩温，无毒。面裹煨熟，去面用。

【发明】草豆蔻性温，入脾胃二经。东垣曰：风寒客邪在胃口之上，当心疼痛者宜之。丹溪曰：草豆蔻性温，能散滞气。若明知口食寒物，胃脘作痛，或湿郁成病者，用之神效。若热郁者不可用，恐积温成热也。然多用能助脾热，伤肺损目，故阴虚血燥者忌之。（《本经逢原·卷二·芳草部》）

草果 亦名豆蔻

辛温涩，无毒。去壳，生用。

【发明】草果与草豆蔻总是一类，其草果治病，取其辛热浮散，能入太阴、阳明，除寒燥湿，开郁化食，利膈止痰，解面食鱼肉诸毒。凡湿热瘀滞，伤暑暴注，溲赤口干者禁用。（《本经逢原·卷二·芳草部》）

蒟叶 子名蒟酱

辛温，无毒。

【发明】蒟叶辛热，能下气温中，破痰，散结气，解瘴疠。岭南人以叶合槟榔食，取其辛香，能破瘴疠之气也。其子可以调羹，故谓之酱，荜茇之类也。（《本经逢原·卷二·芳草部》）

香附 即莎草根

辛微苦甘平，无毒。肥盛多痰，姜汁浸炒。

【发明】香附之气平而不寒，香而能窜，乃足厥阴肝、手少阳三焦气分主药。兼入冲脉，开郁气，消痰食，散风寒，行血气，止诸痛。月候不调，胎产崩漏，多怒多忧者之要药。

乃气病之总司，女科之主帅也。惟经水先期而淡，及矢气无声、无臭者勿用。血气本虚，更与利气，则行之愈速矣。（《本经逢原·卷二·芳草部》）

兰香

辛温，无毒。

《本经》利水道，杀虫毒，辟不祥。久服益气，轻身不老，通神明。

【发明】兰气芳香，能辟疫毒恶气，楚人以之为佩。又能辟汗湿之气，故又名辟汗香。入手足太阴、阳明，力能调中消食，去恶气，治睕呕，脾瘅，口中时时溢出甜水者，非此不除。按：兰性芳香辛温，专走气道，故能利水调肝和脾，其功倍于藿香。

古方治疬风，兰香散取其散肺胃中之湿热、虫毒也。

子治目翳及尘物入目，以三五颗内目中，少顷其子湿胀，与物俱出。又主暴得赤眼，后生翳膜，用兰香子一粒入眦内，闭目少顷，连膜俱出。盖此子得湿即胀，故能染惹眵泪浮膜尔，然目中不可着一尘，而此可内三五颗亦不妨碍。（《本经逢原·卷二·芳草部》）

泽兰

苦甘微温，无毒。取叶，酒洗之。

《本经》主金疮、痈肿、疮脓。

【发明】泽兰入足太阴、厥阴血分，专治产后血败流于腰股，拘挛疼痛，破宿血，消癥瘕，除水肿、身面四肢浮肿。《本经》主金疮、痈肿、疮脓，皆取散血之功，为产科要药也。更以芎、归、童便佐之，功效胜于益母。（《本经逢原·卷二·芳草部》）

香薷

辛微温，无毒。江西白花者良。

【发明】香薷辛温，先升后降，故热服能发散暑邪，冷饮则解热利小便，治水甚捷。

《深师》香薷丸治通身水肿，以香薷熬膏，丸白术末，日三夜一服，米饮下之，效。（《本经逢原·卷二·芳草部》）

荆芥 又名假苏

辛微温，无毒。

《本经》主寒热鼠瘘，瘰疬生疮，破结聚气，下瘀血，除湿痹。

【发明】荆芥穗入手太阴、足厥阴气分，其功长于祛经络中之风热。观《本经》所主，皆是搜经中风热痰血之病。（《本经逢原·卷二·芳草部》）

紫苏

辛温，无毒。叶紫者能散血脉之邪，最良。

【发明】苏叶味辛入气分，色紫入血分，升中有降。

同木瓜、厚朴则散湿解暑；同桔梗、枳壳则利膈宽中；同杏仁、菔子则消痰定喘。然不宜久服，泄人真气。（《本经逢原·卷二·芳草部》）

苏子

辛温，无毒。粗而色深紫者真，细而色淡者假。

【发明】诸香皆燥，惟苏子独润，为虚劳咳嗽之专药。性能下

气，故胸膈不利者宜之，与橘红同为除喘定嗽、消痰顺气之良剂。（《本经逢原·卷二·芳草部》）

菊

黄者苦甘平，白者苦辛平，皆无毒。野生者名苦薏，可捣涂痈肿疔毒，服之伤人脑。

《本经》主诸风头眩肿痛，目欲脱，泪出，皮肤死肌，恶风湿痹，久服利血气，轻身耐老延年。

【发明】菊得金水之精英，补水以制火，益金以平木，为去风热之要药。故《本经》专主头目风热诸病，取其味甘气清，有补阴养目之功。盖益金则肝木平而风自息，补水则心火制而热自除矣。其治恶风湿痹者，以其能清利血脉之邪，而痹湿得以开泄也。（《本经逢原·卷二·隰草部》）

艾

苦辛温，无毒。蕲州者为胜。

【发明】艾性纯阳，故可以取太阳真火，可以回垂绝元阳，服之则走肝脾肾三阴，而逐一切寒湿，转肃杀之气为融和。生用则性温，炒熟则大热，用以灸火则透诸经而治百病。苏颂言其有毒，误矣。夫用药以治病，中病则止。若素有虚寒痼冷，妇人湿郁带漏之病，以艾和归、附诸药治之，夫何不可？艾附丸调经而温子宫，兼主心腹诸痛。胶艾汤治虚痢，及胎妊产后下血。雷火针同丁香、麝脐熨寒痹挛痛。若老人脐腹畏冷，及寒湿脚气，以熟艾入布兜之。惟阴虚火旺血燥生热及宿有失血病者为禁。（《本经逢原·卷二·隰草部》）

茵陈蒿

苦平微寒，无毒。

《本经》主风湿寒热邪气，热结黄瘅。

【发明】茵陈有二种：一种叶细如青蒿者，名绵茵陈，专于利水，为湿热黄瘅要药。一种生子如铃者，名山茵陈，又名角蒿，其味辛苦小毒，专予杀虫，治口齿疮绝胜，并入足太阳。《本经》主风湿寒热，热结黄瘅，湿伏阳明所生之病，皆指绵茵陈而言。仲景茵陈蒿汤以之为君，治湿热发黄。栀子柏皮汤以之为佐，治燥热发黄。如苗涝则湿黄，旱则燥黄。其麻黄连翘赤小豆汤以之为使，治瘀热在里而身黄，此三方分治阳黄也。其治阴黄则有茵陈附子汤，各随燥湿寒热而为主治。按茵陈专走气分而利湿热，若蓄血发黄，非此能治也。《外台》治齿龈宣露，《千金》治口疮齿蚀，并用烧灰涂之，有汁吐去，一宿即效。而杀虫方中，一味煎汤，内服外洗，皆用角蒿，专取逐湿化热之功也。（《本经逢原·卷二·隰草部》）

青蒿

苦寒，无毒。茎紫者真。根茎子叶不可并用，恐成痼疾。叶主湿热，子治骨蒸，俱宜童便制用。

《本经》主疥瘙痂痒恶疮，杀虫，留热在骨节间，明目。

【发明】青蒿亦有二种，一种发于早春，叶青如绵茵陈，专泻丙丁之火，能利水道，与绵茵陈之性不甚相远。一种盛于夏秋，微黄如地肤子，专司甲乙之令，为少阳、厥阴血分之药。（《本经逢原·卷二·隰草部》）

茺蔚<small>俗名益母</small>

辛甘微温，无毒。忌犯铁器。其子微炒香，蒸熟，烈日曝燥，杵去壳用。

《本经》茺蔚子明目益精，除水气，茎治瘾疹，可作浴汤。

【发明】茺蔚入手少阴、足厥阴血分，活血行气，有补阴之功。凡胎前产后所恃者血气也，胎前无滞，产后无虚，以其行中有补也。然所谓补者，是散其瘀而营血受荫，非补养血气之谓。《丹方》以益母之叶阴干，拌童便、陈酒九蒸九晒，入四物汤料为丸，治产后诸证。

其子能明目，功专益精利水，水亏而瞳子收小者宜之。若火盛

瞳子散大者切忌，为其辛散能助火邪也。(《本经逢原·卷二·隰草部》)

薇衔

苦涩温，无毒。《素问》谓之麋衔，《唐本》曰鹿衔，《千金》曰鹿药草，言鹿有疾，衔此草即瘥也。

《本经》主风湿痹，历节痛，惊痫吐血，悸气贼风，鼠瘘痈肿。

【发明】鹿衔，《本经》专主风湿痹、历节痛，《素问》同泽术治酒风身热懈惰，汗出如浴，恶风少气之病，亦取其能除痹着血脉之风湿也。又治惊痫悸气，吐咯诸血，以其能走胃与肾肝血分，专理血中邪湿，而无留滞之患。近世治吐血、咯血用之，以其能温补冲督之精血也。陕人名为鹿胞草，言鹿食此，即能成胎。其性温补下元可知。(《本经逢原·卷二·隰草部》)

夏枯草

苦辛温，无毒。

《本经》主寒热瘰疬，鼠瘘，头疮，破癥散瘿结气，脚肿湿痹，轻身。

【发明】夏枯草，《本经》专治寒热瘰疬，有补养厥阴血脉之功。以辛能散结，苦能除热，而癥结瘿气散矣。言轻身者，脚肿湿痹愈，而无重着之患也。(《本经逢原·卷二·隰草部》)

旋覆花

《本经》名金沸草。咸甘温，小毒。

《本经》主结气胁下满，惊悸，除水，去五脏间寒热，补中下气。

【发明】旋覆花升而能降，肺与大肠药也。其功在于开结下气，行水消痰，治惊悸，祛痞坚，除寒热，散风湿，开胃气，止呕逆，除噫气，故肺中伏饮寒嗽宜之。仲景治伤寒汗下后，心下痞坚，噫气不除，有旋覆代赭石汤。《金匮》半产漏下，有旋覆花汤。胡洽治痰饮在两胁胀满，有旋覆花汤，皆取其能下气也。但性专温散，故阴虚劳嗽，风热燥咳，不可误用，用之嗽必愈甚。《本经》言补中下气者，甘能缓中，咸能润下，痰气下而中气安，胁下满结，寒热惊悸，水气皆除矣。(《本经逢原·卷二·隰草部》)

恶实

又名鼠粘子、牛蒡子、大力子，皆别名也。辛，平，无毒。

【发明】鼠粘子，肺经药也。治风湿瘾疹，咽喉风热，散诸肿疮疡之毒，痘疹之仙药也。痘不起发，用此为末，刺雄鸡冠血，和酒酿调，胡荽汤下，神效。疮疡毒盛，生研用之，即出疮头。酒炒上行，能通十二经，去皮肤风，消瘾疹毒。惟气虚色白，大便利者不宜。(《本经逢原·卷二·隰草部》)

苍耳 古名葈耳

实甘温，叶苦辛，小毒。酒浸炒用，忌猪肉。

【发明】苍耳治头风脑痛，风湿周痹，四肢拘挛，恶肉死肌，皮肤瘙痒，脚膝寒痛，久服亦能益气。其叶久服，去风湿有效。服苍耳人最忌猪肉及风邪，触犯则遍身发出赤丹也。妇人血风攻脑，头眩闷绝，忽倒不知人事者，用苍耳草嫩心阴干为末，酒服甚效。此味善通顶门连脑，能走督脉也。(《本经逢原·卷二·隰草部》)

天名精

《本经》名蛤蟆蓝，一名地菘，子名鹤虱。甘寒，无毒。

《本经》主瘀血血瘕欲死，下血止血，利小便。

【发明】天名精功专散血，有破宿生新之功，故《本经》言下血止血。又能涌吐风痰，杀虫解毒。擂汁服之，能止痰疟；漱之止牙痛；捣之敷蛇伤；煎服除淫秽邪毒，从小便泄出。凡乳蛾喉咙肿痛，及小儿急慢惊风，牙关紧急，不省人事者，捣绞和酒灌之。咽喉肿塞，痰涎壅滞，捣汁鹅翎扫入，去痰立效。亦治猪瘟。(《本经逢原·卷二·隰草部》)

鹤虱

苦平，无毒。

【发明】鹤虱入厥阴肝经，善调逆气，能治一身痰凝气滞，杀虫方中最要药。《录验方》疗蛕攻心痛，一味丸服。小儿虫痛，亦单用鹤虱研末，肥肉汁服，其虫自下。药肆每以胡萝卜子代充，不可不辨。（《本经逢原·卷二·隰草部》）

豨莶

辛苦寒，小毒。采叶阴干，入甑中，层层洒酒与蜜，九蒸九晒用。

【发明】豨莶苦寒，略兼微辛，故有小毒，为祛风除湿而兼活血之要药。豨莶丸治风湿，四肢麻痹，骨节冷痛，腰膝无力甚效。但脾肾两虚，阴血不足，而腰膝无力，骨痛麻痹者，大非所宜。时珍曰：生捣汁服则令人吐，故云有小毒。九蒸九晒则去风痹，故云无毒。或云甚益元气，不稽之言也。生者捣服能吐风痰，其能伤胃可知。（《本经逢原·卷二·隰草部》）

芦根

笋名蘿芦，茎名苇茎，花名蓬蕽。甘寒，无毒。

【发明】芦根甘寒，主消渴、胃中客热。利小便，治噎哕反胃，呕逆不下食，妊娠心热，时疫寒热，烦闷。解河豚诸鱼毒，其笋尤良。蘿芦治脐下坚癖，小便不利。苇茎中空，专于利窍，善治肺痈，吐脓血臭痰。《千金》苇茎汤以之为君，服之热毒从小便泄去最捷。芦花煮汁治干霍乱心腹胀痛，箬烧存性，治吐衄诸血。（《本经逢原·卷二·隰草部》）

甘蔗 即巴蕉

甘，大寒，无毒。

【发明】甘蔗性寒，治天行狂热，解消渴烦闷，利小便，治湿热黄瘅。和酒服疗痈肿，并以滓涂肿处良。小儿游风，卧蕉叶上即

愈。治火烫，以箸插入，出箸瓶盛，取油涂之。《别录》治痈疽结
热。《肘后》治发背肿毒。《圣惠》治血淋涩痛。苏颂治风痫欲倒，
饮之取吐效。惟阴疽不赤肿者禁用。（《本经逢原·卷二·隰草部》）

木贼

甘，微苦，无毒。去节用。

【发明】木贼与麻黄同形同性，故能发汗解肌，升散火郁风湿，
专主眼目风热暴翳，止泪，取发散肝肺风邪也。多用令人目肿，若
久翳及血虚者非所宜。而伤暑或暴怒赤肿亦勿用之。（《本经逢原·
卷二·隰草部》）

石龙刍 一名龙须，即席草

苦微寒，无毒。

《本经》主心腹邪气，小便不利，淋闭，风湿，鬼疰。

【发明】龙刍生水中，性专利水。《本经》所主心腹邪气，亦是
因水湿潴积所致。其败席治淋及小便不通。昔人用以煮服，莫若烧
灰酒服更良。（《本经逢原·卷二·隰草部》）

灯心草

甘寒，无毒。欲入丸剂，粳米饮浆磨之。

【发明】灯心轻虚甘淡，故能泄肺利水。治急喉痹，烧灰吹之。
又烧灰涂乳上，饲小儿止夜啼。烧灰入轻粉、麝香，治阴疳。（《本
经逢原·卷二·隰草部》）

牛膝 《本经》名百倍

苦酸平，无毒。怀产者长而无傍须，水道涩渗者宜之。川产者
细而微黑，精气不固者宜之。忌牛肉。

《本经》主寒湿痿痹，四肢拘挛，腰痛不可屈伸，逐血气，伤
热火烂，堕胎。

【发明】牛膝气薄味厚，性沉降泄，乃足厥阴之药。《本经》专

主寒湿痿痹，四肢拘挛等病，不及补养下元之功，岂圣法有所未尽欤？丹溪言：牛膝能引诸药下行筋骨，痛风在下者宜加用之。其性虽下行走筋，然滑利之品，精气不固者，终非所宜。（《本经逢原·卷二·隰草部》）

紫菀 白者名女菀

苦辛微温，无毒。或酒洗，或蜜水炒用。

《本经》主咳逆上气，胸中寒热结气，去蛊毒、痿蹙，安五脏。女菀治风寒洗洗，霍乱泄利，肠鸣上下无常处，惊痫，寒热百病。

【发明】紫菀，肺经血分之药。《本经》止咳逆上气，胸中寒热结气，取性疏利肺经血气也。去蛊毒痿蹙者，以其辛苦微温，能散结降气，蛊毒自不能留。痿蹙由肺热叶焦，紫菀专通肺气，使热从溲便去耳。《别录》疗咳唾脓血。《大明》消痰止渴，皆滋肺经血气之效。

又能通调水道，故溺涩便血，单服一两即效。然大泄肺气，阴虚肺热干咳禁用，以其性专温散而无培养之力也。（《本经逢原·卷二·隰草部》）

萱草

一名宜男，一名忘忧。甘平，无毒。

【发明】萱性下走入阴，故根治砂石淋，下水气，及酒瘅大热，衄血。擂酒服治吹乳肿痛。

花治酒瘅，利湿热。其花起层者，有毒勿食。（《本经逢原·卷二·隰草部》）

酸浆

一名灯笼草，俗名挂金灯。苦寒，无毒。

《本经》主热烦满，定志，益气，利水道。

【发明】酸浆利湿除热清肺，治咳化痰，痰热去而志定气和矣。又主咽喉肿痛。盖此草治热痰咳嗽，佛耳草治寒痰咳嗽。故其主治

各有专司也。(《本经逢原·卷二·隰草部》)

鼠曲草

即鼠耳草，又名佛耳草。甘平，无毒。

【发明】《别录》：鼠耳主寒痹、寒热咳嗽。东垣：佛耳治寒嗽及痰，除肺中寒，大升肺气。《日华》云：大抵寒嗽，多是火郁于内，寒覆于外，故佛耳、款冬为之必用。《宣明》透膈散治寒郁肺络之嗽，用佛耳、款冬、钟乳、雄黄为末，并于炉中烧，以筒吸烟咽下，有涎即吐去，屡效。(《本经逢原·卷二·隰草部》)

葶苈

辛苦寒，小毒。酒洗净焙用。疗实水满急，生用。

《本经》主症瘕，积聚结气，饮食寒热，破坚逐邪，通利水道。

【发明】葶苈苦寒不减硝黄，专泄肺中之气，亦入手阳明、足太阳，故仲景泻肺汤用之。肺气壅塞，则膀胱之气化不通，譬之水注，上窍闭则下窍不通，水湿泛溢，为喘满，为肿胀，为积聚，种种诸病生矣。辛能散，苦能泄，大寒沉降，能下行逐水，故能疗《本经》诸病。亦能泄大便，为其体轻，性沉降，引领肺气下走大肠。又主肺痈喘逆，痰气结聚，通身水气，脾胃虚者宜远之。大戟去水，葶苈愈胀，用之不节，反乃成病。葶苈有甘、苦二种，缓、急不同，大抵甜者下泄性缓，虽泄肺而不伤胃。苦者下泄之性急，既泄肺而复伤胃，故以大枣辅之。然肺之水气膹满急者，非此不能除。但水去则止，不可过剂。《金匮》方云：葶苈敷头疮，药气入脑杀人。(《本经逢原·卷二·隰草部》)

车前子

甘咸寒，无毒。酒浸焙用。

《本经》主气癃止痛，利水道，除湿痹，久服轻身耐老。

【发明】车前子入足太阳、少阴，能利小便而不走气，与茯苓同功。《本经》消气癃止痛，通肾气也。小便利则湿去，湿去则痹除。《别录》治女子淋沥等病，专取清热利窍之功也。男女阴中有二窍，一窍通精，一窍通水，二窍不兼开。水窍得气化乃出。精窍得火动乃泄。车前专通气化、行水道，疏利膀胱，湿热不致扰动真火，而精气宁谧矣。故凡泻利暴下病，小便不利而痛者，用车前子为末，米饮服二钱，利水道，分清浊，而谷藏止矣，又治目疾，水轮不清。取其降火而不伤肾也。时珍用以导小肠热，止暑湿泻，取甘平润下之用耳。阳气下陷，肾气虚脱人勿服。其叶捣汁温服，疗火盛泄精甚验。若虚滑精气不固者禁用。(《本经逢原·卷二·隰草部》)

连翘

苦平，无毒。根名连轺，甘寒平，小毒。

《本经》主寒热鼠瘘，瘰疬痈肿，恶疮瘿瘤，结热蛊毒。

【发明】连翘轻清而浮，本手少阴、厥阴气分药。泻心经客热，破血结，散气聚，消肿毒，利小便。

根寒降，专下热气，治湿热发黄，湿热去而面悦好，眼目明矣。仲景治瘀热在里发黄，麻黄连轺赤小豆汤主之。奈何世鲜知此。如无根，以实代之。(《本经逢原·卷二·隰草部》)

萹蓄

苦平，无毒。

《本经》主浸淫疥瘙疽痔，杀三虫。

【发明】萹蓄利水散湿热，治黄瘅霍乱，疗小儿魃病，女子阴蚀。《本经》专主浸淫疥瘙疽痔，所主皆湿热之病，三虫亦湿热所化也。(《本经逢原·卷二·隰草部》)

大戟

苦辛大寒，有毒，反甘草。入药惟用正根，误服傍株令人冷泻。枣煮则不损脾，乘软去骨用。

《本经》主蛊毒，十二水，腹满急痛，积聚，中风皮肤疼痛，吐逆。

【发明】大戟性禀阴毒，峻利首推，苦寒下走肾阴，辛散上泻肺气，兼横行经脉。故《本经》专治蛊毒、十二水，腹满急痛等证，皆浊阴填塞所致，然惟暴胀为宜。云中风者。是指风水肤胀而言，否则传写之误耳。夫大戟、甘遂之苦以泄水者，肾所主也。痰涎之为物，随气升降，无处不到，入于心则迷窍而成癫痫、妄言妄见；入于肺，则塞窍而成咳唾稠黏，喘急背冷；入于肝，则留伏蓄聚而成胁痛干呕，寒热往来；入于经络，则麻痹疼痛；入于筋骨，则颈项胸背腰胁手足牵引隐痛。《三因方》并以控涎丹主之。大戟能泻脏腑之水湿，甘遂能行经隧之水湿，白芥子能散皮里膜外之痰气，惟善用者能收奇功也。痘疮变黑归肾，枣变百祥丸用大戟制枣，去戟用枣以泻肝邪，非泻肾也。实则泻其子，因肾邪实而泻其肝也。仲景云：心下痞满，引胁下痛，干呕短气者，十枣汤主之，其中亦有大戟。夫干呕胁痛，岂非肝胆之病乎，百祥丸之泻肝明矣。至玉枢丹同续随子、山慈菇等解蛊毒药，则又不独肝胆矣。其脾胃肝肾虚寒，阴水泛滥，犯之立毙，不可不审。(《本经逢原·卷二·毒草部》)

泽漆 《本经》名漆茎

苦寒，小毒。《别录》《日华》、陶氏皆言是大戟苗，《纲目》名猫儿眼睛草。时珍云：江湖源泽多有之，掐茎有白汁粘人，故名。

《本经》主皮肤大热，大腹水气，四肢面目浮肿，丈夫阴气不足。

【发明】泽漆利水，功类大戟，遂误以为大戟苗。《本经》言利丈夫阴气，则与大戟不相侔也。其治皮肤大热，面浮腹大等证，兼挟表热而言，其性与大戟亦相类也。《金匮》泽漆汤，方用泽漆、半夏、紫参、白前、甘草、人参、桂心、生姜，以治肺咳上气，脉沉。《大明》言：止疟疾，消痰，退热。《肘后》《圣惠》《易简》伏瘕、水肿、脚气皆用之。(《本经逢原·卷二·毒草部》)

甘遂

苦甘大寒，有毒。面裹煨熟用。反甘草。其根皮赤，肉色白，作连珠，大如指头，质重不蛀者良，赤皮者，性尤烈。

《本经》主大腹疝瘕，腹满，面目浮肿，留饮宿食，破症坚积聚，利水谷道。

【发明】甘遂色白味苦，先升后降，乃泻水之峻药。《本经》治大腹疝瘕，面目浮肿，留饮宿食等病，取其苦寒迅利，疏通十二经，攻坚破结，直达水气所结之处。仲景大陷胸汤，《金匮》甘草半夏汤用之，但大泻元气，且有毒，不可轻用。肾主水，凝则为痰饮，溢则为肿胀。甘遂能泻肾经湿气，治痰之本也。不可过服，中病则止。仲景治心下留饮，与甘草同用，取其相反而立功也。《肘后方》治身面浮肿，甘遂末二钱，以雄猪肾一枚，分七片入末拌匀，湿纸裹，煨令熟，每日服一片，至四五服，当腹鸣小便利，是其效也。然水肿鼓胀，类多脾阴不足，土虚不能制水，法当辛温补脾实土，兼利小便。若误用甘遂、大戟、商陆、牵牛等味，祸不旋踵。而癫痫心风血邪，甘遂二钱为末，以猪心管血和药，入心内缚定，湿纸裹煨熟，取药入辰砂末一钱，分四丸，每服一丸，以猪心煎汤下，大便利下恶物为效，未下，更服一丸。凡水肿未全消者，以甘遂末涂腹绕脐令满，内服甘草汤，其肿便去。二物相反而感应如此，涂肿毒如上法亦得散。又治肥人卒然耳袭，甘遂一枚，绵裹塞耳中，口嚼甘草，耳卒然自通也。（《本经逢原·卷二·毒草部》）

续随子 即千金子

辛温，有毒。去壳，取色白者，以纸包压去油，取霜用。

【发明】续随子下气最速，然有毒损人，与大戟、泽漆、甘遂茎叶相似，主疗亦相似，其功长于利水解毒，故玉枢丹用之，服后泻多，以醋同粥食即止。若脾虚便滑之人，误服必死。黑子疣赘，续随子捣烂时涂之自落，或以煮线系瘤根，时时紧之渐脱。（《本经逢原·卷二·毒草部》）

常山一名恒山

苦辛温，有毒。川产淡黄细实如鸡骨者良，醋炒则不吐人。

《本经》主伤寒寒热，发温疟鬼毒，胸中痰结吐逆。

【发明】夫疟有六经五脏痰湿、食积、风邪、瘴疫，须分阴阳虚实，不可一概论也。常山治疟有劫痰截病之功，须在发散表邪，及提出阳分之后服之得宜。盖无痰不作疟，常山专在驱逐痰水。杨士瀛云：常山治疟，人皆薄之，疟家多蓄痰涎黄水，或停潴心下，或结澼胁间，乃生寒热。法当吐逆逐水，常山岂容不用，所以《本经》专主寒热温疟，痰结吐逆，以疟病多由伤寒寒热或时气温疫而致痰水蓄聚心下也。夫水在上焦，则常山能吐之；水在胁下，则常山能破其澼而下其水。但须行血药佐之，如桃仁、蓬术、穿山甲之类。

常山阴毒之草，其性暴悍，虽有破瘴逐饮之能，然善损真气，所以仲景治疟方中从无及此。(《本经逢原·卷二·毒草部》)

藜芦

辛苦寒，有毒。反五参。服之吐不止者，饮葱汤即止。

《本经》主蛊毒，咳逆，泄痢肠澼，头疡疥瘙恶疮，杀诸蛊毒，去死肌。

【发明】常山吐疟痰，瓜蒂吐热痰，乌附尖吐湿痰，莱菔子吐气痰，藜芦则吐风痰者也。凡胸中有老痰或中蛊毒，止可借其宣吐，切勿沾口，大损胃中津液也。若咳逆泄利肠澼等证，苟非实邪壅滞，慎勿轻试，不可因《本经》之言而致惑也。(《本经逢原·卷二·毒草部》)

附子

辛热，大毒。反半夏、栝楼、贝母、白蔹。古方以一两一枚者为力全，近时专取大者为胜。

《本经》主风寒咳逆，邪气寒湿，痿躄拘挛，膝痛不能行步，破癥坚积聚，血瘕金疮。

【发明】附子气味俱厚而辛烈，能通行十二经，无所不至，暖脾胃而通噎膈，补命门而救阳虚，除心腹腰膝冷痛，开肢体痹湿痿弱，疗伤寒呃逆不止，主督脉脊强而厥，救寒疝引痛欲死，敛痈疽久溃不收，及小儿脾弱慢惊，并须制熟用之。附子为阴证要药，凡伤寒阴证厥逆直中三阴，及中寒夹阴，虽身热而脉沉细或浮虚无力者，非此不治。或厥冷腹痛，脉沉细，甚则唇青囊缩者，急须生附以峻温散之。《本经》治风寒咳逆，当是阴寒呃逆，亥豕之谬。详《本经》所主诸证，皆阴寒之邪乘虚客犯所致。其主金疮者，是伤久气血虚寒，不能收敛，非血出不止之金疮也。《别录》又主腰脊风寒，脚气疼弱，心腹冷痛等病，总取温经散寒之力耳。附子禀雄壮之质，有斩关夺将之能，能引补气药行十二经，以追复散失之元阳；引补血药入血分，以培养不足之真阴；引发散药开腠理，以驱逐在表之风寒；引温暖药达下焦，以祛除在里之冷湿。附子以白术为佐，乃除寒湿之圣药，然须并用生者，方得开通经络。若气虚热甚，宜少用熟附，以行参、芪之力。肥人多湿，亦宜少加乌附行经。附子得干姜、炙甘草，名四逆汤，主少阴经寒证；得桂枝、甘草、姜、枣，名桂枝附子汤，治风湿相搏，身体疼烦不能转侧。（《本经逢原·卷二·毒草部》）

川乌头

辛热，有毒。入祛风药，同细辛、黑豆煮；入活络药，同甘草炮制。按：乌头乃附子之母，春生新附，即采其母，诸家《本草》未尝发明，但云春采者为乌头，故举世误认乌头为春时取附子之小者，往往以侧子代用，误人多矣。反半夏。

【发明】乌头得春生之气，故治风为向导。主中风、恶风、半身不遂、风寒湿痹，心腹冷痛，肩髀痛不可俯仰，及阴疽久不溃者，溃久疮寒歹肉不敛者，并宜少加以通血脉，惟在用之得宜。小儿慢惊搐搦，涎壅厥逆，生川乌、全蝎加生姜煎服效。其乌头之尖为末，茶清服半钱吐癫痫风痰，取其锐气从下焦直达病所，借茶清涌之而出也。夫药之相反者，以乌头、半夏为最。而《金匮》赤丸

及《普济方》俱二味同用，非妙达圣义者难以语此。(《本经逢原·卷二·毒草部》)

天雄

辛温，大毒。即附子之独颗无附，大倍附子者，制法与附子同。

《本经》主大风寒湿痹，历节痛拘挛缓急，破积聚邪气金疮，强骨髓，轻身健行。

【发明】天雄禀纯阳之性，补命门三焦，壮阳精，强肾气过于附子，故《本经》用以治大风寒，开湿痹历节拘挛诸病，阳气衰痿者，佐人参用之。天雄、附子性皆下行，若上焦阳虚者，当用参、芪，不当用此也。(《本经逢原·卷二·毒草部》)

草乌头 一名毒公

辛热，大毒。即乌头之野生者。或生用，或炮用，各随本方。有两歧相合如乌之喙者，名乌喙。

《本经》主中风恶风、洗洗出汗，除寒湿痹、咳逆上气，破积聚寒热。其汁煎之，名射罔，杀禽兽。

【发明】草乌头、射罔乃至毒之物，非若川乌头、附子之比。自非风顽急疾不可轻投，此药止能搜风胜湿，开顽痰，治顽疮，以毒攻毒而已。《本经》治恶风、洗洗汗出，但能去恶风，而不能回阳散寒可知。昔人病风癣服草乌头、木鳖子药过多，甫入腹遂麻痹不救。乌附五种主治攸分，附子大壮元阳，虽偏下焦而周身内外无所不至。天雄峻补不减于附，而无顷刻回阳之功。川乌专搜风湿痛痹，却少温经之力。侧子善行四末不入脏腑。草乌悍烈，仅堪外治。此乌附之同类异性者，至于乌喙禀气不纯，服食远之可也。(《本经逢原·卷二·毒草部》)

天南星 《本经》名虎掌

苦辛温，有毒，治风痰生用，须以矾汤浸。若熟用以湿纸包，于煻火中炮制。用造胆星法，以南星磨末，筛去皮，腊月入黄牛胆中，悬当风处干之，年久多拌者良。或兼蜂蜜以润其燥，但色易黑，不能久藏。

《本经》主心痛寒热结气，积聚，伏梁，筋痿拘缓，利水道。

【发明】天南星之名，始自《开宝》，即《本经》之虎掌也，以叶取象，则名虎掌，根类取名，故名南星。虽具二名，实系一物。为开涤风痰之专药。

夫水由血不归经所化，蕴积于经而为湿热，则风从内发，津液凝聚为肿胀，为麻痹，为眩晕，为颠仆，为口噤身强，为筋脉拘缓，为口眼㖞斜，各随身之所偏而留着不散，内为积聚，外为痈肿，上为心痛，下为堕胎，种种变端，总由湿热所致。

按：天南星味辛而麻，故能治风散血；气温而燥，故能胜湿除痰；性紧而毒，故能攻积拔肿。而治口㖞舌糜，诸风口噤，更以石菖蒲、人参佐之。南星、半夏皆治痰药也，然南星专走经络，故中风麻痹以之为向导；半夏专走肠胃，故呕逆泄泻以之为向导。（《本经逢原·卷二·毒草部》）

半夏

辛温，有毒。小儿惊痰发搐及胆虚不得眠，猪胆汁炒。入脾胃丸剂，为细末姜汁拌和作面，候陈炒用。反乌附者，以辛燥鼓激悍烈之性也。忌羊血、海藻、饴糖者，以甘腻凝滞开发之力也。

《本经》主伤寒寒热，心下坚，胸胀咳逆，头眩，咽喉肿痛，肠鸣下气，止汗。

【发明】半夏为足少阳本药，兼入足阳明、太阴。虚而有痰气宜加用之，胃冷呕哕方药之最要。止呕为足阳明，除痰为足太阴，柴胡为之使，故小柴胡汤用之，虽为止呕，亦助柴胡、黄芩主往来寒热也。《本经》治伤寒寒热，非取其辛温散结之力钦。治心下坚、胸胀，非取其攻坚消痞之力钦。治咳逆、头眩、非取其涤痰散邪之力钦。治咽喉肿痛，非取其分解阴火之力钦。治肠鸣下气止汗，非取其利水开痰之力钦。同苍术、茯苓治湿痰，同瓜蒌、黄芩治热痰，同南星、前胡治风痰，同芥子、姜汁治寒痰，惟燥痰宜瓜蒌、贝母，非半夏所能治也。半夏性燥能去湿、豁痰、健脾。今人惟知半夏去痰，不言益脾利水，脾无留湿则不生痰，故脾为生痰之源，肺为贮痰之器。半夏能主痰饮及腹胀者，为其体滑而味辛性温也，二陈汤能使大便润而小便长。世俗皆以半夏、南星为性燥，误矣。湿去则土燥，痰涎不生，非二物之性燥也。

按：惟阴虚羸瘦，骨蒸汗泄，火郁头痛，热伤咳嗽，及消渴肺痿，咳逆失血，肢体羸瘦禁用，以非湿热之邪，而用利窍行湿之药，重竭其津，医之罪也，岂药之咎哉！（《本经逢原·卷二·毒草部》）

凤仙子_{又名急性子}

苦温，小毒。

【发明】凤仙子性最急速，故能透骨软坚，通窍搜顽痰，下死胎、积块、噎膈、骨鲠。治狂痴，胜金丹用之，取其性急，领砒药吐泄也。庖人煮肉硬者，投子数粒即易烂，是其验也。性与玉簪根同，不可着齿，多食戟人咽。入砒点疼牙即落。同独瓣蒜捣涂痞块即消，加麝香、阿魏尤捷。花治蛇伤，擂酒服之即解。（《本经逢原·卷二·毒草部》）

曼陀罗花_{实名凤茄}

辛温，有毒。

【发明】此花浸酒治风，少顷昏昏如醉，动火之患也。故麻药为之首推。八月采此花，七月采麻子花，阴干等分为末，热酒调服三钱，少顷昏昏如醉。剜疮炙火，宜先敷此，则不觉苦也。寒湿脚气，煎汤洗之。（《本经逢原·卷二·毒草部》）

羊踯躅_{即闹羊花}

辛温，大毒。恶诸石及面，不入汤剂。

《本经》主贼风在皮肤中淫淫痛，温疟，恶毒，诸痹。

【发明】羊踯躅治中风瘫痪，性祛风寒湿邪，故可以治诸痹恶毒，正与《本经》之治相符，用其毒以攻毒也。然须谅病患虚实而用。《和剂局方》伏虎丹中用之。南方治蛊毒，有踯躅花散，其性之猛烈可知。此物有大毒，曾有人以根入酒饮，遂致于毙。不可近眼，令人昏瞀。同天南星、川乌、草乌助虐尤甚。中其毒者以绿豆解之。（《本经逢原·卷二·毒草部》）

芫花

苦辛温，有毒。陈者良，水浸一宿晒干，醋炒以去其毒。弘景曰：用者微熬，不可近眼。反甘草。

《本经》主咳逆上气，喉鸣咽肿短气，蛊毒鬼疟，疝瘕痈肿，杀虫鱼。

【发明】芫花消痰饮水肿，故《本经》治咳逆，咽肿疝瘕痈毒，皆是痰湿内壅之象。仲景治伤寒表不解，心下有水气，干呕发热而咳，或喘，或利者，小青龙汤主之。

若表已解，有时头痛汗出恶寒，心下有水气，干呕痛引两胁，或喘或咳者，十枣汤主之。盖小青龙汤驱逐表邪，使水气从毛窍而出，《内经》开鬼门法也。十枣汤驱逐里邪，使水气从大小便而泄，《内经》洁净府、去菀陈莝法也。芫花、大戟、甘遂之性，逐水泻湿，能直达水饮窠囊隐僻处，取效甚捷，不可过剂，泄人真元。（《本经逢原·卷二·毒草部》）

茵芋

苦辛温，有毒。

《本经》主五脏邪气，心腹寒热，羸瘦如疟状，发作有时，诸关节风湿痹痛。

【发明】茵芋大毒，世亦罕用。《本经》虽有治羸瘦如疟状一语，皆是五脏有邪气，心腹寒热所致，非能疗虚羸寒热也，其治关节风湿痹痛，是其正治。时珍曰，《千金》《外台》诸方治风痫有茵芋丸，治风痹有茵芋酒，治妇人产后中风有茵芋膏，风湿诸方多用之。茵芋、石南、莽草皆古人治风妙品，近世罕知。（《本经逢原·

卷二·毒草部》)

莞花

苦寒，有毒。熬黄用。芫花叶尖如柳，花紫似荆；莞花苗茎无刺，花细色黄，与芫花绝不相似。或言无莞花，以芫花代之，性相近耳。

《本经》主伤寒温疟，下十二经水，破积聚大坚癥瘕，荡涤胸中留癖饮食，寒热邪气，利水道。

【发明】莞花苦辛，能破积聚癥瘕，治痰饮咳逆，去咽喉肿闭。《本经》治伤寒温疟者，取苦寒以攻蕴积伏匿之邪也。言下十二经水，又治饮食寒热邪气者，以其苦寒峻利，饮食之邪亦得荡涤，而寒热自除也。仲景用此止利以行水，水去则利止矣。又小青龙汤云：若微利者，去麻黄加莞花，盖亦取其利水也。愚按：芫花、莞花虽有辛温开表、苦寒走渗之不同，而破积逐水之功用仿佛。《本经》虽无芫花利水之说，而仲景十枣汤专行利水，是以药肆皆不辨混收，医家亦不辨混用，犹夫食谷得以疗饥，食黍亦可疗饥，混用可无妨碍。若矾石、礜石字形相类，药状亦相类，可不辨而混用耶？(《本经逢原·卷二·毒草部》)

牵牛

苦辛温，有毒。东垣云：辛热有毒。有黑白二种，名黑丑、白丑，凡用生磨取头末。

【发明】牵牛专一行水峻下之剂。白者属金利肺，治上焦痰饮，除壅滞气逆，通大肠风秘，除气分湿热。黑者属水，泻肾而兼泻脾胃之湿，消肿满脚气，利大小便秘。但病在血分，或病人稍弱而痞满者，不可用。东垣云：牵牛非神农药也。《名医续注》云：味寒能除湿气，利小便，治下注脚气，此说气味、主治俱误。凡用牵牛，少则动大便，多在泄下如水，乃泻气之药。其味辛辣，久嚼猛烈雄壮，所谓苦寒安在哉。夫湿者，水之别称，有形者也。若受湿气不得施化，致大小便不通，宜暂用之。况牵牛止能泄气中之湿热，不能除血中之湿热，每见酒食过伤病痞者，多服牵牛散取快一时，药过仍痞，以致久服脱人元气，犹不知悔也。东垣治下焦虚肿，天真丹用牵牛，以盐水炒黑，佐沉香、杜仲、补骨脂、官桂诸药，深得补泻兼施之妙用，方见《医学发明》。（《本经逢原·卷二·蔓草部》）

栝楼实

甘寒，无毒。去壳，纸包压去油用。反乌附。

【发明】栝楼实甘寒润燥，宜其为治嗽消痰止渴之要药，以能洗涤胸膈中垢腻郁热耳。仲景治喉痹痛，引心肾咳唾喘息及结胸满痛，皆用栝楼实取其甘寒不犯胃气，能降上焦之火，使痰气下降也。其性较栝楼根稍平，而无寒郁之患，但脾胃虚及呕吐自利者不可用。（《本经逢原·卷二·蔓草部》）

栝楼根 即天花粉

苦寒，无毒。反乌附。

《本经》主消渴身热、烦满大热，补虚安中，续绝伤。

【发明】栝楼根性寒，降膈上热痰，润心中烦渴，除时疾狂热，祛酒瘅湿黄，治痈疡解毒排脓。《本经》有安中补虚、续绝伤之称，以其有清胃祛热之功，火去则中气安，津液复，则血气和，而绝伤续矣。其性寒降，凡胃虚吐逆，阴虚劳咳误用，反伤胃气，久必泄泻喘咳，病根愈固矣。凡痰饮色白清稀者，皆当忌用。（《本经逢原·卷二·蔓草部》）

土瓜根 即王瓜根

苦寒，无毒。藏器云：有小毒。

《本经》主消渴内痹，瘀血月闭，寒热酸疼，益气愈聋。

【发明】王瓜产南方者，禀湿热之气最盛，患疮肿痈毒者食之，为患转甚。产北地者，得春升之气最先，患消渴内痹者用之，其效颇捷。其根治黄胆消渴，与栝楼之性不甚相远，但不能安中补虚续绝伤、调和经络诸血也。《金匮》治妇人经水不调，带下，少腹满，一月再见者，土瓜根散主之，深得《本经》主瘀血月闭之旨。方用土瓜根、芍药、桂心、䗪虫等分为末，酒服方寸匕，日三服。苏颂治小儿发黄，土瓜根生捣汁，服三合，不过三次效。又治黄疸变黑，土瓜根汁平旦温服一小升，午刻黄水从小便出。其治寒热酸疼，皆祛湿热之验。南阳治阳明经热，大便不通，用之为导，以下湿热。其子治肺痿吐血，肠风泻血，赤白痢及反胃吐食，惜乎世医未知用也。(《本经逢原·卷二·蔓草部》)

天门冬 即天棘根

甘寒，无毒。焙热去心用，用肥白者良。忌鲤鱼。

《本经》主诸暴风湿偏痹，强骨髓，杀三虫，去伏尸，久服轻身益气，延年不饥。

【发明】天门冬手太阴肺经气分药，兼通肾气。咳逆喘促，肺痿肺痈，吐血衄血，干咳痰结，其性寒润能滋肺，肺气热而燥者宜之。

《本经》治诸暴风湿偏痹，盖热则生风，暴则属火，偏痹者湿热所致，故治风先清火，清火在养阴也。其三虫伏尸，皆脾肾湿热所化，清二经湿热，则无三虫伏尸之患矣。又能延年不饥，故辟谷方多用之。(《本经逢原·卷二·蔓草部》)

萆薢

苦甘平，无毒。产川中，大块色白而松脆者为萆薢，若色黄赤者即菝葜也。一种小块质坚硬者为土萆薢，不堪入药。忌茗醋。

《本经》主腰脊痛、强骨节，除风寒湿周痹，恶疮不瘳，热气。

【发明】萆薢苦平，胃与肝家药也，入肝搜风。

《本经》主腰脊痛，强骨节，入肝祛风，入胃祛湿，故《本经》主寒湿周痹、恶疮热气等病。昔人称其摄精之功，或称逐水之效，何两说相悬耶？不知胃气健旺则湿浊去，而肾无邪湿之扰，肾脏自能收摄也。杨氏萆薢分清饮专主浊病，正得此意。菝葜与萆薢相

类，《别录》主腰背寒痛风痹，皆取祛湿热利水、坚筋骨之义。（《本经逢原·卷二·蔓草部》）

土茯苓 俗名冷饭团

甘淡平，无毒。忌铁器。

【发明】土茯苓古名山牛，入胃与肝肾。清湿热，利关节，止拘挛，除骨痛，主杨梅疮，解汞粉毒。时珍云：杨梅疮起于岭南，风土炎热，岚瘴熏蒸，挟淫秽湿热之邪，发为此疮。今则遍行海宇，类有数种，治之则一，属厥阴、阳明。如兼少阴、太阳、阳明，发于咽喉；兼太阳、少阳，发于头角。盖相火寄在厥阴，肌肉属于阳明。若用轻粉劫剂，毒气窜入经络筋骨，莫之能出，变为筋骨挛痛，发为结毒，遂成痼疾。方用土茯苓一两、薏苡、忍冬、防风、木瓜、木通、白鲜皮各五分，皂荚子四分，人参、当归各七分，日服三次，忌饮茶、烧酒，及牛羊鸡鹅鱼肉、麸面、盐、酱，并戒房劳百日，渴饮土茯苓汤，半月痊愈。（《本经逢原·卷二·蔓草部》）

白蔹

苦甘辛，微寒，小毒。反乌附。解野狼毒毒。

《本经》主痈肿疽疮，散结气，止痛，除热，目中赤，小儿惊痫，温疟，女子阴中肿痛，带下赤白。

【发明】白蔹性寒解毒，敷肿疡疮有解散之功，以其味辛也。但阴疽色淡不起，胃气弱者，非其所宜。《本经》治目赤、惊痫、温疟，非取其解热毒之力欤？治阴肿带下，非取其去湿热之力欤？《金匮》薯蓣丸用之，专取其辛凉散结，以解风气百疾之蕴蓄也。世医仅知痈肿解毒之用，陋哉。同地肤子治淋浊失精，同白及治金疮失血，同甘草解野狼毒之毒，其辛散之功可知。而痈疽已溃者不宜用。（《本经逢原·卷二·蔓草部》）

威灵仙

苦辛温，小毒。

【发明】威灵仙性善下走，通十二经，故能宣通五脏，治胃脘积痛，脚胫痹湿痛风之要药。消水破坚积，朝食暮效。辛能散邪，故主诸风。温能泄水，故主诸湿。(《本经逢原·卷二·蔓草部》)

茜草

《素问》名茹藘，又名藘茹，俗名鬼见愁。苦辛微温，无毒。

《本经》主寒湿风痹，黄瘅，补中。

【发明】茜根色赤而性温，味苦而带辛，色赤入营，性温行滞，味辛入肝，手足厥阴血分药也。《本经》又以治寒湿风痹黄瘅者，是湿热之邪痹着营分，用以清理邪湿则脾胃健运，寒湿风痹无所留着而黄瘅自除矣。(《本经逢原·卷二·蔓草部》)

防己

辛苦寒，有毒。

《本经》主风寒温疟，热气诸病，除邪，利大小便。

【发明】防己辛寒纯阴，主下焦血分之病，性劣不纯，善走下行，长于除湿，以辛能走散。兼之气悍，故主风寒温疟，热气诸病，除邪，利大小便，此《本经》主治也。《别录》疗水肿，膀胱热，通腠理，利九窍，皆除湿之功也。弘景曰，防己是疗风水要药。汉防己是根，入膀胱去身半以下湿热。木防己是苗，走阳跷，治中风挛急风痹湿热。金匮防己黄芪汤、防己地黄汤、木防己汤、五物防己汤，皆治痰饮湿热之要药。而《千金》治遗尿、小便涩，有三物木防己汤。水肿亦有三物木防己汤，总取其通行经脉之力也。能泻血中湿热，通经络中滞塞。壮健之类用之，不得其宜，下喉令人心烦、饮食减少。至于去湿热肿痛，下注脚气，膀胱积热，诚通行十二经之仙药也。如饮食劳倦，阴虚内热，以防己泄大便则重亡其血，其不可用一也。大渴引饮，及久病津液不行，上焦湿热等证，防己乃下焦血药，其不可用二也。外感邪传肺经，气分湿热而小便黄赤，此上焦气病，其不可用三也。大抵上焦湿热皆不可用，即下焦湿热又当审其二便不通利者，方可用之。(《本经逢原·

卷二·蔓草部》）

木通 原名通草

平淡，无毒。色淡黄细香者佳。

《本经》除脾胃寒热，通利九窍血脉关节，令人不忘，去恶虫。

【发明】木通，藗藀根也，入手足太阳、手少阴、厥阴，泻气分湿热。防己泻血分湿热。脾胃不和则水道不利，乃致郁，为寒热，为肿胀，为淋秘，为痹痛，俱宜木通淡渗之剂，分利阴阳，则水行火降，脾胃和，而心肾平矣。《本经》除脾胃寒热者，以其通利湿热也。曰通利九窍、血脉、关节者，以其味淡渗也。曰令人不忘及去恶虫者，窍利则神识清，湿散则恶虫去。以其通达九窍，行十二经，故又能催生下乳，散痈肿结热。惟胃虚肾冷，及伤寒大便结燥，表虚多汗者禁服，恐重伤津液耗散胃汁也。时珍曰：木通上能通心清肺达九窍，下能泄湿祛热，岂止利小便而已哉。盖能泄丙丁则肺不受邪。能通水道，水源即清，而诸经之湿热皆从小便泄去，故导赤散用之。（《本经逢原·卷二·蔓草部》）

通草 原名通脱木

平淡，无毒。

【发明】通草轻虚色白，专入太阴肺经。引热下降而利小便，入阳明胃经，通气上达而下乳汁。东垣言：泻肺利便，治五淋水肿癃闭，取气寒降、味淡而升。仲景当归四逆汤，用以通在里之湿热也。妊妇勿服，以其通窍也。（《本经逢原·卷二·蔓草部》）

木莲 俗名鬼馒头

实甘，平，涩；叶酸，平，无毒。

【发明】木莲，薜荔实也。性耐风霜，严冬不凋，故能治一切风癣恶疮，为利水、治血、通乳要药。古方以木莲二枚，用猪前蹄煎汤，饮汁尽，一日乳汁即通。无子妇人食之，亦能有乳。其叶主背疮，取叶捣绞汁，和蜜饮数升，以渣敷之，后利即愈。煎汤主贼风疼痛，乘热熏洗，日三次，痛止为度。取藤捣绞汁，治白癜风、瘰疬、恶疮、疥癣，消肿散毒，疗肠痔、心痛、阴颓。但南方有瘴气人，不可用。(《本经逢原·卷二·蔓草部》)

清风藤

辛温，小毒。

【发明】清风藤入肝经气分，治风湿流注、历节鹤膝、麻痹瘙痒。同防己浸酒治风湿痹痛，一切风病。熬膏酒服一匙，将患人身上拍一掌，其后遍身发痒不可当，急以梳梳之，欲痒止，饮冷水一口即解，风病皆愈，避风数日自安。(《本经逢原·卷二·蔓草部》)

泽泻

甘咸微寒，无毒。白者良。利小便生用，入补剂盐酒炒。油者伐胃伤脾，不可用。

《本经》主风寒湿痹乳难，养五脏，益气力，肥健消水，久服耳目聪明，不饥延年。

【发明】泽泻甘咸沉降，阴中之阳，入足太阳气分。《素问》治酒风身热汗出，用泽泻、生术、麋衔，以其利膀胱湿热也。《金匮》治支饮冒眩，用泽泻汤，以逐心下痰气也。治水蓄烦渴、小便不利，或吐，或泻，用五苓散，以泄太阳邪热也，其功长于行水。《本经》主风寒湿痹，言风寒湿邪着不得去，则为肿胀，为癃闭，用此疏利水道，则诸证自除。盖邪干空窍，则为乳难，为水闭。泽泻性专利窍，窍利则邪热自通，内无热郁则脏气安和，而形体肥健矣。所以素多湿热之人，久服耳目聪明，然亦不可过用，若水道过利则肾气虚。

今人治泄精多不敢用，盖为肾与膀胱虚寒而失闭藏之令，得泽泻降之，而精愈滑矣。当知肾虚精滑，虚阳上乘而目时赤者，诚为禁剂。

若湿热上盛而目肿，相火妄动而精泄，得泽泻清之，则目肿退而精自藏矣，何禁之有？仲景八味丸用之者，乃取以泻膀胱之邪，

非接引也。古人用补药，必兼泻邪，邪去则补药得力矣。(《本经逢原·卷二·水草部》)

羊蹄根_{俗名秃菜}

辛苦寒，小毒。傍茎有钩，如波棱菜状，夏末结子便枯者是也。

《本经》主头秃，疥瘙，除热，女子阴蚀。

【发明】羊蹄根属水走血分，为除湿杀虫要药。故《本经》治头秃、疥瘙、女子阴蚀之患。新采者醋捣涂癣。杀虫加轻粉尤效。(《本经逢原·卷二·水草部》)

菖蒲

辛温，无毒。解巴豆、大戟毒。

《本经》主风寒湿痹，咳逆上气，开心孔，补五脏，通九窍，明耳目，出音声。主耳聋、痈疮，温肠胃，止小便利。久服轻身，不忘不惑，延年益心智，高志不老。

【发明】菖蒲乃手少阴、厥阴之药，心气不足者宜之。《本经》言补五脏者，心为君主，五脏系焉。首言治风寒湿痹，是取其辛温，开发脾气之力。治咳逆上气者，痰湿壅滞之喘咳，故宜搜涤。若肺胃虚燥之喘咳，非菖蒲可治也。

久服轻身者，除湿之验也。不忘不惑，延年益智，高志不老，皆补五脏、通九窍之力也。又主肝虚，心腹痛，霍乱转筋，消伏梁癫痫，善通心脾痰湿可知。(《本经逢原·卷二·水草部》)

水萍

辛寒，无毒。浮水面，小而背紫者是。

《本经》主暴热身痒，下水气，胜酒，长须发，止消渴。

【发明】浮萍发汗胜于麻黄，下水捷于通草。恶疾疠风遍身者，浓煎浴半日多效。其性轻浮，入肺经，达皮肤，故能发扬邪汗。《本经》主暴热身痒者，专疏肌表风热也；下水气者，兼通阳明肉理也；胜酒者，阳明通达而能去酒毒也；长须发者，毛窍利而血脉荣也；止消渴者，经气和而津液复也。浮萍为祛风专药。去风丹，用紫背浮萍为末，蜜丸，弹子大，豆淋酒下一丸。治大风癫风，一切有余风湿脚气，及三十六种风皆验。而元气本虚人服之，未有不转增剧者。至于表虚自汗者，尤为戈戟。(《本经逢原·卷二·水草部》)

海藻

苦咸寒，小毒。反甘草。

《本经》主瘿瘤结气，散颈硬核，疗痈肿癥瘕坚气，腹中上下雷鸣，下十二种水肿。

【发明】海藻咸能润下，寒能泄热利水，故《本经》主瘿瘤结核，痈肿癥瘕，散十二经水，及除浮肿脚气、留饮痰气之湿热，使邪从小便而出。《经》云：咸能软坚。营气不从，外为浮肿，随各引经药治之。凡海中诸药，性味相近，主疗一致，虽有不同，亦无大异。(《本经逢原·卷二·水草部》)

昆布

咸寒滑，小毒。

【发明】咸能软坚，故瘿坚如石者，非此不能除。能破阳邪水肿，与海藻同功。然此物下气，久服瘦人，海岛人常食之，水土不同故耳。凡海中菜皆损人，不独昆布、海藻为然。(《本经逢原·卷二·水草部》)

石韦

苦微寒，无毒。凡用去黄毛，不尔射人肺，令咳不已。去梗微炙用。

《本经》主劳热邪气，五癃闭不通，利小便水道。

【发明】石韦蔓延石上，生叶如皮。其味寒利，故《本经》治劳热邪气，指劳力伤津，癃闭不通之热邪而言，非虚劳之谓。治妊娠转胞，同车前煎服。(《本经逢原·卷二·石草部》)

石蕊—名蒙顶茶

甘温，无毒。生蒙山顶石面及枯株上，与木耳无异。

【发明】石蕊明目益精气，润喉解热化痰。同生姜能解阳明头额眉骨痛，本乎天者亲上也。(《本经逢原·卷二·苔草部》)

第三节　木　类

柏子仁

甘平，无毒。蒸熟曝于自裂，入药炒研用。色黄油透者勿用。

《本经》主惊悸，益气除风湿，安五脏。

【发明】柏子仁性平而补，味甘而辛。其气清香，能通心肾、益脾胃，宜乎滋养之剂用之。《本经》言除风湿者，以其性燥也。《别录》疗恍惚及历节腰中重痛，即《本经》主惊悸除风湿也。《经疏》以为除风湿痹之功非润药所能，当是叶之能事，岂知其质虽润，而性却燥，未有香药之性不燥者也。昔人以其多油而滑痰多作泻忌服，盖不知其性燥而无伤中泥痰之患。久服每致大便燥结，以芳香走气而无益血之功也。(《本经逢原·卷三·香木部》)

松脂

《本经》名松膏，俗名松香。苦甘温，无毒。

《本经》主痈疽恶疮，头疡白秃，疥瘙风气，安五脏，除热，久服轻身，不老延年。

【发明】松脂得风木坚劲之气，其津液流行皮干之中，积岁结成，芳香燥烈，允为方士辟谷延龄之上药。然必蒸炼，始堪服食。《本经》所主诸病，皆取风燥以祛湿热之患耳。今生肌药中用之者，取其涩以敛之也。(《本经逢原·卷三·香木部》)

松节

苦温，无毒。

【发明】松节质坚气劲，久亦不朽，故筋骨间风湿诸病宜之，但血燥人忌服。松花润心肺，益气除风湿。今医治痘疮湿烂，取其凉燥也。(《本经逢原·卷三·香木部》)

肉桂

辛甘大温，无毒。去粗皮用。

【发明】肉桂辛热下行，入足太阴、少阴，通阴跷、督脉。气味俱厚，益火消阴，大补阳气，下焦火不足者宜之。其性下行，导火之源，所谓肾苦燥，急食辛以润之。利肝肾，止腰腹寒痛，冷痰，霍乱转筋，坚筋骨，通血脉。元素言：补下焦不足，沉寒痼冷之病，下部腹痛，非此不能止。时珍治寒痹风湿，阴盛失血，泻痢，惊痫，皆取辛温散结之力也。古方治小儿惊痫及泄泻病，宜五苓散，以泻丙火，渗土湿，内有桂抑肝风而扶脾土，引利水药入膀胱也。(《本经逢原·卷三·乔木部》)

筒桂 俗名官桂

辛甘温，无毒。

《本经》主百病，养精神，和颜色，为诸药先聘通使。久服面生光华，媚好常如童子。

【发明】筒桂辛而不热，薄而能宣，为诸药通使，故百病宜之。《本经》言其养精神、和颜色，有辛温之功，无壮火之患也，为诸药先聘通使。凡开提之药，补益之药，无不宜之。

凡中焦寒邪拒闭，胃气不通，呕吐酸水，寒痰水癖，奔豚死血，风寒痛痹，三焦结滞，并宜薄桂，盖味厚则泄，薄则通也。(《本经逢原·卷三·乔木部》)

桂枝

辛甘微温，无毒。

【发明】麻黄外发而祛寒，遍彻皮毛，故专于发汗。桂枝上行而散表，透达营卫，故能解肌。元素云：伤风头痛，开腠理，解肌

发汗，去皮肤风湿，此皆桂枝所治。(《本经逢原·卷三·乔木部》)

辛夷 即木笔花

辛温，无毒。剥去毛瓣，取仁用，忌火焙。

《本经》主五脏身体寒热，头风脑痛、面黚。

【发明】鼻气通于天，肺开窍于鼻，辛夷之辛温走气而入肺利窍。其体轻浮，能开胃中清阳，上行通于天。

凡鼻衄、鼻渊、鼻塞及痘后鼻疮，并研末，入麝香少许，以葱白蘸入甚良，脑鼻中有湿气，久窒不通者宜之。但辛香走窜，虚人血虚火炽而鼻塞，及偶感风寒，鼻塞不闻香臭者禁用。(《本经逢原·卷三·乔木部》)

沉香

辛甘苦，微温，无毒。

【发明】沉水香性温，秉南方纯阳之性，专于化气，诸气郁结不伸者宜之。温而不燥，行而不泄，扶脾达肾，摄火归源。主大肠虚秘，小便气淋及痰涎，血出于脾者，为之要药。

昔人四磨饮、沉香化气丸、滚痰丸用之，取其降泄也。(《本经逢原·卷三·乔木部》)

乌药

辛温，无毒。酒浸晒干用。不可见火。

【发明】乌药香窜能散诸气，故治中风中气诸证。用乌药顺气散者，先疏其气，气顺则风散也。辛温能理七情郁结，上气喘急，用四磨、六磨。妇人血气诸痛，男子腰膝麻痹，用乌沉汤，并借参之力，寓补于泻也。大抵能治气血凝滞，霍乱吐泻，痰食稽留，但专泄之品，施于藜藿相宜。若高梁之辈，血虚内热者服之，鲜不蒙其害也。(《本经逢原·卷三·乔木部》)

苏合香

甘温，无毒。

【发明】苏合香聚诸香之气而成，能辟恶、杀鬼精物，治温疟蛊毒、痈痉，去三虫，除邪，能透诸窍脏，辟一切不正之气。凡痰积气厥，必先以此开导，治痰以理气为本也。凡山岚瘴湿之气，袭于经络，拘急弛缓不均者，非此不能除。但性燥气窜，阴虚多火人禁用。（《本经逢原·卷三·乔木部》）

樟脑

一名脑子，又名韶脑。辛热，有毒。忌见火。

【发明】樟木性禀龙火，辛温香窜能去湿辟恶气。

去湿杀虫，此物所长。烧烟熏衣，能辟虫虱。治脚气肿痛，或以樟脑置两股，用杉木作桶盛汤濯之；或樟脑、乌头等分，醋丸弹子大，每置一丸于足心踏之，下以微火烘之，衣被围覆，汗出如涎为效。（《本经逢原·卷三·乔木部》）

黄柏_{根名檀桓}

苦寒，无毒。生用降实火，酒制治阴火上炎，盐制治下焦之火，姜制治中焦痰火。姜汁炒黑治湿热，盐酒炒黑治虚火。阴虚火盛，面赤戴阳，附子汁制。

《本经》主五脏肠胃中结热、黄瘅肠痔，止泄痢，女子漏下赤白，阴伤蚀疮，檀桓主心腹百病，安魂魄，不饥渴，久服轻身延年通神。

【发明】黄柏苦燥，为治三阴湿热之专药。详《本经》主治皆湿热伤阴之候，即漏下赤白，亦必因热邪伤阴，火气有余之患，非崩中久漏之比。凡下焦湿热肿痛，并膀胱火邪，小便不利及黄涩者并宜，黄柏、知母为君，茯苓、泽泻为佐。（《本经逢原·卷三·乔木部》）

厚朴

苦辛温，小毒。紫厚者佳，姜汁炒用。忌黑豆，宜用滚水泡数次，切之，不可久浸，气瀹有伤脾气。

《本经》主中风伤寒，头痛寒热，惊悸逆气，血痹死肌，去三虫。

【发明】厚朴苦温，先升后降，为阴中之阳药，故能破血中气滞。《本经》中风伤寒头痛寒热者，风寒外伤于阳分也。其治惊悸逆气，血痹死肌者，寒湿入伤于腠理也。湿热内着于肠胃而生三虫，此药辛能散结，苦能燥湿，温能祛虫，故悉主之，消风散用之，深得《本经》之义。今世但知厚朴为温中散滞之药。而治肠胃湿满寒胀，温中下气，消痰止吐，平胃散用以治腹胀者，味辛能散滞气也。若气实人误服参、芪，胀闷作喘，宜此泻之。与枳实、大黄同用能泻实满，所谓消痰下气也。与苓、术、橘皮同用能泻湿满，所谓温中下气也。然行气峻猛，虚者勿服。气温即止，不可久服。（《本经逢原·卷三·乔木部》）

杜仲

辛甘温，无毒。盐酒炒断丝用。

《本经》主腰脊痛，补中益精气，坚筋骨强志，除阴下痒湿，小便余沥。（《本经逢原·卷三·乔木部》）

椿樗根皮 凤眼草

香者名椿，甘平，无毒。臭者名樗，苦温，有毒。

樗树有虫，谓之樗鸡。樗树有荚，荚中有实，状如目珠，名凤眼草，子嗣门中练真丸用之，专治髓脏中湿热，高年素享丰厚者宜之。

【发明】椿根白皮性寒而能涩血，治湿热为病，泻利浊带、精滑梦遗诸证，有燥痰之功。但痢疾滞气未尽者不可遽用，崩带属阴虚者亦不可服。盖椿皮色赤而入血分，久痢血伤者宜之。樗皮色白而入气分，暴痢气滞者宜之，不可不辨而混用也。（《本经逢原·卷三·乔木部》）

梓白皮

苦寒，无毒。取根去外黑皮用。

《本经》治热毒，去三虫。

【发明】梓皮苦寒，能利太阳、阳明经湿热，仲景麻黄连轺赤小豆汤用之。其治温病复伤寒饮，变为胃哕者，煮汁饮之，取其引寒饮湿邪下泄也。(《本经逢原·卷三·乔木部》)

桐实

辛寒，有毒。

【发明】桐子不入食品，专供作油。其状如罂，抹涂疥癣毒肿。吐风痰喉痹，以桐油和水，扫入喉中则吐。误食吐者，得酒即解。(《本经逢原·卷三·乔木部》)

海桐皮一名刺桐

苦平，无毒。

【发明】海桐皮能行经络达病所，治风湿腰脚不遂，血脉顽痹，腿膝疼痛，赤白泻痢，及去风杀虫。此药专去风湿，随证入药服之。无风湿者勿用。(《本经逢原·卷三·乔木部》)

川楝实

即金铃子，苦楝根附。苦寒，小毒。酒浸蒸软去皮核，取净肉捣作饼，焙干用。

《本经》主温病伤寒，大热烦狂，杀三虫疥疮，利小便水道。

【发明】川楝苦寒性降，能导湿热下走渗道。人但知其有治疝之功，而不知其荡热止痛之用。《本经》主温病烦狂，取以引火毒下泄，而烦乱自除。其温病之下，又续出伤寒二字，以温病原从冬时伏邪，至春随阳气而发，故宜苦寒以降泄之。其杀三虫、利水道，总取以苦化热之义。

昔人以川楝为疝气腹痛、杀虫利水专药，然多有用之不效者，不知川楝所主乃囊肿茎强、木痛湿热之疝，非痛引入腹、厥逆呕涎之寒疝所宜。此言虽迥出前辈，然犹未达至治之奥。夫疝瘕皆由寒束热邪，每多掣引作痛，必需川楝之苦寒，兼茴香之辛热，以解错综之邪，更须察其痛之从下而上引者，随手辄应。设痛之从上而下注者，法当辛温散结，苦寒良非所宜。诸痛皆尔，不独疝瘕为然。（《本经逢原·卷三·乔木部》）

秦皮

苦微寒，无毒。

《本经》治风寒湿痹，洗洗寒气，除热，目中青翳白膜，久服头不白，轻身。

【发明】秦皮浸水色青，气寒，性涩，肝胆药也。《本经》治风寒湿痹，取其苦燥也。（《本经逢原·卷三·乔木部》）

皂荚一名皂角

辛咸温，小毒。入药去皮弦子，酥炙用。

《本经》主风痹死肌邪气，头风泪出，利九窍，杀精物。

【发明】皂荚辛散属金，治厥阴风木之病，观《本经》主治风痹死肌，头风泪出，皆取其去风拔毒、通关利窍，有破坚积、逐风痰、辟邪气、杀虫毒之功。吹之、导之则通上下之窍。煎之、服之则治风痰喘满。涂之、擦之则散肿消毒，去面上风气。熏之、蒸之则通大便秘结。烧烟熏之则治臁疮、湿毒，即《本经》治风痹死肌之意，用之无不效验。然治湿热痰积，肺痈吐腥，及痰迷癫妄，千缗汤、皂荚丸、来苏膏等诚为圣药，惟孕妇禁服。按：大小二皂所治稍有不同，用治风痰，牙皂最胜。若治湿痰，大皂力优。古方取用甚多，然入汤药最少。有疡医以牙皂煎汤涌吐风痰，服后遍体赤痱，数日后皮脱，大伤元气，不可不慎。至于锁喉风证，尤为切禁，常见有激动其痰，锁住不能吐出，顷刻立毙者。（《本经逢原·卷三·乔木部》）

肥皂荚

辛温，有毒。去皮弦子，取净肉用之。

【发明】肥皂涤除顽痰垢腻，不减二皂，痴病胜金丹用之，亦

取涌发不使砒性留于肠胃之意。(《本经逢原·卷三·乔木部》)

没石子一名无食子

苦温，无毒。

【发明】没石子合他药染须。仲景用治阴汗，烧灰先以汤浴之，以灰扑之，甚良。又血痢及产后下痢俱用之。绵裹塞牙痛，效，取温散肾经湿热也。(《本经逢原·卷三·乔木部》)

诃黎勒即诃子

苦涩温，无毒。六棱者佳，去核用。

【发明】诃子苦涩降敛。生用清金止嗽，煨熟固脾止泻。古方取苦以化痰涎，涩以固滑泄也。殊不知降敛之性，虽云涩能固脱，终非甘温益脾之比。昔人言：同乌梅、五倍则收敛，同橘皮、厚朴则下气，同人参则补肺治嗽。东垣言：嗽药不用者，非也。然此仅可施之于久嗽喘乏，真气未艾者，庶有劫截之能。又久嗽阴火上炎，久痢虚热下迫，愈劫愈滞，岂特风寒暴嗽、湿热下痢为禁剂乎！曷观世医用润肺丸、益黄散之功过可知。(《本经逢原·卷三·乔木部》)

榆根白皮《本经》名零榆

甘平滑，无毒。

《本经》治大小便不通，利水道，除邪气。

【发明】榆有二种，一种二月生荚，其荚飘零，故谓零榆；一者八月生荚，皮有滑汁，谓之郎榆，性皆滑利，然入手足太阳、手阳明经。《本经》治大小便不通，取其有逐湿利窍之功，故五淋肿满及胎产宜之。《本草十剂》云，滑以去着，冬葵子、榆白皮之属，盖亦取其通利渗湿，消留着有形之物耳。郎榆甘寒，其下热淋利水道之功则一，但服之令人睡，较零榆之除邪气稍有不同。二者性皆疏利，若胃寒而虚者服之，恐泄真气，良非所宜。(《本经逢原·卷三·乔木部》)

芜荑

辛平，无毒。去壳取仁，微炒用。

《本经》主五内邪气，散皮肤、骨节中淫淫湿，行毒，去三虫，化食。

【发明】芜荑辛散，能祛五内、皮肤、骨节湿热之病。近世但知其有去疳杀虫及肠风痔、恶疮疥癣之用，殊失《本经》之旨。《千金》治妇人经带崩淋之病，每同泽兰、厚朴、藁本、白芷、细辛、防风、柏仁、石斛辈用之，取其去子脏中风热垢腻也。和猪脂捣涂疮。和蜜治湿癣。及治腹中气血痰酒诸癖，以芜荑仁炒香，兼暖胃活血理气药为散服之。(《本经逢原·卷三·乔木部》)

桦木皮

苦平，无毒。

【发明】桦皮能收肥腻，故用以治湿热疠风、痈毒，取其能辟恶气、杀虫蛊也。《开宝》治诸黄瘅，浓煮汁饮之，以其能利小便也。《和剂》治遍身疮疥如疠，及瘾疹搔痒、面上生风、妇人粉刺。《灵苑方》治乳痈肿痛结硬欲破，烧存性，无灰酒服之。(《本经逢原·卷三·乔木部》)

巴豆

辛热，大毒。去壳及心炒紫黑，或烧存性，或研烂，纸包压去油，取霜，各随方制。

《本经》主伤寒湿疟寒热，破癥瘕结聚、坚积留饮、痰癖大腹，荡练五脏六腑，开通闭塞，利水谷道，去恶肉，除鬼毒蛊疰邪物，杀虫鱼。

【发明】巴豆辛热，能荡练五脏六腑，不特破癥瘕结聚之坚积，并可治伤寒湿疟之寒热，如仲景治寒实结胸用白散，深得《本经》之旨。世本作温疟，当是湿疟，亥豕之谬也。其性峻利，有破血排脓、攻痰逐水之力，宜随证轻重而施。生用则峻攻，熟用则温利，去油用霜则推陈致新，随证之缓急而施反正之治。峻用则有戡乱却

病之功，少用亦有抚绥调中之妙。可以通肠，可以止泻，此发千古之秘也。(《本经逢原·卷三·乔木部》)

大风子

辛热，有毒。去壳取仁用。

【发明】丹溪曰：粗工治大风病，佐以大风油，殊不知此物性热，有燥痰之功，而伤血特甚，至有病将愈而先失明者。时珍曰：大风油有杀虫却病之功，然不可多服。用之外涂，其功不可没也。(《本经逢原·卷三·乔木部》)

桑根白皮

甘寒，无毒。须蜜酒相和，拌令湿透，炙熟用。否则伤肺泄气，大不利人。根见土面者，有毒伤人。

【发明】桑根白皮泻肺气之有余，止嗽而能利水。肺中有水气，及肺火有余者，宜之。肺虚无火，因风寒而嗽者服之，风邪反闭固不散，而成久嗽者有之。甄权治肺中水气，唾血，热渴水肿，腹满膨胀，利水道，去寸白虫。可以缝金疮，缝后以热鸡血涂之，桑皮之功用尽矣。(《本经逢原·卷三·灌木部》)

桑枝

苦平，无毒。

【发明】桑枝清热去风，故遍体风痒干燥，水气、脚气、风气，四肢拘挛，无不宜之。

时珍云，煎药用桑者，取其能利关节，除风寒湿痹诸痛也。(《本经逢原·卷三·灌木部》)

楮实

俗名谷树子根，皮名谷白皮。甘平，无毒。

【发明】楮实走肝肾血分，《别录》治阴痿水肿，益气充肌，明目。《大明》言：壮筋骨，助阳气，补虚劳，健腰膝，益颜色。而

《修真秘旨》言：久服令人骨软。《济生秘旨》言，治骨鲠，用楮实煎汤服之，岂非软骨之征乎？脾胃虚人禁用。楮根白皮《别录》主逐水利小便，甄权治水肿气满，《吴普》治喉痹，总取散风祛毒之义。(《本经逢原·卷三·灌木部》)

枳壳

辛苦平，无毒。陈者良。生熟各随本方。

《本经》主大风在皮肤中，如麻豆苦痒，除寒热结。

【发明】枳壳破气化痰，泄肺走大肠，多用损胸中至高之气。枳壳主高，枳实主下；高者主气，下者主血。故壳主胸膈皮毛之病。

详枳壳、枳实皆能利气，气下则痰喘止，气行则痞胀消，气通则刺痛已，气利则后重除也。仲景治胸胁痞满，以枳实为要药。诸方治下血痔痢，大肠秘塞，里急后重，又以枳壳为通利，则枳实不独治下，枳壳不独治高也。然枳实性沉兼能入肝脾血分，而消食积痰气瘀血，有冲墙倒壁之喻。枳壳性浮兼通肺胃气分，而治喘咳，霍乱水肿，有乘风破浪之势，与桔梗同为舟楫之剂，故柴胡、枳壳除寒热痞满之专药。(《本经逢原·卷三·灌木部》)

枳实

辛苦平，无毒。

《本经》止痢，长肌肉，利五脏，益气轻身。

【发明】枳实入肝脾血分，消食泻痰，滑窍破气，心下痞及宿食不消并宜枳术。(《本经逢原·卷三·灌木部》)

酸枣仁

实酸平，仁甘平，无毒。

《本经》主心腹寒热，邪结气聚，四肢酸痛湿痹，久服安五脏。

【发明】酸枣仁味甘而润。熟则收敛津液，故疗胆虚不得眠，烦渴虚汗之证；生则导虚热，故疗胆热好眠，神昏倦怠之证。足厥阴少阳本药，兼入足太阴脾经。按：酸枣本酸而性收，其仁则甘润而性温，能散肝胆二经之滞。故《本经》治心腹寒热，邪气结聚，酸痛湿痹等证，皆生用，以疏利肝脾之血脉也。（《本经逢原·卷三·灌木部》）

郁李仁

即棠棣，一名雀李。仁辛苦平，无毒。汤浸去皮及双仁者，研如膏，勿去油，忌牛马肉及诸酪。

《本经》主大腹水气，面目、四肢浮肿，利小便水道。

【发明】郁李仁性润而降，为大便风秘专药。《本经》治大腹水气，面目、四肢浮肿，取其润下之意。利小便水道者，水气从之下趋也，搜风顺气丸用之。虽有润燥之功，而下后令人津液亏损，燥结愈甚。老人津液不足而燥结者戒之。（《本经逢原·卷三·灌木部》）

鼠李

当作楮李子，一名牛李子。熬汁可以染绿，今造纸马铺取汁刷印绿色，故又名绿子。

苦凉，微毒。

《本经》主寒热瘰疬疮。

【发明】牛李，生青熟黑，而带红紫，入肝肾血分。其味苦凉，善解诸经伏匿之毒。《本经》治寒热瘰疬，《大明》治水肿腹满，苏恭治下血及疝瘕积冷，捣敷牛马疮中生虫，时珍治疥癣有虫，总取其去湿热之功。惜乎世鲜知用。惟钱氏必胜膏治痘疮黑陷及出不快，或触秽气黑陷，方用牛李熬膏，桃胶汤化皂子大一丸，如人行十里再进一丸，其疮自然红活，盖牛李解毒去湿热，桃胶辟恶气活血耳。（《本经逢原·卷三·灌木部》）

五加根皮

辛温，无毒。

《本经》主心腹疝气腹痛，益气疗躄，小儿三岁不能行，疽疮阴蚀。

【发明】五加者，五车星之精也，为风湿痿痹、壮筋骨、助阳气之要药。《本经》治心腹疝气腹痛、益气疗躄，小儿三岁不能行，其温补下元，壮筋除湿可知。《别录》治男子阴痿囊下湿，小便余沥，女人阴痒，腰脊痛，脚痹风弱；《大明》治骨节拘挛；苏恭主四肢挛急种种，皆须酿酒，则力势易行，非汤药中所宜。(《本经逢原·卷三·灌木部》)

地骨皮

甘淡微寒，无毒。泉州者良。

《本经》主五内邪气，周痹风湿，久服坚筋骨，轻身不老。

【发明】地骨皮，枸杞根也，三焦气分之药。下焦肝肾虚热、骨蒸自汗者宜之。热淫于内，泻以甘寒也。人但知芩、连治上焦之火，知、柏治下焦之火，谓之补阴降火，不知地骨之甘寒平补，有益精气、退邪火之妙。时珍尝以青蒿佐地骨退热，屡有殊功。又主骨槽风证，亦取入足少阴，味薄即通也。《本经》主五内邪气，周痹风湿，轻身不老，取其甘淡化热，苦寒散湿，湿散则痹着通，化热则五内安。其气清，其味薄，其质轻，诚为修真服食之仙药。(《本经逢原·卷三·灌木部》)

溲疏—名巨骨

苦平，一云辛寒，无毒。

《本经》主皮肤中热，除邪气，止遗溺，利水道。

【发明】溲疏与枸杞相类，先哲虽以有刺无刺、树高树小分辨，然枸杞未尝无刺，但树小则刺多，树大则刺少，与酸枣、白棘无异。《本经》枸杞条下主五内邪气，热中消渴，即溲疏之除邪气也。枸杞条下主周痹风湿，即溲疏之止遗溺、利水道也。除去五内之邪，则热中消渴愈矣；疏利水道之热，则周痹风湿痊矣；溲溺疏利，则气化无滞，子脏安和。(《本经逢原·卷三·灌木部》)

牡荆即黄荆

实苦温，根茎甘苦平，茎沥甘平，无毒。

【发明】荆为治风逐湿、祛痰解热之药。实除骨间寒热下气，治心痛及妇人白带。炒熟酒煎服治小肠疝气，酒浸治耳聋。叶治霍乱转筋，下部湿蜃脚气肿满，以荆茎入坛中烧烟熏涌泉穴及痛处，汗出则愈。荆沥除风热，升经络，导痰涎，行血气，解热痢。(《本经逢原·卷三·灌木部》)

蔓荆子

苦辛温，无毒。

《本经》主筋骨间寒热湿痹，拘挛，明目，坚齿，利九窍，去白虫。

【发明】蔓荆子入足太阳，体轻而浮，故治筋骨间寒热湿痹拘急。上行而散，故能明目、坚齿、利九窍、去白虫，及风寒目痛、头面风虚之证。然胃虚人不可服，恐助痰湿为患也。(《本经逢原·卷三·灌木部》)

接骨木

一名续骨木，又名木蒴藋，俗名扦扦活。甘苦平，无毒。

【发明】此木专主折伤，续筋骨，除风痹，齲齿，可作浴汤。根皮主痰饮水气痰疟，打伤瘀血，一切血不行，并煮汁服之，不可多服，以气腥伤伐胃气也。(《本经逢原·卷三·灌木部》)

茯苓

甘淡平，无毒。入补气药，人乳润蒸。入利水药，桂酒拌晒。入补阴药，童便浸切。

《本经》主胸胁逆气，忧恚惊邪恐悸，心下结痛，寒热烦满，咳逆，口焦舌干，利小便，久服安魂养神，不饥延年。

【发明】茯苓得松之余气而成，甘淡性平，能守五脏真气；其性先升后降，入手足太阴、少阴，足太阳、阳明，开胃化痰，利水定悸，止呕逆泄泻，除湿气，散虚热。

其皮治水肿、肤肿，通水道、开腠理，胜于大腹皮之耗气也。（《本经逢原·卷三·寓木部》）

猪苓

甘淡微苦平，无毒。

《本经》主痎疟，解毒蛊疰不祥，利水道，久服轻身耐老。

【发明】猪苓入肾与膀胱血分，性善疏利经府，世人但知为利水专药，不知其有治痎疟蛊疰之功。仲景治消渴脉浮，小便不利微热者，猪苓散汗之；病欲饮水而复吐，名曰水逆，五苓散主之。猪苓专司引水之功，久服必损肾气，昏人目，利小便之剂，无如此快，故不入补剂，非泽泻之比也。而《本经》又云：久服轻身耐老，是指素多湿热者而言，不可一律而推。（《本经逢原·卷三·寓木部》）

桑寄生

苦甘平，无毒。

《本经》主腰痛，小儿背强，痈肿，充饥肤，坚发齿，长须眉，安胎。

【发明】寄生得桑之余气而生，性专祛风逐湿、通调血脉。故《本经》取治妇人腰痛、小儿背强等病，血脉通调而肌肤眉发皆受其荫，即有痈肿，亦得消散矣。古圣触物取象，以其寓形榕木，与子受母气无异，故为安胎圣药。《别录》言：去女子崩中，产后余疾，亦是去风除湿、益血补阴之验。（《本经逢原·卷三·寓木部》）

松萝

苦甘平，无毒。

《本经》治颠怒邪气，止虚汗头风，女子阴寒肿痛。

【发明】松萝是松上女萝，又名兔丝，能平肝怒，去寒热邪气。其去头风、止虚汗者，本乎天者亲上也。《别录》疗痰热温疟，可为吐汤，利水道，故《肘后方》同瓜蒂、杜蘅酒渍再宿，且饮一合，取吐胸中痰热头痛。《千金方》同瓜蒂、恒山、甘草，水酒和煎，取吐胸膈痰癖，以其轻清上涌，故吐药用之。(《本经逢原·卷三·寓木部》)

竹沥

甘寒，无毒。

【发明】竹沥善透经络，能治筋脉拘挛，痰在皮里膜外、筋络四肢，非竹沥不能化也。纯阴之性，虽假火逼，然须姜汁鼓动其势，方得应手取效。或言竹沥性寒，仅可施之热痰，不知入于附桂剂中，未尝不开发湿痰寒饮也。惟胃虚肠滑，及气阻便闭者误投，每致呃逆不食，脱泻不止而毙。阴柔之性不发则已，发则必暴卒，难挽回也。(《本经逢原·卷三·苞木部》)

笋

甘微寒，小毒。

【发明】其干笋淡片，利水豁痰，水肿，葶苈丸用之。(《本经逢原·卷三·苞木部》)

竹黄

甘寒，无毒。

【发明】竹黄出大竹之中，津气结成。其味功用与竹沥同，而无寒滑之害。凉心经，去风热，为小儿惊痫、风热痰涌、失音，治痰清热之要药。以其生天竺国，故名天竺黄。今药肆多烧诸骨及葛粉杂入，不可不辨。(《本经逢原·卷三·苞木部》)

茗

苦甘微寒，无毒。服草薢、威灵仙、土茯苓忌之。

《本经》主瘘疮，利小便，去痰热止渴，令人少睡，有力悦志。

【发明】茗乃茶之粗者，味苦而寒，最能降火消痰，开郁利气，下行之功最速。《本经》主痿疮，利小便，去痰热之患。然过饮即令人少寐，以其气清也。消食止渴，无出其右。合醋治伤暑泄利，同姜治滞下赤白，兼香豉、葱白、生姜治时疫气发热头痛，一味浓煎治风痰。（《本经逢原·卷三·味部》）

第四节　五谷果蔬类

诸米

甘平，无毒。

【发明】米受坤土精气而成，补五脏而无偏胜。粳者曰稻，糯者曰黍，资生之至宝也。

秫米，俗云糯米，益气补脾肺，但磨粉作稀糜，庶不粘滞，且利小便，以滋肺而气化下行矣。若作糕饼，性难运化，病患莫食。

籼米温中益气，除湿止泻。

粟即小米，利小便止痢，压丹石热，解小麦毒，发热。（《本经逢原·卷三·谷部》）

诸麦

甘平，皮寒，无毒。

【发明】五谷中惟麦得春升之气最早，故为五谷之长。察其性之优劣，则南北地土所产之不同，北麦性温，食之益气添力；南麦性热，食之助湿生痰。故北人以之代饭，大能益人，养肝气，去客热，止烦渴，利小便，止漏血唾血，令妇人得孕。南方气卑地湿，久食令人发热，乡土不同故也。干面益胃强肝，湿面生痰助湿，初夏新者尤甚。新麦性柔，助湿热尤甚。

荞麦甘平，动风发热，能炼肠胃滓秽积滞，降气宽肠，治白浊白带，气盛而湿热者宜之。（《本经逢原·卷三·谷部》）

诸豆

甘平，无毒。

【发明】大豆曰菽，色黄，入脾，泻而不补。色黑入肾，泻中寓补。

黄大豆生泄利，熟壅气，生痰动嗽诸病，皆非所宜。

大豆黄卷，黑大豆发芽是也。《本经》治湿痹筋挛膝痛，除胃气结积，益气解毒。《金匮》薯蓣丸用之，取其入脾胃，散湿热也。

赤小豆，即赤豆之小而色黯者，俗名猪肝赤。其性下行，通利小肠，故能利水、降火，久食令人枯燥。瓜蒂散用之，以泄胸中寒实，正以其利水清热也。（《本经逢原·卷三·谷部》）

亚麻 俗名壁虱胡麻

微温，无毒。

【发明】亚麻性润，入阳明经，专于解散风热湿毒，为大麻风必用之药。故醉仙散用之。（《本经逢原·卷三·谷部》）

薏苡仁 即米仁

甘微寒，无毒。入理脾肺药，姜汁拌炒。入利水湿药生用。

《本经》主筋急拘挛，不可屈伸，久风湿痹下气，久服轻身益气，根下三虫。

【发明】薏苡甘寒，升少降多，能清脾湿，祛肺热及虚劳咳嗽。肺痿肺痈，虚火上乘，皆宜用，为下引又能利筋去湿，故《本经》治久风湿痹、拘急不可屈伸之病。盖治筋必取阳明，治湿必扶土气，其功专于利水，湿去则脾胃健，而筋骨利、痹愈，则拘挛退，而脚膝安矣。然痹湿须分寒热，盖寒则筋急、热则筋缓，大筋受热，弛纵则小，筋缩短而挛急不伸，故宜用此。若因寒筋急而痛者，不可用也。（《本经逢原·卷三·谷部》）

胶饴 即饧糖

甘温，无毒。白色者良。

【发明】饴糖甘温入脾经气分，润肺气，止暴嗽，补虚冷，益津气，除唾血，仲景建中汤用治腹痛，取稼穑之甘以缓之也。治伤寒肾虚，尺脉不至，是实土以堤水，非伐肾也。而中满吐逆疳病，皆不可食，以其生痰助火最甚也。丹溪云：大发湿中之热，小儿多食，损齿生虫。熬焦酒服，能消食积，下瘀血，解附子、乌头毒。拌轻粉熬焦为丸，嚼化，疗咸哮喘嗽，大吐稠痰即愈。（《本经逢原·卷三·谷部》）

薤

辛苦温，无毒。似韭而叶阔者是。《黄帝》云：薤不可共牛肉作羹，食之成瘕。韭之气味相类，功用亦相类，如无薤处，以韭代之。

《本经》治金疮疮败，轻身不饥，耐老。

【发明】薤白味辛气温，入手阳明，除寒热，温中去水，专泄气滞。故四逆散加此，治泄利下重胸痹。薤白白酒汤专用以泄胸中痹气也。《本经》治金疮疮败，取辛以泄气、温以长肉也。弘景云：仙方及服食家皆须之，即《本经》轻身不饥耐老之谓。诸疮中风寒水肿，生捣敷之。捣汁生饮，能吐胃中痰食虫积，屡验。（《本经逢原·卷三·菜部》）

蒜

小者曰蒜，大者曰胡。辛温，小毒。服云母人切禁，胡蒜、独颗蒜尤忌。

【发明】胡之与蒜，功用仿佛，并入手太阴、阳明。气味熏烈，能通五脏，达诸窍，去寒湿，辟邪恶，消痈肿，化癥积肉食，主溪毒下气，治蛊传蛇虫沙虱疮，此其功也。夏月食之解暑，多食伤气损目，养生者忌之。艾火灸用独颗蒜甚良，以其力专也。（《本经逢原·卷三·菜部》）

白芥子

辛温微毒。

【发明】痰在胁下及皮里膜外，非此不能达，控涎丹用白芥子正此义也。辛能入肺，温能散表，故有利气豁痰，散痛消肿辟恶之功。昔有胁痛诸治不效，因食芥蓝而愈者，偶中散结开痰之效。陈年咸芥卤治肺痈，吐尽臭痰秽毒即愈，然惟初起未溃宜之。(《本经逢原·卷三·菜部》)

莱菔子

辛甘平，微温无毒。其子多种，惟春种夏收，子细而色黯者佳。服地黄、何首乌人忌之。

【发明】菔子治痰有推墙倒壁之功，长于利气。生能升，熟能降，升则吐风痰，降则定痰嗽，皆利气之效。同苏子、白芥子为三子散，治痰喘胸满。其根，生升，熟降。生则克血消痰，熟则生痰助湿。生莱菔汁治火伤垂死，灌之即苏，打扑损伤青紫，捣烂罨之即散。煨熟揩摩冻疮，二三日即和。(《本经逢原·卷三·菜部》)

生姜宿根谓之母姜

辛温无毒。解半夏、莨菪、厚朴毒。

《本经》久服去臭气，通神明。

【发明】生姜辛温而散，肺、脾药也。散风寒，止呕吐，化痰涎，消胀满，治伤寒头痛，鼻塞，咳逆上气，呕吐等病。辛以散之，即《本经》去臭气，通神明，不使邪秽之气伤犯正气也。同大枣行脾之津液，而和营卫，凡药中用之，使津液不致沸腾，不独专于发散也。煨熟则降而不升，止腹痛泄利，扶脾气，散郁结，故逍遥散用之。同蜂蜜熬熟，治风热咳逆痰结，取蜜之润，以和辛散之性也。生姜捣汁则大走经络，与竹沥则去热痰，同半夏则治寒痰。凡中风中暑及犯山岚雾露毒恶卒病，姜汁和童便灌之立解。姜能开痰下气，童便降火也。(《本经逢原·卷三·菜部》)

干姜其嫩者曰白姜

辛热，无毒。或生用，或炮黑用。炮法：厚切，铁铫内烈火烧，勿频动，俟铫面火燃，略嘆以水，急挑数转，入坛中，勿泄气，俟冷则里外通黑，而性不烈也。

《本经》主胸满咳逆上气，温中止血，出汗，逐风湿痹，肠澼下痢；生者尤良。

【发明】干姜禀阳气之正，虽烈无毒，其味本辛，炮之则苦，专散虚火。

生则逐寒邪而发表，胸满咳逆上气，出汗、风湿痹宜之。炮则除胃冷而守中，温中止血，肠澼下利宜之。

又入肺利气，入肾燥湿，入肝引血药生血，于亡血家有破宿生新，阳生阴长之义。（《本经逢原·卷三·菜部》）

蕲^①俗名水芹

甘微辛，小毒。

《本经》云：女子赤沃下血，养精保血脉益气，令人肥健嗜食。

【发明】按：蕲有两种，一种生平田者，曰旱蕲，禀青阳之气而生，气味辛窜。能清理胃中浊湿，故《本经》主女子赤沃，浊湿去则胃气清纯，而精血有赖，令人肥健嗜食。一种生水陂泽者，曰水蕲，得湿淫之气而生，气味辛浊。有虫子在叶间，视之不见，食之令人为患，面青手青，腹满如妊，痛不可忍，作蛟龙病，但服鞕饧二三升，吐出便瘥，大抵是蛇虺之毒尔。其根白盈尺者曰马蕲，食之令人发疮疥，以其湿热之气最盛也。和醋食之损齿，有鳖瘕人不可食。（《本经逢原·卷三·菜部》）

茼蒿

甘温，无毒。

【发明】茼蒿气浊，能助相火。禹锡言，多食动风，气熏人心，令人气满。《千金》言安心气、养脾胃、消痰饮、利肠胃者，是指素禀火衰而言，若肾气本旺，不无助火之患。（《本经逢原·卷三·菜部》）

蕺草—名鱼腥草

辛微温，小毒。

---

① 蕲：原文为"蕲"，据文意改。

【发明】鱼腥草方药罕用，近世仅以煎汤熏涤痔疮，及敷恶疮白秃。又治咽喉乳鹅，捣取自然汁灌吐顽涎殊效。

时珍云：散热毒痈肿，脱肛，断痔疾，解卤毒。合上诸治，总不出辟诸虫毒、疮毒，即治痔疮，亦是湿气生虫之患，专取秽恶之气，以治秽恶之疾，同气相感之力也。（《本经逢原·卷三·菜部》）

越瓜

即菜瓜，俗名生瓜，长可尺余，有青白二色，青者尤胜。

甘平，小毒。

【发明】越瓜生于越中，今湖州等处最多，仅供菜蔬，故名菜瓜。生食动气，令人心痛，脐下癥结，脚弱不能行。天行病后不可食。惟解酒毒，利小便宜之。烧灰敷口疮及阴茎热疮，以其能解热毒，收湿气也。（《本经逢原·卷三·菜部》）

胡瓜

今名黄瓜，张骞使西域得种，故名胡瓜。隋时避石勒名，改呼黄瓜，至今因之。

甘寒，小毒。

【发明】黄瓜甘寒，故能清热利水，善解火毒。北人坐卧炕床，以此为珍品。南人以之供蔬，甚不益人，多食动气，发寒热，发疮疥，发脚气，令人虚热上逆。天行后不可食，小儿切忌，作泻生疳。其治咽喉肿痛，用老黄瓜去子，以芒硝填满，阴干为末，每以少许吹之。（《本经逢原·卷三·菜部》）

香蕈

甘平，无毒。

【发明】诸蕈禀土之热毒浮长，所以有毒伤人。惟香蕈楠木上糯米种出，大益胃气，与蘑菇、鸡枞性味不殊。蘑菇亦埋桑楮诸木于土中，浇以米泔而生，其长大色白，柔软中空如鸡腿者，名鸡腿蘑菇。状如羊肚，有蜂窠眼者名羊肚菜。其出云南，生沙地间，高脚伞头者曰鸡枞菜，皆能益胃清神。蘑菇兼能化痰，鸡枞兼能治痔。一得桑楮余泽，一钟山川灵气，故其性各有不同耳。(《本经逢原·卷三·菜部》)

梅^{榔梅}

酸平，无毒。

《本经》主下气，除热烦满，安心，止肢体痛，偏枯不仁，死肌，去青黑痣，蚀恶肉。

【发明】梅花开于冬，而实熟于夏，得木之全气，故其味最酸。人舌下有四窍，两窍通胆液，故食则津生，类相感应也。所主之病，皆取酸收之义。梅之种类最多，惟榔梅最胜。

中风惊痰喉痹肿痛，痰厥僵仆，牙关紧闭者，取乌梅擦牙龈即开。(《本经逢原·卷三·果部》)

梨

甘微酸寒，无毒。

【发明】《别录》著梨，止言其害，不录其功。盖古人论病，多主伤寒客邪。若消痰降火，除客热，止心烦，梨之有益，盖亦不少。近有一人患消中善饥，诸治罔效，因烦渴不已，恣啖梨不辍，不药而瘳。一妇郁抑成劳，咳嗽吐血，右侧不得贴席者半年，或令以梨汁顿热服盏许，即时吐稠痰结块半盂，是夜便能向右而卧，明日复饮半盏，吐痰如前，以后饮食渐增。虽寻常食品，单刀直入，可以立破沉疴。而梨之种类最多，惟乳梨、鹅梨、消梨可以疗病。然须审大便实者方可与食。元气虚者不慎而误啖之，往往成寒中之患，岂可概谓食之有益乎？(《本经逢原·卷三·果部》)

木瓜

酸温，无毒。

【发明】木瓜酸收下降，所主霍乱转筋吐利脚气，皆取收摄脾胃之湿热，非肝病也。转筋虽属风木行脾，实由湿热或寒湿之邪袭伤脾胃所致，用此理脾而伐肝也。多食木瓜损齿及骨，皆伐肝之明验。患头风人，以鲜者放枕边引散肝风，日久渐安。凡腰膝无力，由于精血虚阴不足者，及脾胃有积滞者，皆不利于酸收也。(《本经逢原·卷三·果部》)

橘皮

苦辛温，无毒。

《本经》主胸中痰热逆气，利水谷，久服去口臭，下气通神。

【发明】《本经》主治胸中痰热逆气，为消痰运食之要药。留白则补脾胃，去白则理肺气。同人参、白术则补脾胃，同人参、甘草则补肺。独用则泻肺损脾。其治百病，总是取其理气燥湿之功。同生姜则止呕，同半夏则豁痰，同杏仁治大肠气秘，同桃仁治大肠血秘，皆取其通滞也。橘红专主肺寒咳嗽多痰，虚损方多用之。然久嗽气泄，又非所宜。按：橘皮下气消痰，其瓤生痰聚饮，一物而性之殊异如此。(《本经逢原·卷三·果部》)

柚

酸寒，皮甘辛，无毒。

【发明】柚能解酒，辟饮酒人口气。皮能下气化痰，与金橘性相类。但金橘甘酸，下气尤捷。(《本经逢原·卷三·果部》)

柑橼

柑橼旧作枸橼，字形相似之误。辛苦甘温，无毒。

【发明】柑橼乃佛手、香橼两种，性味相类，故《纲目》混论不分。盖柑者，佛手也，专破滞气。今人治痢下后重，取陈年者用之。但痢久气虚，非其所宜。橼者，香橼也，兼破痰水。近世治咳嗽气壅，亦取陈者，除去瓤核用之，庶无酸收之患。《丹方》治鼓胀，诸药不效，用陈香橼一枚连瓤、大核桃肉二枚连皮、缩砂仁二钱去膜，各煅存性为散，砂糖拌调，空腹顿服，服后水从脐出，屡验。(《本经逢原·卷三·果部》)

枇杷叶

辛苦平无毒，刷去毛，蜜炙用。

【发明】枇杷味甘色黄，为脾家果。然必极熟，乃有止渴下气、润五脏之功。若带生味酸，力能助肝伐脾，食之令人中满泄泻。其叶气味俱薄，故入肺胃二经，治夏月伤暑气逆最良。近世治劳嗽无不用之，盖取其和胃下气，气下则火降痰消，胃和则呕定哕止。然胃寒呕吐及风寒咳嗽忌之。其核大寒而伐肝脾，以之同落苏入麸酱，则色青翠，同蟹入锅煮则至熟不赤，性寒走肝可知。（《本经逢原·卷三·果部》）

银杏 俗名白果

甘苦平涩，无毒。

【发明】银杏定喘方用之。生嚼止白浊降痰，消毒杀虫。涂鼻面手足，去皱疱黯黵。生捣能浣油腻，同水捣浆衣杀虫虱，去痰涤垢之功可例推矣。熟则壅遏闭气，多食令人胪胀昏闷。（《本经逢原·卷三·果部》）

胡桃

一名核桃，又名羌桃。甘平温，无毒。入药连皮用。

【发明】补骨脂属火，能使心包与命门之火相通。胡桃属水，润燥养血，佐补骨脂有水火相生之妙。胡桃肉类三焦，而外皮水汁皆青黑，故能通命门，助相火。同补骨脂、杜仲、青盐，名青蛾丸，治肾虚腰痛，以其能补肾也。同人参名应梦散，治肺寒喘嗽，以其能敛肺也。同生姜咀嚼亦治寒痰喘嗽。

又以连皮胡桃肉同贝母、全蝎，枚数相等蜜丸，治鼠痰核，总取以通郁结也。但肺有痰热，命门火炽者勿食。（《本经逢原·卷三·果部》）

橄榄 一名青果

涩甘温，无毒。

【发明】橄榄先涩后甘，生津止渴，开胃消痰，醉饱后及寒痰结嗽宜之。热嗽不可误食。病患多食令气上壅，以其性温而涩，聚火气于胃也。(《本经逢原·卷三·果部》)

松子

甘温，无毒。

【发明】海松子甘润，益肺清心，止嗽润肠，兼柏仁、麻仁之功，温中益阴之效。心肺燥痰干咳之良药也。(《本经逢原·卷三·果部》)

槟榔

苦辛温无毒。

【发明】槟榔泄胸中至高之气，使之下行；性如铁石之沉重，能坠诸药至于下极。故治冲脉为病，逆气里急，及治诸气壅腹胀后重如神。胸腹虫食积滞作痛，同木香为必用之药。其功专于下气消胀，逐水除痰，杀虫治痢，攻食破积，止疟疗疝，脚气瘴疠。若气虚下陷人，及膈上有稠痰结气者得之，其痞满昏塞愈甚。又凡泻后、疟后、虚痢，切不可用也。(《本经逢原·卷三·果部》)

大腹子 即大腹槟榔

辛涩温，无毒。此味与槟榔皆性坚难切，须用滚水泡渍切之。若以水浸浊满，不但失其性味，反有伤于胃气也。

【发明】大腹子偏入气分，体丰湿盛者宜之。夫槟榔偏主血分，腹满多火者宜之。时珍谓大腹与槟榔同功，似未体此。(《本经逢原·卷三·果部》)

大腹皮

辛涩温，有毒。鸩鸟多集其树上。宜酒洗后再以绿豆汤洗过用。其内粗者耗气，宜摘去之。

【发明】槟榔性沉重，泄有形之积滞。腹皮性轻浮，散无形之

滞气，故痞满膨胀，水气浮肿，脚气壅逆者宜之。惟虚胀禁用，以其能泄真气也。(《本经逢原·卷三·果部》)

瓜子仁

甘淡微温，无毒。

【发明】西瓜甘寒降泄，子仁甘温性升，以中藏烈口之气，不无助火之责，其开豁痰涎是其本性。世人咸谓瓜子生痰，安有甫入口而使变痰涎之理，按《相感志》云：食西瓜后食其子，即不噫瓜气，其温散之力可知。《纲目》言其主治与甜瓜仁同，岂甜瓜仁亦为生痰之物耶。(《本经逢原·卷三·水果部》)

甜瓜蒂俗名苦丁香

苦寒，有毒，熬黄用。

《本经》主大水身面浮肿，下水杀虫毒，咳逆上气及食诸果，病在胸腹中皆吐下之。

【发明】酸苦涌泄为阴。仲景瓜蒂散用瓜蒂之苦寒，合赤小豆之酸甘，以吐胸中寒邪。《金匮》瓜蒂汤治中暍无汗，今人罕能用之。又搐鼻取头中寒湿黄疸，得麝香、细辛治鼻不闻香臭。瓜蒂乃阳明除湿热之药，能引去胸膈痰涎。故能治面目浮肿，咳逆上气，皮肤水气，黄疸湿热诸症，即《本经》主治也。凡尺脉虚，胃气弱，病后、产后、吐药皆宜戒慎，何独瓜蒂为然哉。故膈上无热痰、邪热者切禁。(《本经逢原·卷三·水果部》)

甜瓜子即甜瓜瓣

甘寒，无毒。

【发明】甜瓜仁专于开痰利气。《别录》治腹内结聚，破溃脓血，为肠胃内痈要药。(《本经逢原·卷三·水果部》)

蒲桃俗名葡萄

甘寒，无毒。

《本经》治筋骨湿痹，益气力，强志，令人肥健，耐饥，忍风寒，可作酒。

【发明】葡萄之性寒滑，食多令人泄泻。丹溪言：东南人食之多病热，西北人食之无恙，盖能下走渗道，西北人禀气厚，故有《本经》所主之功，无足异也。(《本经逢原·卷三·水果部》)

甘蔗

甘平，无毒。

【发明】蔗，脾之果也。其浆甘寒，能泻火热，煎炼成糖则甘温而助湿热也。蔗浆消渴解酒，自古称之。而孟诜乃为共酒食发痰者、岂不知其有解酒除热之功耶。近世用以捣汁治痢，服之有效，以其甘寒养胃而清热也。(《本经逢原·卷三·水果部》)

石蜜 即冰糖也

散白如霜者曰糖霜，与山蜂蜜结石上者不同　甘平，无毒。

【发明】凝结成块如石者为石蜜，轻白如霜者为糖霜。比紫沙糖稍平，功用虽同，但白入气分，紫入血分，为异。白糖霜亦能解烟草之毒，惟色黄者性热，有湿热者远之。世言糖性湿热，多食令人齿蜃生疳。近见患口疳者，细嚼冰糖辄愈，取其达疳磨湿热凝滞也。又暴得咳嗽，吐血乍止，以冰糖与燕窝菜同煮连服，取其平补肺胃而无止截之患也。惟胃中有痰湿者令人欲呕，以其甜腻恋膈故也。(《本经逢原·卷三·水果部》)

芡实 俗名鸡头实

甘平，无毒。

《本经》主湿痹腰脊膝痛，补中除暴疾，益精气强志。

【发明】芡生水中而能益脾利湿，观《本经》所主皆脾肾之病。遗精浊带，小便不禁者宜之。(《本经逢原·卷三·水果部》)

乌芋

俗名荸荠，又名黑三棱。甘寒，无毒。

【发明】乌芋善毁铜，为消坚削积之物，服丹石人宜之。痘疮干紫不能起发，同地龙捣烂，入白酒酿，绞服即起。又治酒客肺胃湿热，声音不清，及腹中热积蛊毒。(《本经逢原·卷三·水果部》)

蜀椒

辛温，小毒。

去目须炒用。蜀产者微辛不辣，色黄者气味微辛，散心包之火最胜。色红者气味辛辣，壮命门之火最强。形如鸽铃者真，以子种出，其叶十三瓣者，蜀椒也，闭口者有毒伤人，误中其毒吐沫者，地浆水解之。

《本经》主邪气咳逆，温中，逐骨节皮肤死肌，寒热痹痛，下气，久服头不白。

【发明】椒乃手足太阴、少阴、厥阴气分之药。禀五行之气而生，叶青、皮红、花黄、膜白、子黑，其气馨香，能使火气下达命门。

又能开痹湿，温中气，助心包命门之火。《本经》言久服头不白者，辛温上通肾气之力可知。今乌须发方用之。(《本经逢原·卷三·味部》)

秦椒

辛温，有毒。

去目炒去汗取红用，其叶九瓣者秦椒也。闭口者有毒，误食之戟入咽喉，气欲绝，或吐下白沫，身体痹冷，肉桂煎汁饮之，多饮冷水一二升，或食蒜，或饮地浆，或浓煎豆豉饮之，并解。

《本经》除风邪气，温中去寒痹，坚齿发，明目。

【发明】秦椒味辛气烈过于蜀椒，其温中去痹、除风邪气，治吐逆疝瘕，下肿湿气，皆取辛烈，以散郁热，乃从治之法也，不宜多服。(《本经逢原·卷三·味部》)

椒目

苦平，无毒。

【发明】椒赤目黑，水能制火，故专泻水降火，治肾气逆上喘急。又妊娠水肿喘逆，用椒仁丸能引诸药下行渗道，所以定喘下水。治肾虚耳鸣，同巴豆、菖蒲碾细，以松脂、黄蜡溶和为挺，纳耳中搐之，一日一易，效。(《本经逢原·卷三·味部》)

猪椒根 即蔓椒

苦温，无毒。其叶七瓣者，猪椒也。

《本经》主风寒湿痹，历节疼，除四肢厥气膝痛，煎汤蒸浴取汗。

【发明】猪椒根蔓生气臭，故能通经脉，去风毒湿痹。《千金》治肝虚劳损，关节骨疼痛，筋挛烦闷，虎骨酒用之。又取枝叶煎熬如饴，治通身水肿，每日空腹食之。(《本经逢原·卷三·味部》)

吴茱萸

辛苦温，小毒。拣去闭口者，否则令人躁闷。拣净以滚汤泡七次，去其浊气则清香扶胃，而无辛燥之患也。

《本经》温中下气止痛，除湿血痹，逐风邪，开腠理，咳逆寒热。

【发明】吴茱萸气味俱厚，阳中之阴，其性好上者，以其辛也。又善降逆气者，以味厚也。辛散燥热而臊，入肝行脾。《本经》主温中下气止痛，咳逆寒热，专取辛温散邪之力。又言除湿血痹、逐风邪、开腠理者，以风寒湿痹靡不由脾胃而入，辛温开发，表里宣通，而无拒闭之患矣。(《本经逢原·卷三·味部》)

食茱萸

辛苦大温，有毒。

《本经》主心下邪气寒热，温中逐寒湿痹，去三虫，久服轻身。

【发明】食茱萸与吴茱萸性味相类，功用仿佛。而《本经》之文向来错简在山茱萸条内。详其主心下寒热，即孟诜治心腹冷痛之谓。温中逐寒湿痹，即中恶去脏腑冷之谓。去三虫，即脏气疗蛊毒飞尸之谓。虽常食之品，辛香助阳，能辟浊阴之滞，故有轻身之喻。以上主治，岂山茱萸能之乎？其治带下冷痢，暖胃燥湿，水气浮肿用之，功同吴茱萸而力稍逊。多食动目火，目痛者忌之。（《本经逢原·卷三·味部》）

灯盏油

苦辛寒，小毒。

【发明】油性熬之愈寒，灯油得火气最深，故取以治卒中风不省，喉痹痰厥，用鹅翎蘸扫喉中，涌吐顽痰，通其上逆，然后用药。（《本经逢原·卷三·藏器部》）

第五节　虫鱼禽兽类

露蜂房

苦咸平，有毒。

《本经》主惊痫瘛疭，寒热邪气，癫疾鬼精，蛊毒肠痔，火熬之良。

【发明】露蜂房，阳明药也。《本经》治惊痫癫疾，寒热邪气，蛊毒肠痔，以其能祛涤痰垢也。疮疡齿痛及他病用之者，皆取其以毒攻毒、杀虫之功耳。（《本经逢原·卷四·虫部》）

五倍子即川文蛤

苦酸咸平，无毒。产川蜀，如菱角者佳。

【发明】川文蛤善收顽痰，解热毒。黄昏咳嗽乃火气浮于肺中，不宜用凉药，宜五倍、五味敛而降之。若风寒外触暴咳及肺火实胜者禁用，以其专收而不能散也。故痰饮内盛者，误用则聚敛于中，往往令人胀闭而死。为末收脱肛及子肠坠下。百药煎性浮，味带余甘，治上焦痰嗽热渴诸病，含噙尤宜。（《本经逢原·卷四·虫部》）

白僵蚕

咸辛平，无毒。

《本经》主小儿惊痫，夜啼，去三虫，灭黑䵟，令人面色好，男子阴疡病。

【发明】僵蚕，蚕之病风者也。功专祛风化痰，得乎桑之力也。《本经》治惊痫，取其散风痰之力也。去三虫，灭黑䵟，男子阴疡，取其涤除浸淫之湿，三虫亦湿热之蠹也，凡咽喉肿痛及喉痹用此，下咽立愈。其治风痰，结核，头风，皮肤风疹，丹毒作痒，疳蚀，金疮，疔肿，风疾，皆取散结化痰之义。(《本经逢原·卷四·虫部》)

蚕沙

甘辛温，无毒。微炒用。

【发明】蚕沙疗风湿之专药。有人病风痹用此，焙熟，绢包熨之。(《本经逢原·卷四·虫部》)

蝉蜕

咸甘寒，无毒。去翅足用。

【发明】蝉蜕去翳膜，取其蜕义也。治皮肤疮疡、风热破伤风者，炒研一钱，酒服神效。

小儿惊痫夜啼，痫病寒热，并用蝉腹，取其利窍通声、去风豁痰之义，较蜕更捷。(《本经逢原·卷四·虫部》)

蝼蛄

咸寒，小毒。去翅足，炒用。

《本经》主难产，出肉中刺，去溃肿，下哽噎，解毒除恶疮。

【发明】蝼蛄性善穴土，故能治水肿。自腰以前甚涩，能止大小便。自腰以后甚利，能通大小便，取以治水最效。但其性急，虚人戒之。(《本经逢原·卷四·虫部》)

蚯蚓即地龙

咸寒，小毒。白颈者良。解热毒，入盐化水用。通经络，炙干用。

《本经》主蛇瘕，去三虫伏尸，鬼疰蛊毒，杀长虫。

【发明】蚯蚓在物应土德，在星为轸水，体虽卑伏而性善穴窜。专杀蛇蛊、三虫、伏尸诸毒，解湿热，疗黄疸、利小便、通经络，故活络丸以之为君。(《本经逢原·卷四·虫部》)

蚺蛇胆即南蛇

甘苦寒，小毒。

【发明】蚺蛇产岭南，禀己土之气，其胆受甲乙风木，其味苦中有甘，所主皆厥阴、太阴之病。其治心腹蟹痛者，虫在内攻啮也。下部蟹疮者，虫在外侵蚀也。

湿热则生虫，燥湿则杀虫，内外施之皆可取用，更能散肿消血，故直谏之臣受廷杖者，临时服少许，则血不凝滞于内。(《本经逢原·卷四·龙蛇部》)

白花蛇

甘咸温，有毒。产蕲州者良，禁犯铁。

【发明】蛇性窜，能引药至于风痰处，故能治一切风病。其风善行数变，蛇亦善行数蜕，所以能透骨搜风，为大风、白癜风、风痹、惊搐、癫癣恶疮要药，取其内走脏腑，外彻皮肤，无处不到也。阴虚血少、内热生风者，非其所宜。凡服蛇酒药，切忌见风。开坛时须避其气，免致面目浮肿。凡疠风曾服过大枫子仁者，服白花蛇无效。(《本经逢原·卷四·龙蛇部》)

鲤鱼

甘平，无毒。其目能眨动者有毒。药中有天门冬者勿犯。天行病后勿食。

【发明】鱼性逆水而上，动关翅尾，其力最劳，且目不夜瞑，故释氏雕木象形似，以警世之昏惰者。鲤性跳跃急流，故取以治水肿之病。河间云：鲤之治水，鹜之利水，因其气相感也。黄疸、脚气湿热，孕妇身肿宜之。（《本经逢原·卷四·鱼部》）

鳢鱼

即蠡鱼，俗名里鱼。甘寒，无毒。

【发明】鳢性伏土而能胜水，故治水肿，疗五痔，治湿痹，主脚气。妊娠面浮脚肿者，赤小豆煮食甚效。《丹方》治水肿腹大，用活鳢鱼，去腹垢，入独颗蒜令满，外涂湿黄泥，炭火炙食屡效。有疮者不可食，令瘢白。（《本经逢原·卷四·鱼部》）

鳝鱼

甘大温，无毒。

【发明】鳝鱼禀己土之气，能补中益血。妇人产后恶露淋沥，肠鸣湿痹，并宜食之。（《本经逢原·卷四·鱼部》）

鰕俗作虾

甘温小毒。虾无须，腹下通黑色者，食之伤人。

【发明】性跳跃，生青熟赤，风火之象。生捣敷小儿赤白游风。绞汁入药，托肿吐风痰，皆取风能胜湿也。制药壮阳，取热能助火也。白者下乳汁，专入气分也。（《本经逢原·卷四·鱼部》）

龟甲 《本经》名曰神屋

咸甘平，小毒。入药取腹去背，酒浸酥炙，或熬胶用。

《本经》主漏下赤白，破癥瘕，痎疟，五痔，阴蚀，湿痹，四肢重着，小儿囟不合。

【发明】龟禀北方之气而生，乃阴中至阴之物，专行任脉，上通心气，下通肾经，故能补阴治血治劳。大凡滋阴降火之药，多寒凉损胃，惟龟甲炙灰则益大肠、止泄泻，故漏下赤白亦能疗之。其治小儿囟不合，专取滋水坚骨之功，皆龟之所主。其破癥瘕、痎

疟、五痔、阴蚀、湿痹重着，皆秦龟之功用，以能入脾经治风湿也。(《本经逢原·卷四·介部》)

蚌

肉甘寒，壳咸寒，无毒。

【发明】蚌与蛤皆水产，而蛤则生咸水，色白，入肺，故有软坚积化顽痰之功。蚌生淡水，色苍，入肝，故有清热行湿，治雀目夜盲之力。(《本经逢原·卷四·介部》)

蛤蜊

咸寒，无毒。紫口者良。

【发明】大都咸寒之物，皆能清热、开胃、止渴。其壳煅赤，杵粉，能清肺热，滋肾燥，降痰清火，止咳定喘，消坚癖，散瘿瘤，无不宜之。炒阿胶、鳔胶用之，以其味咸能发滞性也。单方治乳痈，每三钱入皂角刺末半钱，温酒调服。(《本经逢原·卷四·介部》)

魁蛤壳

俗名蚶子，即瓦楞子。肉甘平，壳咸平，无毒。

【发明】蚶肉仅供食品，虽有温中健胃之功，方药曾未之及。其壳煅灰则有消血块、散痰积，治积年胃脘瘀血疼痛之功。与鳖甲、虻虫同为消疟母之味，独用醋丸则消胃脘痰积。(《本经逢原·卷四·介部》)

蠃 即螺蛳

甘寒，无毒。

【发明】蠃、蚌、蛤、蟹、龟、鳖之类，皆外刚内柔，禀离火之象，虽居泥水而性寒，治火热之毒最捷。用珍珠、黄连嵌入良久，取汁注目中，止热壅目痛。生捣绞汁，和无灰酒饮，治黄疸、小便不利。

又捣烂和麝香贴脐上，引湿热下行，治噤口痢。土墙上烂壳烧灰，敷痘疮及臁疮湿毒。（《本经逢原·卷四·介部》）

鸬鹚 即鹚鸕

咸寒，无毒。

【发明】鸬鹚好啖鱼、蛇及鸟雏，故治痞积，有鸬鹚丸用之为君，治食鱼鳖成瘕者尤效。其骨酥炙，和南硼砂吹喉治骨鲠，忍之须臾，轻轻咯之，骨与痰涎俱出。（《本经逢原·卷四·禽部》）

鹧鹕 即水老鸦

酸咸温，微毒。或云咸寒，误。

【发明】鹧鹕性寒利水，能治腹大如鼓，体寒者，以鹧鹕烧存性为末，米饮服之。（《本经逢原·卷四·禽部》）

猪

甘平，无毒。同驴马肉食之令人霍乱，同羊肝食之令人心闷，与生胡荽同食伤人脐。

【发明】猪属水兽，性懒善淫，饱食无所用力，周身脂膏不流，故入食之助湿生痰，莫此为甚。丹溪云：猪肉补阳，阴虚者切宜少食。盖肉性入胃，便作湿热生痰，痰生则气不降，而诸证作矣，故痰嗽家最忌。然肺燥干咳及火嗽痰结者，食之痰即易出，其嗽便止，但不宜过咸耳。当知助湿生痰，惟中间膘脂一层专助脾湿。（《本经逢原·卷四·兽部》）

羊

甘温，有毒。

【发明】羊为肺家之兽，目无瞳子，周身之气皆聚于肺，故其气最腥膻，而性味甘温，色白补肺，是以昔人有"人参补气，羊肉补形"之说。

羊胵涤除脏腑垢腻，与猪胵同功，而入肺祛痰尤捷。（《本经逢

原·卷四·兽部》)

牛

甘温，无毒。

【发明】黄牛肉补气，与黄芪同功。观丹溪《倒仓法论》而引伸触类，则牛之补土可心解矣。又以黄牛肉取四蹄各五斤熬膏，去滓收干如鹿胶法，名霞天膏，主中风偏废，口眼歪斜，痰涎壅塞，五脏六腑留痰宿饮癖块，手足皮肤中痰核，及大病后极虚羸瘦，每斤入茯苓四两炖熔，空腹酒服三四钱。肥盛多痰者每斤入半夏曲四两、广皮二两，丸服大效。牛本属坤土，而胆主风木，故能镇肝明目，腊月用酿南星末阴干，岁久多制，则苦润不燥。治经络风痰及小儿惊痰，其功不减牛黄。(《本经逢原·卷四·兽部》)

驴

甘温无毒。《纲目》作甘凉，误。

【发明】驴乳疗黄瘅湿热，止渴。驴尿专于杀虫、利水、止胀，其治噎膈，或单服，或入四物汤服之，效。驴屎炒熨风肿漏疮；绞汁主心腹疼痛，治水肿，服五合良。(《本经逢原·卷四·兽部》)

牛黄

苦平，小毒。试真假法，揩摩透甲，其体轻气香，置舌上先苦后甘，清凉透心者为真。

《本经》主惊痫寒热，热盛狂痓，除邪逐鬼。

【发明】牛有黄是牛之病也。因其病之在心及肝胆之间凝结成黄，故还治心及肝胆之病。《本经》治惊痫寒热，狂痓邪鬼，皆痰热所致。其功长于清心化热，利痰凉惊，安神辟恶，故清心牛黄丸以之为君。(《本经逢原·卷四·兽部》)

痰饮水湿用方

第一节　理气健脾祛痰类

五膈宽中散

【功效】治七情郁结，痰气痞塞，遂成五膈。

【组成】厚朴姜汁炒，二两，甘草炙，一两，木香五钱，白豆蔻仁三钱。

【用法】为散，每服三钱。加生姜三片，水煎，入盐一字，和滓服。(《张氏医通·卷十三·专方·痞满门》)

浚血丸

【功效】治肥人多年内伤，血蓄于胃，杂于痰涎，诸药不效者。

【组成】人参、白术生、赤茯苓各一两，甘草炙，四钱，半夏曲七钱，炒，浮石五钱，煅，牡丹皮五钱，当归身四钱，桃仁三钱，干漆拌炒，去漆，穿山甲三钱，桂三钱，病在胁下，用官桂，在少腹，用肉桂。

【用法】为末，红曲糊丸，温酒下三钱。瘦人去半夏、浮石，加生地黄、蓬术，蜜丸服之。(《张氏医通·卷十四·专方·蓄血门》)

苏子降气汤 《局方》

《千金》本名紫苏子汤。

【功效】治脚弱上气，凡痰涎壅盛，肺满喘嗽，服之气降即安。

【组成】七气汤去人参，加苏子三钱，橘红一钱，当归、前胡、厚朴各五分，大枣一枚。(《张氏医通·卷十六·祖方》)

橘半枳术丸

【功效】治痰食兼并不化。

【组成】枳术丸加橘皮、半夏各半两。(《张氏医通·卷十六·祖方》)

橘皮半夏汤

【功效】治积气痰痞，饮食呕吐不止。

【组成】二陈汤去茯苓、甘草、乌梅，用半夏、橘皮各半两，生姜汁半合。(《张氏医通·卷十六·祖方》)

指迷茯苓丸

【功效】治中脘留伏痰饮，臂痛难举，手足不能转移，背上凛凛恶寒。

【组成】二陈汤去陈皮、甘草、乌梅。本方用半夏曲二两，茯苓一两，加枳壳、风化硝各半两。

【用法】姜汁调，神曲糊丸，梧子大，每服三五十丸，空心淡姜汤下。(《张氏医通·卷十六·祖方》)

二术二陈汤

【功效】治脾虚痰食不运。

【组成】二陈汤加生白术姜汁拌晒、茅术麻油拌炒。(《张氏医通·卷十六·祖方》)

宁嗽化痰汤

【功效】治客邪伤肺，久嗽不止。

【组成】二陈汤加紫苏、葛根、枳壳、桔梗、前胡、麻黄、杏

仁、桑皮。(《张氏医通·卷十六·祖方》)

异功散

【功效】治肺胃气虚,稀痰喘嗽。

【组成】四君子汤加橘皮略去白,为散,每服三四钱,加生姜一片。

【用法】水煎,去滓服。(《张氏医通·卷十六·祖方》)

六君子汤

【功效】治胃虚少食,痰嗽呕泄。

【组成】四君子汤加橘皮、半夏、生姜。(《张氏医通·卷十六·祖方》)

香砂六君子汤

【功效】治气虚痰食气滞。

【组成】六君子汤加木香、砂仁、乌梅。(《张氏医通·卷十六·祖方》)

苓桂术甘汤 《玉函》

【功效】治心下有支饮,胸腹支满,目眩。

【组成】桂枝汤去芍药、姜、枣,加茯苓二钱,白术一钱。

按:此仅用桂枝汤之半,以流动中外之支满,兼四君子之半,以运行在里之痰气也。(《张氏医通·卷十六·祖方》)

外台茯苓饮

【功效】治胸中停痰,宿水吐后,虚满不食。

【组成】四君子汤去甘草,加枳实、橘皮、生姜。(《张氏医通·卷十六·祖方》)

四兽饮

【功效】治疟疾胃虚,中挟痰食。

【组成】四君子汤加半夏、橘皮、草果为散，每服四五钱，加生姜七片，乌梅肉一个。

【用法】水煎，清晨热服。(《张氏医通·卷十六·祖方》)

八珍散

【功效】治胃虚痰中见血，及粉红痰。

【组成】四君子汤加黄芪、山药、粟米、扁豆炒存性。(《张氏医通·卷十六·祖方》)

第二节　燥湿化痰类

半夏白术天麻汤

【功效】治痰厥头痛目眩。

【组成】黄柏姜汁炒，一钱，干姜炮，三分，泽泻、天麻煨切、黄芪姜汁炒、人参、苍术泔制、神曲炒、白术各钱半、半夏曲炒、橘红、麦蘖各七分，茯苓八分，生姜三片。

【用法】水煎稍热，食远服。(《张氏医通·卷十四·专方·头痛门》)

猪苓丸

【功效】治肥人湿热伤气，遗精便浊涩痛。

【组成】半夏破如豆大，取净一两，猪苓去黑皮，切片，以米糊浆，晒干为末，净二两。

【用法】先以猪苓末一两，同半夏炒，勿令焦，放地上出火气。取半夏为末，打糊同炒过猪苓为丸，梧子大。候干，更以猪苓末一两同炒微裂，瓷罐收贮。空心淡盐汤下三四十丸，未申间温酒再下一服。此方以半夏利痰，猪苓导水，通因通用之法也。(《张氏医通·卷十四·专方·遗精门》)

半夏汤 《灵枢》

【功效】治痰饮客于胆腑，自汗不得眠。

【组成】半夏五合，姜汁泡，秫一升。

【用法】上二味，以流水扬之万遍，煮秫米取汤内半夏煮，去滓饮一杯，日三，稍益，以知为度。此《灵枢》方也。后世方书，以此汤加入黄连、远志、生地、枣仁、干生姜，仍用流水煎服。（《张氏医通·卷十五·专方·不得卧门》）

黄芩加半夏汤 《玉函》

《金匮》名黄芩加半夏生姜汤。

【功效】治伏气发温，内挟痰饮痞满咳逆。

【用法】桂枝汤去桂枝，加黄芩三钱，半夏二钱。

按：黄芩汤本治春夏温热，热自内发，故于桂枝汤中，除去桂枝、生姜之辛温，易以黄芩之苦燥，转温散为凉解，大匠运斤妙用，不可思议！后世借以治下利身热，亦不出此。其黄芩加半夏汤，治自利而呕，与夏秋下利白沫，若合符节，异病同治，总不出南阳之绳墨也。（《张氏医通·卷十六·祖方》）

二陈汤 《局方》

【功效】治脾胃痰湿。

【组成】半夏姜制，二钱半，茯苓钱半，陈皮略去白，一钱，甘草炙，一钱，生姜三片，乌梅肉半个。

【用法】上六味，水煎，空心温服。燥痰，减半夏、生姜加麦门冬、竹沥；郁痰干咳，去半夏，用蜜煎姜，加川贝母；火痰，加黄连、竹茹；老痰，加蛤粉、海石。

按：此方本内经半夏汤及《金匮》小半夏汤、小半夏加茯苓汤等方而立，加甘草安胃，橘皮行气，乌梅收津，生姜豁痰，乃理脾胃，治痰湿之专剂也。其灵枢半夏汤，见不得卧门。（《张氏医通·卷十六·祖方》）

二陈汤

【功效】治痰饮宿食固结。

【组成】陈皮去白，胁下引痛，醋炒，干咳，用蜜制、半夏姜汁制，热痰竹沥制，妊娠恶阻醋制、茯苓停饮、心悸，桂枝煎酒制，各二钱，甘草痞胀，砂仁汁制，一钱，生姜七片，咳逆痰结用蜜煎，乌梅肉一个，泻利炒焦。

【用法】上水煎热服。

按：本方去陈皮、甘草、乌梅，名小半夏茯苓汤。本方去茯苓、甘草、乌梅，名橘皮半夏汤。

或问二陈汤为治痰首剂，惟吐血、消渴、妊娠禁用，然不可一律论也如。血色正赤凝结，为阴气受伤，故禁辛燥，设瘀晦淡薄如水者，为阳不统而阴不守，安得不用姜、半、术、附辈以温之乎？如消渴阴火铄津，故禁燥热，设肥人湿热内壅，津液固结而渴，安得不用星、半、姜、连辈以燥之乎？如妊娠津液衰少，不能养胎而病，故禁辛散，设恶阻呕逆亦谓半夏伤胎而禁之乎？大抵瘦人多火多燥，咸禁一切辛热耗阴燥剂，肥人多湿多痰，咸禁一切滋阴腻膈润剂，各随所禀为权衡耳。（《伤寒绪论·卷下·杂方》）

小半夏汤《金匮》

又名生姜半夏汤。

【功效】治痰积膈上，喘嗽呕哕。

【组成】二陈汤去陈皮、甘草、茯苓、乌梅，用半夏一两，泡去涎水，生姜汁半合。（《张氏医通·卷十六·祖方》）

小半夏加茯苓汤《金匮》

【功效】治痰饮多汗，小便不利。

【组成】二陈汤去陈皮、甘草、乌梅，用半夏一两，生姜汁半合，茯苓三钱。（《张氏医通·卷十六·祖方》）

导痰汤

【功效】治湿痰内外壅盛。

【组成】二陈汤加南星、枳实。（《张氏医通·卷十六·祖方》）

导痰汤

【功效】治伤食挟痰发热。

【组成】陈皮、半夏姜制、茯苓各一钱五分，甘草一钱，炙，枳实炒、南星汤泡七次，各一钱，生姜五片。

【用法】上水煎温服。

按：本方加人参、白术、黄连、黄芩、瓜蒌仁、桔梗、大枣、竹沥、姜汁，名加味导痰汤。若痰热而黏去参、术，痰冷而清去芩、连，年力壮盛，先用稀涎散，后服此汤。(《伤寒绪论·卷下·杂方》)

加味导痰汤

【功效】治湿热痰饮，眩晕痰窒。

【组成】导痰汤加人参、白术、黄芩、黄连、瓜蒌霜、桔梗、大枣、竹沥、姜汁。(《张氏医通·卷十六·祖方》)

十味导痰汤

【功效】治痰湿上盛，头目不清。

【组成】导痰汤加羌活、天麻、蝎尾，临服入雄黄末少许。(《张氏医通·卷十六·祖方》)

千缗汤

【功效】治风痰喘急，脉证俱实者。

【组成】二陈汤去茯苓、橘皮、乌梅。

【用法】本方用半夏七枚，甘草一寸，生姜指大，切，加皂荚去皮弦子，酥炙净末半两，水煎温服。一方无甘草，但用半夏一两，皂荚末，半两，生姜七片，同入纱袋中，以手揉取清汁，作三服。(《张氏医通·卷十六·祖方》)

大黄黄连泻心汤《玉函》

【功效】治热邪内陷，胁下痞满。

【组成】大黄二两，黄连一两。

【用法】上二味，以麻沸汤二升渍之，须臾绞去滓，分温再服（麻沸汤者，言滚沸如麻也）。或三黄汤去黄芩，麻沸散渍绞服。（《伤寒缵论·卷下·正方》）

附子泻心汤《玉函》

【功效】治寒热不和，胁下痞结。

【组成】大黄二两，黄连、黄芩各一两，附子一枚，炮去皮，破，别煮取汁。

【用法】上四味，切三味，以麻沸汤二升渍之，须臾绞出滓，内附子汁，分温再服。或三黄汤另煎熟附子汁，搅匀服之。（《伤寒缵论·卷下·正方》）

生姜泻心汤《玉函》

【功效】治心下痞硬，下利腹鸣。

【组成】甘草三两，炙，人参三两，干姜一两，半夏半升，洗，黄芩三两，黄连一两，生姜四两，切，大枣十二枚，擘。

【用法】上八味，以水一斗，煮取六升，去滓，再煎，取三升。温服一升，日三服。（《伤寒缵论·卷下·正方》）

甘草泻心汤《玉函》

【功效】治胃虚痞满，误下利不止。

【组成】甘草四两，干姜三两，半夏半升，洗，黄芩三两，黄连一两，大枣十二枚，擘。

【用法】上六味，以水一斗，煮取六升，去滓，再煎，取三升。温服一升，日三服。（《伤寒缵论·卷下·正方》）

半夏泻心汤《玉函》

【功效】治心下痞满不痛。

【组成】半夏半升，洗，干姜、甘草炙、人参、黄芩各二两，黄连一两，大枣十二枚，擘。

【用法】上七味，以水一斗，煮取六升，去滓，再煮取三升，温服一升，日三服。

按：泻心汤诸方，皆治中风汗下后，表解里未和之证。其生姜、甘草、半夏三泻心，是治痰湿结聚之痞，方中用半夏、生姜以涤痰饮，黄芩、黄连以除湿热，人参、甘草以助胃气，干姜炮黑以渗水湿。若但用苦寒治热，则拒格不入，必得辛热为之向导，是以干姜、半夏，在所必需。若痞极硬满，暂去人参；气壅上升，生姜勿用；痞而不硬，仍用人参，此一方出入而有三治也。其大黄、附子二泻心，乃治阴阳偏胜之痞。一以大黄、黄连，涤胸中素有之湿热；一加附子，兼温经中骤脱之虚寒也。用沸汤渍绞者，取寒药之性，不经火而力峻也，其附又必煎汁，取寒热各行其性耳。仲景立法之妙，无出乎此。以大黄芩连，涤除胃中之邪热，即以附子温散凝结之阴寒，一举而寒热交结之邪尽解，讵知后人目睹其方而心眩也。(《伤寒缵论·卷下·正方》)

第三节　清热化痰类

沉香化痰丸

【功效】治胸中痰热，积中痰火，无血者宜服。

【组成】半夏曲八两，用姜汁一小杯，竹沥一大盏制，黄连二两，姜汁炒，木香一两，沉香一两。

【用法】为细末，甘草汤泛为丸，空心淡姜汤下二钱。(《张氏医通·卷十三·专方·痰饮门》)

滚痰丸

一名王隐君滚痰丸，一名礞石滚痰丸，一名沉香滚痰丸。

【功效】治诸实热，积痰异证，孕妇勿服。

【组成】青礞石色青者良，三两，同焰硝三合入炀成罐内，赤石脂封护，煅过水飞，净，二两，**沉香**另研，一两，川大黄酒蒸，八两，黄芩酒炒，八两，为末。

【用法】水泛为丸，绿豆大，每服一钱至二钱，食远沸汤下。原方礞石一两，沉香五钱，张景岳倍之。(《张氏医通·卷十三·专方·痰饮门》)

运痰丸

【功效】治脾虚热痰堵塞，膈气不舒。

【组成】沉香化痰丸半料，合四君，参、术、茯苓各三两，甘草一两。(《张氏医通·卷十三·专方·痰饮门》)

洗心散《局方》

【功效】治心经积热痰盛，口舌生疮，不大小便。

【组成】麻黄连节，一两，当归二两，大黄酒拌曲裹煨，三两，白术生用，芍药、荆芥各一两，甘草炙，二两。

【用法】为散，每服三四钱，生姜三片，薄荷七叶，水煎，去滓温服，或茶清调服三钱，日再服。又方，无白术、芍药、荆芥、甘草，多生地黄二两，黄连、木香各五钱。(《张氏医通·卷十四·专方·狂门》)

清神汤

【功效】治心肺虚热，痰迷膈上。

【组成】黄连、茯苓、酸枣仁生研、石菖蒲、柏子仁、远志肉各钱半，甘草炙，五分，姜汁少许，竹沥半杯。

【用法】水煎，食远服。肺虚，加人参一钱；肺热，加沙参二钱；痰壅，加半夏、南星各一钱，橘红、瓜蒌霜各六分。(《张氏医通·卷十四·专方·狂门》)

玉竹饮子新定

【功效】治痰火痰涎涌盛，咳逆喘满。

【组成】葳蕤一名玉竹，三钱，茯苓二钱，甘草一钱　桔梗一钱，橘皮一钱，紫菀二钱，川贝母去心，研，三钱，生姜同橘皮蜜煎，四钱。

【用法】上八味，长流水煎，入熟白蜜二匕，分二服。气虚，加人参二钱；虚火，加肉桂半钱；客邪，加细辛三分，香豉三钱；咽喉不利唾脓血，加阿胶三钱，藕汁半杯；头额痛，加葱白二茎；便溏，用伏龙肝击碎煎汤，澄清代水煎服；气塞，临服磨沉香汁数匙。(《张氏医通·卷十五·专方·痰火门》)

加味陷胸丸

【功效】治痰积痞满，疳热喘嗽。

【用法】黄连姜汁炒、半夏姜制、栝楼实、焰硝各三钱，轻粉二钱半，滑石飞净，一两。

【用法】炼白蜜丸，芡实大，大儿五六丸，周岁儿一丸，沸汤调化服。(《张氏医通·卷十五·专方·婴儿门上》)

清肺汤

【功效】治痘疹肺热，喘嗽吐痰。

【组成】桔梗汤加麦门冬、款冬花、杏仁、贝母、牛蒡子。(《张氏医通·卷十六·祖方》)

十六味桔梗汤

【功效】治肺壅实热，唾秽痰。

【组成】桔梗汤加薏苡、贝母、当归、桑皮、瓜蒌仁、百合、枳壳、葶苈、五味、地骨皮、知母、防己、黄芪、杏仁。(《张氏医通·卷十六·祖方》)

桔梗汤 《局方》

【功效】治冬时伏邪，发于少阴，咽痛不瘥，及风热肺气不行，喘嗽喉中介介如梗状，肺萎肺痈初起，并得服之。

【组成】桔梗、薏苡仁姜汤泡，去油气、贝母去心、当归、桑白皮蜜酒拌，蒸、瓜蒌仁压去油、百合、枳壳各一钱五分，葶苈八分，酒炒研，五味子碎、地骨皮酒洗、知母酒炒、甘草节生、防己酒洗、黄芪酒拌，生用、杏仁去皮尖，研，各五分。

【用法】上二味，水煎，缓缓服之。（《伤寒绪论·卷下·杂方》）

清心牛黄丸

【功效】治暴中神昏不语，痰塞心包，口角流涎，烦热气急，一切痰热闭遏证。

【组成】西牛黄三钱，陈胆南星一两，黄连姜汁浸炒，五钱，当归、甘草炙，各三钱五分，辰砂五钱，水飞。

【用法】为极细末，蒸饼和匀，分作五十丸，金箔为衣，候干蜡护，临服剖开，生姜汤、薄荷汤、人参汤，量虚实选用，调化服。（《张氏医通·卷十三·专方·中风门》）

至宝丹 《局方》

【功效】治诸中卒倒，痰饮血气俱闭，寒热交错者。

【组成】生乌犀角镑、朱砂研，水飞、雄黄研，水飞、生玳瑁镑、琥珀勿见火，研，各一两、麝香研、龙脑研，各一钱，金银箔各五十片，西牛黄研，半两，安息香以无灰酒飞过，滤去沙土，约取净一两，微火熬成膏，如无，以苏合香油代之。

【用法】上将犀、玳为细末，入余药研匀，将安息膏重汤煮后，入诸药和搜成剂，分作百丸，蜡护，临服剖用，参汤调化二丸。卒中山岚瘴气，及产后恶血攻心，童便入姜汁化服。（《张氏医通·卷十三·专方·中风门》）

第四节　温化寒痰类

半夏温肺汤

【功效】治寒痰咳嗽，心下汪洋，胃气虚寒者。

【组成】七气汤加橘红、赤茯苓、细辛、桔梗、旋覆花、白芍。（《张氏医通·卷十六·祖方》）

冷哮丸

【功效】治背受寒气，遇冷即发喘嗽，顽痰结聚，胸膈痞满，倚息不得卧。

【组成】麻黄泡、川乌生、细辛、蜀椒、白矾生、牙皂去皮弦子、酥炙、半夏曲、陈胆星、杏仁去双仁者，连皮尖用、甘草生，各一两，紫菀茸、款冬花各二两。

【用法】上为细末，姜汁调神曲末打糊为丸。每遇发时，临卧生姜汤服二钱，羸者一钱，更以三建膏贴肺俞穴中，服后时吐顽痰，胸膈自宽。服此数日后，以补脾肺药调之，候发如前再服。

按：此少变麻黄附子细辛汤之法，而合稀涎散以涌泄其痰，开发肺气之刚剂，但气虚少食，及痰中见血，营气受伤者禁用，以其专司疏泄而无温养之功也。观方下所云，服此数日后，以补脾肺药调之，候发如前再服，擒纵缓急之妙，尽在乎此。（《张氏医通·卷十三·专方·喘门》）

麻黄定喘汤

【功效】治寒包热邪，哮喘痰嗽，遇冷即发。

【组成】麻黄去节，八分、杏仁十四粒，泡去皮尖、研、厚朴姜制，八分、款冬花去梗、桑皮蜜炙、苏子微炒，研，各一钱、甘草生炙，各四分、黄芩、半夏姜制，各一钱二分。

【用法】煎成去滓，以生银杏七枚，捣烂入药，绞去滓，乘热服之，去枕仰卧，暖覆取微汗效。（《张氏医通·卷十三·专方·喘门》）

白饼子

【功效】治小儿腹中癖积，饮乳即嗽，而吐痰涎。

【组成】备急丸去干姜、大黄，用巴豆二十粒取霜，滑石、轻粉、半夏、南星各一钱，共杵为末。

【用法】糯米饮丸，绿豆大，捻作饼子，每服二三饼，葱白汤下。(《张氏医通·卷十六·祖方》)

桂苓丸

【功效】治肾气上逆，水泛为痰，逆冲膈上，及冒暑烦渴，饮水过多，腹胀小便不利。

【组成】五苓散去猪苓、泽泻、白术，用桂一两，茯苓二两。

【用法】蜜丸，沸汤下二钱，日三服。作汤名桂苓饮。(《张氏医通·卷十六·祖方》)

养正丹《局方》

【功效】治上盛下虚，气不升降，元阳亏损，气短身羸，及中风痰盛涎潮不省人事，伤寒阴盛自汗唇青，妇人血海久冷。

【组成】水银、黑锡与水银结成砂子、硫黄研朱砂水飞，各一两，净。

【用法】用铁铫熔化黑锡入水银，将柳木槌搅，次下朱砂，搅令不见星子，下少时，方入硫黄末，急搅成汁，和匀，如有焰以醋洒之。候冷取出研细，煮糯米糊丸，绿豆大，每服十五丸至三十丸，盐汤或枣汤、人参汤任下；或丸如芡实，囫囵服一丸，得睡勿惊觉。(《张氏医通·卷十六·祖方》)

射干麻黄汤

【功效】治水饮伤肺，咳而上气，喉中水鸡声。

【组成】射干三钱，麻黄四钱，细辛一钱五分，紫菀、款冬花各三钱，五味子槌，半夏姜制各二钱，生姜三片，大枣二枚，擘。

【用法】上以水先煮麻黄，去沫内诸药，煎成去滓分三服。(《伤寒绪论·卷下·杂方》)

第五节　治风化痰类

祛风导痰汤

【功效】治类中风，筋脉颤掉。

【组成】导痰汤加羌活、防风、白术、姜汁、竹沥。(《张氏医通·卷十六·祖方》)

涤痰汤

【功效】治类中风，痰迷心窍。

【组成】导痰汤加菖蒲、人参、竹茹。(《张氏医通·卷十六·祖方》)

来苏膏

【功效】治远近风痫，心病风狂，牙关不开，痰涎潮塞。

【组成】皂角二两，大挺不蛀者，去皮弦子，切。

【用法】用酸浆水二升，浸透揉汁，砂锅内以文武火熬，用槐柳枝搅熬成似膏药，摊夹纸上阴干。如遇病人，取掌大一片，用温浆水化在盏内，将小竹管盛药，扶病人坐定，微抬起头，以药吹入左右鼻孔内，良久扶起，涎出为效。啜温盐汤一二口，其涎即止。忌鸡鱼生硬湿面等物。(《张氏医通·卷十四·专方·狂门》)

星香汤

【功效】治中风痰涎潮塞，不省人事，服热不得者。

【组成】南星三钱，木香半钱，生姜十片。

【用法】水煎，服无时。(《张氏医通·卷十六·祖方》)

三生饮 《局方》

【功效】治中风卒倒，口眼㖞斜，半身不遂，寒闭不省人事，痰气上壅。

【组成】星香汤本方用生南星一两，木香三钱半，加生川乌、生附子各五钱。

【用法】捣罗为散，每服五钱，同生姜十片煎服。

按：气虚卒倒，另加人参两许驾驭之。三生饮，中风门中破的之方，虽本星香，而实得大省风之妙用，与续命汤相为犄角，夺门革鼎，各有专功，贵在先声夺气，无容庸师拟议。(《张氏医通·卷十六·祖方》)

大省风汤《局方》

【功效】治卒中痰逆呕泄，脉沉厥冷。

【组成】星香汤去木香，用陈胆星二钱，加防风、独活、生附子各一钱，全蝎、生甘草各五分。

按：此即省风汤去半夏、黄芩，加独活、附子、全蝎，二汤虽分寒热主治，并用生姜十片以开发风痰，不可减也。(《张氏医通·卷十六·祖方》)

稀涎散

【功效】治中风卒倒，痰涎壅盛者，脉气虚微禁用。

【组成】猪牙皂角四条，去皮弦子，酥炙，另为末，白矾一两，半生半枯，为末。

【用法】每用三字，温水灌下，未苏，少顷再用。一方，用巴豆六粒，去皮膜研压去油，入矾中熔化，待矾枯为末，和牙皂末拌匀，每用四五分，吹入鼻中即吐。浊气风涌而上，则清阳失位倒置，故令暴仆。以此先治其标，使咽喉疏通，能进汤药便止，若欲攻尽其痰，则液无以养筋，令人挛急筋枯，此为大戒。(《张氏医通·卷十三·专方·中风门》)

正舌散

【功效】治惊痰堵塞窍隧，肝热生风，舌强不正。

【组成】蝎尾去毒，滚醋泡，炒，三钱，茯苓一两，姜汁拌晒。

【用法】为散，每服二钱，温酒调服，并擦牙龈，日三度。面赤，倍蝎尾加薄荷半两，每服四钱，水煎，热服取汗效。(《张氏医通·卷十三·专方·中风门》)

牛黄清心丸 《局方》裁定

【功效】治初中痰涎壅盛，昏愦不省，语言謇涩，瘫痪不遂，一切痰气闭塞证。

【组成】牛黄、羚羊角勿经火，镑为末、茯苓、白术生用、桂心、当归、甘草各三钱，麝香、雄黄炼，水飞净，各二钱，龙脑钱半，人参、犀角各五钱。

【用法】上十二味，各取净末配匀，蜜和成剂，分作五十丸，金箔为衣，待干蜡护，临用开化，沸汤、姜汤任下。原方尚有防风、黄芩、麦门冬、白芍、柴胡、桔梗、杏仁、芎䓖、阿胶、大豆黄卷、蒲黄、神曲、白蔹、干姜、薯蓣、大枣一十六味，因太冗杂故去之。(《张氏医通·卷十三·专方·中风门》)

半夏苍术汤 即柴胡半夏汤

【功效】治素有风证，目涩头疼眩晕，胸中有痰兀兀欲吐，如居暖室，则微汗出，其证乃减，见风其证复作，当先风一日痛甚。

【组成】升麻、柴胡、藁本各五分，茯苓、神曲姜汁炒，各一钱，苍术泔制、半夏各二钱，生姜十片，甘草炙，四分。

【用法】水煎，食远稍热服。(《张氏医通·卷十四·专方·头痛门》)

《千金》大续命汤

【功效】治中风肥盛，多痰多渴，肢体不遂。

【组成】续命汤去人参，加黄芩、荆沥一作竹沥。(《张氏医通·卷十六·祖方》)

省风汤 《局方》

【功效】治卒中口噤不能言，口眼㖞斜，筋脉抽掣，风痰壅盛。

【组成】星香汤去木香，用陈胆星一钱五分，加防风一钱，生半夏、黄芩、生甘草各七分半。(《张氏医通·卷十六·祖方》)

第六节 攻逐痰饮类

甘遂半夏汤《金匮》

【功效】治病者脉伏，自利反快而渴，虽利心下续坚满，此为留饮欲去故也。

【组成】甘遂大者三枚，半夏十二枚，姜汤泡，去涎水，芍药半枚，甘草如指大一枚，炙。

【用法】上四味，水煎去滓，以蜜半杯和服。

按：甘遂与甘草相反，而一方并用，乃浚痰逐饮之峻剂，非圣于治者，不敢拟议也。(《张氏医通·卷十三·专方·痰饮门》)

青礞石丸

【功效】治中外老痰，胸膈痞闷，经络四肢不遂。

【组成】青礞石硝煅，五钱，半夏一两，风化硝三钱，白术生，一两，橘红五钱，茯苓八钱，黄芩四钱。

【用法】神曲糊丸，空心淡姜汤下二钱。(《张氏医通·卷十三·专方·痰饮门》)

消痰饼子

【功效】治老痰结于喉中，燥不得出。

【组成】瓜蒌仁压去油，取霜，杏仁去皮尖，研如脂，海石煅、桔梗、连翘、风化硝等分。

【用法】先用生姜自然汁少许拌，加炼白蜜丸弹子大，不时嚼化一丸。(《张氏医通·卷十三·专方·痰饮门》)

水煮金花丸

【功效】治食积痰饮结聚，年久不散。

【组成】煮黄丸去巴霜，加南星、半夏各一两，天麻五钱，如前法制。

【用法】每服五十丸，淡姜汤送下，日二服。(《张氏医通·卷十四·专方·心痛胃脘痛门》)

煮黄丸

【功效】治心胸腹胁，痰食痃癖，胀急冷痛，但属热结，唇口燥渴。小便赤涩者，禁用。

【组成】雄黄研，二钱，巴豆霜去皮心，熬，杵净，二钱。

【用法】入白面二两研匀，滴水为丸，梧子大，滚浆水煮十二丸，以浮为度，滤入冷浆水内沉冷。每服一丸，凉茶下，逐时服之，一日服尽，以微利为度，不必尽剂。(《张氏医通·卷十四·专方·心痛胃脘痛门》)

戴人三圣散

【功效】治湿痰壅塞。

【组成】瓜蒂炒微黄、防风各二两，藜芦半两。

【用法】为散，每服四五分，以齑汁三盏，慢火熬至一盏，去滓澄清，放温徐徐服之，以吐为度，不必尽剂。(《张氏医通·卷十四·专方·狂门》)

大黄甘草汤《金匮》

【功效】治痘为痰闷，不得发出。

【组成】大黄一倍，甘草生，减半。

【用法】水煎，频服取吐，不应，更服。

按：《金匮》本方用大黄四倍于甘草，治食已即吐，专取大黄之沉降，以泄逆满之滞。此用大黄再倍于甘草，治痰闷痘闭，反借甘草之上溢以涌固结之积，一方小变，而功用不同若此。(《张氏医通·卷十五·专方·婴儿门下》)

控涎丹

【功效】治胁下痰积作痛。

【组成】十枣汤去芫花、大枣，加白芥子等分为末。

【用法】曲糊丸，服十五丸至二十丸。惊痰，加朱砂、全蝎；酒痰，加雄黄、全蝎；惊气成块者，加穿山甲、鳖甲、延胡索、蓬术；臂痛，加桂枝、姜黄；痰嗽，加风化硝；寒痰，加丁香、肉桂、胡椒。

按：甘遂直达涎结之处，大戟能攻胸胁之涎，白芥子能破支结之饮，此攻痰涎之峻剂也。凡形盛色苍气壮脉实人有上证，但服此药数服，其病如失，后以六君子调补；若气虚皎白，大便不实，小便清利者误服，不旋踵而告变矣。(《张氏医通·卷十六·祖方》)

瓜蒂散

【功效】治寒痰结于膈上，及湿热头重鼻塞。

【组成】瓜蒂一分，熬，赤小豆二分。

【用法】上二味，各别捣筛为散已，合治之。取一钱匙，以香豉一合，用热汤七合，煮作稀糜，去滓，取汁和散，温顿服之。不吐者少少加，得快吐乃止。(《张氏医通·卷十三·专方·痰饮门》)

第七节　润燥化痰类

二冬膏

【功效】治肺胃燥热，痰涩咳嗽。

【组成】天门冬去心、麦门冬去心，等分。

【用法】上二味，熬膏，炼白蜜收，不时噙热咽之。(《张氏医通·卷十六·祖方》)

集灵膏

【功效】治久嗽气血俱虚，不能送痰而出。

【组成】固本丸中二冬、二地各十两，人参六两，加枸杞六两。

【用法】熬膏蜜收。如血虚便难，加归身；脾弱便溏，加白术，以糖霜代蜜收之。(《张氏医通·卷十六·祖方》)

第八节　理气健脾化湿类

五皮散《局方》

【功效】治湿热积于脾经，面目四肢浮肿。

【组成】五加皮、地骨皮、大腹皮、茯苓皮、生姜皮等分。

【用法】为散，每服五钱，水煎热服。澹寮方，去骨皮、加皮，加桑皮、橘皮，治喘而腹满。(《张氏医通·卷十三·专方·水肿门》)

木香楝子散

【功效】治偏坠久药不效，属湿热者。

【组成】川楝子三十枚，同巴豆三十粒炒，去巴豆，制法如天台乌药散，川草薢五钱，石菖蒲一两，盐水炒，青木香①一两，荔枝核二十枚，烧存性，茴香炒，取净末，六钱。

【用法】为散，每服二钱半，入麝香少许，空心盐酒送下。(《张氏医通·卷十四·专方·疝门》)

甘姜苓术汤《金匮》一作肾着汤

【功效】治腰以下重着而痛

【组成】理中汤去人参加茯苓。

按：肾着者，肾受湿着而重痛，故以燥湿为务，非肾虚腰痛可浑用也。(《张氏医通·卷十六·祖方》)

---

① 青木香：此药已不再使用，建议临床中用他药代替。

渗湿汤 《局方》

【功效】治湿滞经络，腰以下重着而痛。

【组成】理中汤去人参，加苍术、茯苓、橘红、丁香、姜、枣。
(《张氏医通·卷十六·祖方》)

除湿汤

【功效】治湿热痞满不食。

【组成】平胃散加半夏、茯苓、白术、藿香、生姜、大枣。
(《张氏医通·卷十六·祖方》)

升阳除湿汤

【功效】治脾胃虚弱，不能饮食，腹鸣泄泻。

【组成】平胃散去厚朴加羌活、防风、升麻、柴胡、猪苓、泽泻、麦芽、神曲。(《张氏医通·卷十六·祖方》)

十味锉散

【功效】治湿痹周身疼痛。

【组成】四物汤加白术、附子、防风、茯苓、黄芪、肉桂。此即十全大补，去人参、甘草之甘缓补气，而加附子、防风以通达外内也。
(《张氏医通·卷十六·祖方》)

春泽汤

【功效】治气虚伤湿，小便不利。

【组成】五苓散加人参。(《张氏医通·卷十六·祖方》)

清燥汤

【功效】治夏秋湿热伤气。

【组成】补中益气汤加生地黄、黄连、猪苓、茯苓、麦门冬、五味子、苍术、黄柏、泽泻、神曲。(《张氏医通·卷十六·祖方》)

戊己丸《局方》

【功效】治湿热泄痢，腹痛不止。

【组成】左金丸加白芍六两，神曲糊丸。

【用法】空心米汤、砂仁汤、蕲艾汤任下。(《张氏医通·卷十六·祖方》)

清暑益气汤

【功效】治长夏湿热蒸人，烦热喘满，小便赤。

【组成】黄芪一钱，酒炒、人参、白术姜制、苍术泔浸，去皮，麻油炒、升麻醋洗、神曲炒、陈皮各五分，甘草炙、当归、麦冬去心、黄柏盐酒炒，各三分，五味子九粒，碎，葛根酒煨、泽泻、青皮各二分。

【用法】上水煎，徐徐服。

本方去青皮、葛根加黄连、茯苓、柴胡，名清燥汤。

按：暑令行于夏，至长夏则兼湿令矣。故此方兼而治之，暑热蒸炎，表气易泄，而中气者，又为诸气之原，黄芪所以实表而固易泄之气，即兼当归以统养脾之血，白术神曲甘草，所以调中而培诸气之原，酷暑横流，肺金受病，人参、五味、麦冬，一以补肺，一以清肺，一以收肺，此三物名为生脉也。以气虚则脉虚，伤暑之证，未有脉不虚者，故用补气之药以复脉，经所谓扶其所不胜也，火盛则水伤，故又以黄柏、泽泻清其化源，液亡则口渴，故又以葛根升其胃液，清气不升，升麻可升，浊气不降，二皮可理，苍术之用，为兼长夏之湿也。(《伤寒绪论·卷下·杂方》)

第九节　解表化湿类

除湿蠲痛汤

【功效】治身体沉重酸疼，天阴即发。

【组成】苍术泔浸，去皮，切、白术同苍术炒，各二钱、羌活、茯苓、泽泻各钱半，陈皮一钱，甘草炙，五分。

【用法】水煎，入姜汁、竹沥各数匕，热服，取微汗效。(《张氏医通·卷十四·专方·痹门》)

麻黄复煎汤

【功效】治风湿倦怠，常微汗出。

【组成】麻黄去节，一钱。

【用法】用水三盏，先煎令沸，去上沫，至二盏，入下项药。

黄芪二钱、白术、人参各钱半，柴胡、防风、羌活、黄柏姜汁炒褐色、生地黄各一钱，甘草生，二分；炙，三分，杏仁五个，去皮尖，研。

上十味，入麻黄汤中，煎至一盏，卧时半饥热服，不可饱。服后微汗为度，不可过汗，过汗则热不止而烦扰不宁也，栀子豉汤解之。(《张氏医通·卷十四·专方·身体痛门》)

麻黄连轺赤小豆汤《玉函》

【功效】治湿热发黄。

【组成】麻黄汤去桂枝减麻黄一钱，加连轺即连翘，二钱，赤小豆一合，生梓白皮一两，生姜三片，大枣四枚。

【用法】水煎，分温三服，半日服尽。(《张氏医通·卷十六·祖方》)

麻黄加术汤《金匮》

【功效】治湿家身体烦疼，日晡发热。

【组成】麻黄汤加白术四钱。

按：湿家身疼烦热，浑是躯壳受伤，即用麻黄汤开发肌表，不得白术健运脾气，则湿热虽从汗泄，而水谷之气，依然复为痰湿，流薄中外矣；然术必生用，若经炒焙，但有健脾之能，而无祛湿之力矣。(《张氏医通·卷十六·祖方》)

麻黄杏仁薏苡甘草汤《玉函》

【功效】治风湿一身尽痛发热，日晡所剧者。

【组成】麻黄汤去桂枝，加薏苡半两。（《张氏医通·卷十六·祖方》）

藿香正气散

【功效】治四时不正之气挟食，及瘴湿霍乱。

【组成】广藿香叶一钱五分，白术霍乱转筋换木瓜、厚朴姜制、白芷痰食气滞换木香、陈皮各八分，半夏一钱五分，口渴去之、茯苓、桔梗各一钱，大腹皮姜汤泡用，胀用之、苏叶各一钱，自汗去之，甘草炙，五分，呕吐去之。

【用法】上用生料作一剂，加生姜三片，大枣二枚，水煎去滓，热服无时。热多加黄连，寒多加干姜，寒甚加附子少许。

按：此本不换金正气散而立，方中腹皮乃传写之误，当遵古方用苍术为是。专治一切不正之气，非正伤寒药也。太阳病恶寒发热，头疼骨节痛，用之，先虚正气，虽汗出亦不解，故元气虚人，并夹阴伤寒，发热脉沉足冷者，禁服。（《伤寒绪论·卷下·杂方》）

麻黄杏仁薏苡甘草汤

【功效】治风湿身疼，日晡发热。

【组成】麻黄去根节，泡，一钱五分，杏仁十枚，去皮尖，研，薏苡一两，姜汤泡，勿炒，甘草八分，炙。

【用法】上水煎温服，有微汗避风。方中用麻黄、杏仁、甘草以开发腠理而泄风邪，即以薏苡之通利水道而去湿，大意与麻黄加术汤不殊，但其力稍逊耳。（《伤寒绪论·卷下·杂方》）

第十节　祛风胜湿类

薏苡仁汤

【功效】治中风湿痹，关节烦疼不利。

【组成】薏苡仁一两，姜汤泡，芍药酒洗、当归各钱半，麻黄去节、桂各八分，苍术去皮，芝麻拌炒，一钱，甘草炙，七分，生姜七片。

【用法】水煎，服无时。若自汗加石膏；烦热疼痛，加酒黄柏；厥冷拘急，加熟附子。(《张氏医通·卷十三·专方·中风门》)

羌活胜湿汤

【功效】治风湿上冲头痛，项似拔，腰似折。

【组成】羌活、独活、防风、川芎、藁本、蔓荆子碎、甘草炙，各一钱，生姜三片。

【用法】水煎热服，缓取微似汗，过汗则风去湿不去也。如无头痛，去蔓荆子，换苍术。(《张氏医通·卷十三·专方·湿门》)

除风湿羌活汤

【功效】治风湿相搏，一身尽痛，日晡发热。

【组成】羌活、防风、柴胡、藁本、苍术泔制，各一钱，升麻八分，生姜一片。

【用法】水煎，空心热服，覆暖取微汗。

按：羌活胜湿汤，与除风湿羌活汤，同源异流。此治头项之湿，故用羌、防、芎、藁一派风药，以祛上盛之邪，然热虽上浮，湿本下着，所以复用独活透达少阴之经。其妙用尤在缓取微似之汗，故剂中加用甘草，以缓诸药辛散之性，则湿着之邪，亦得从之缓去，无藉大开汗孔，急驱风邪之法，使肌腠馁弱无力，湿邪因之内缩，但风去而湿不去也。其有腰以下重，寒湿之邪留于阴分也，本方加防己以逐湿，必兼生附以行经；或见身重腰沉沉然，湿热之邪遍于阳分也，本方加苍术以燥湿，必兼黄柏以清热，非洞达长沙术附、桂附、栀子柏皮等方，不能效用其法。其除风湿羌活汤，治外淫之湿，而无上冲头项之痛，则川芎、蔓荆无预也；亦无湿着腰疼之患，与独活尤无交涉，故但用羌、防、藁、姜，益入升、柴、苍术，开提周身关膝，则湿邪自无所容而外散矣。(《张氏医通·卷十三·专方·湿门》)

神术汤 《局方》

【功效】治风水之邪，内干湿土，泄利下血。

【组成】苍术淅浸，麻油拌炒、藁本、川芎、羌活各一钱，白芷、甘草炙、细辛各五分，生姜三片，葱白二茎，连须。

【用法】上九味，水煎热服。

按：神术汤纯用风药，与羌活胜湿相去不远，如何可治泄利下血？盖火淫阳明之血，则燥金受伤，只合清凉，最嫌风燥。若风乘太阴之血，则湿土被郁，法当升散，切戒寒凉。当知阳明来者，色必鲜明，太阴来者，色必清稀，其源各异，故其治亦迥乎不侔。究其旨，不越风能胜湿之义。苍术专主木邪乘土，故能治外内诸邪。以风木之邪内干土脏，故用羌、藁、芷、辛等风药，兼川芎以引入血分，甘草以调和胃气，胃气敷布有权，泄利下血自止。盖汗即血之液，夺其汗则血中之湿热邪气，悉从外泄而无内滞之患矣。（《张氏医通·卷十三·专方·湿门》）

升阳除湿防风汤

即升阳防风汤。

【功效】治风湿飧泄，及肠风滞下便血。

【组成】防风二钱、苍术淅浸，去皮，饭上蒸、白术土炒、茯苓、白芍各一钱，生姜一片。

【用法】水煎，热服取微汗。阳陷于下，则成飧泄，湿犯于上，则令头痛，清浊倒置而然，故用风药以胜湿也；然风木之病，稍加桂枝、甘草盐制，其功尤捷。（《张氏医通·卷十三·专方·湿门》）

换骨丹

【功效】治风痿痹弱，寒湿风气，鹤膝风等证。

【组成】当归一两，虎胫并掌骨一具，酥炙、羌活、独活、防风、川草薢各二两，秦艽四两，龟甲酥炙，一两，牛膝、晚蚕沙炒、枸杞子、油松节各五两，白茄根八两，饭上蒸，苍术淅浸去皮，炒，净四两。

【用法】上用无灰酒一大坛，将绢囊盛药，悬于酒内封固，候十四日开坛取酒，不可以面对坛口，恐药气冲人面目。每饮盏许，勿令药力断绝，饮尽病瘥。将药晒干为末，米饮糊丸，梧子大，每服七八十丸。空心温酒下，忌食动风辛热之物。此药可以常服，但焮赤肿痛，甚于春夏者，多属湿热，非其所宜。（《张氏医通·卷十四·专方·膝痛门》）

史国公药酒

【功效】治风湿疼。

【组成】换骨丹去龟甲、苍术，加鳖甲、苍耳子。 （《张氏医通·卷十四·专方·膝痛门》）

清空膏

【功效】治头风湿热上盛，遇风即发。

【组成】羌活二两，防风二两，甘草炙，两半，黄芩三两，酒炒，黄连一两，酒炒，柴胡七钱，川芎五钱。

【用法】共为细末，每服五钱，盛盏内，以茶清半盏调匀，隔汤煮如膏，临卧汤送下，此即选奇汤加下三味也。（《张氏医通·卷十四·头痛门》）

蠲痹汤

【功效】治风湿相搏，身体烦疼，手足冷，四肢沉重。

【组成】当归、赤芍药、黄芪、片子姜黄、羌活各钱半，甘草半钱，生姜三片，红枣二枚，擘。

【用法】水煎，热服无时。（《张氏医通·卷十四·臂痛手痛门》）

三痹汤改定

【功效】治风寒湿气合病，气血凝滞，手足拘挛。

【组成】人参、黄芪酒炒、白术、当归、川芎、白芍、茯苓各一钱，甘草炙、桂心、防己、防风、乌头炮，各五分，细辛三分，生姜二片，红枣二枚。

【组成】水煎，不拘时热服。

按：此方合保元、四君、内补建中、防己黄芪、防己茯苓汤、《千金》防己汤等方，但加防风以搜气分之风，川芎以搜血分之风，细辛以搜骨髓之风。于原方中削去生地、牛膝、杜仲、续断、秦艽、独活，增入防己、白术、乌头以祛除风湿，则参附、芪附、术附、桂附、真武等法，俱在其中。彼用附子之雄以播真阳，此藉乌头之烈以祛痹着，盖杂合之气，须杂合之方，方为合剂。第恐地黄、牛膝辈阴柔之药，难振迅扫之威，是不得不稍为裁酌，用方者，毋以擅改成方为妄也。（《张氏医通·卷十四·腰痛门》）

桂枝附子汤《玉函》

【功效】治风湿身重烦疼，不能转侧。

【组成】术附汤去术，本方用附子一枚，加桂枝一两二钱，甘草六钱，生姜一两，大枣十二枚。

【用法】分温三服。（《张氏医通·卷十六·祖方》）

白术附子汤《玉函》

即近效白术附子汤。

【功效】治风湿相搏，骨节烦疼，掣痛不得屈伸，近之则痛剧，汗出短气，小便不利，恶风不欲去衣，或身微肿。

【组成】术附汤本方用术一两二钱，附六钱，加甘草六钱，生姜一两，大枣十二枚。

【用法】分温三服。（《张氏医通·卷十六·祖方》）

甘草附子汤《玉函》

【功效】治风湿大便坚，小便自利。

【组成】术附汤本方用术、附各六钱，加桂枝一两二钱，甘草六钱。

【用法】分温三服。

按：桂枝附子、白术附子、甘草附子三方，皆本术附汤方而立。一加桂枝、甘草、姜、枣，以治身重烦疼不能转侧，其病全在躯壳，无关于里，故于本方除去白术，使桂、附专行躯壳，而振驱风逐湿之功，用甘草以缓桂、附之性，不使其汗大泄，汗大泄则风去而湿不去也，风在疾祛，湿在缓攻，故用生姜之辛以散之，大枣之甘以缓之，则营卫之开合有权，风湿无复入之虑矣。一加甘草、姜、枣，以治骨节烦疼掣痛等证，浑是湿流关节之患。故于本方但加甘草，以缓术、附之性，姜、枣以司开关之机。风之见证本轻，故无藉于桂枝也。一加桂枝、甘草，以治风湿大便坚，小便自利，以病气骎骎内犯，故于本方加桂枝助附子以杜内贼之风湿，加甘草助白术以和二便之偏渗，故大便虽坚，法无下夺之理。(《张氏医通·卷十六·祖方》)

防己黄芪汤 《金匮》

【功效】治风湿相搏，客在皮肤，关节疼痛，腰以下疼重，脉浮自汗恶风。

【组成】防己酒洗、黄芪各钱半，白术一钱，甘草炙，八分，生姜四片，大枣二枚，擘。

【用法】上六味，水煎热服，后当如虫行皮中，腰以下如冰，后坐被上，又以一被绕腰下，温令微汗，瘥。喘，加麻黄；胃气不和，加芍药；气上冲，加桂枝；下有陈气，加细辛。陈气，久积之寒气也。(《张氏医通·卷十六·祖方》)

羌活胜湿汤

【功效】治风湿上甚，项强头痛。

【组成】羌活、独活酒洗、防风、川芎酒洗、藁本酒洗、蔓荆子碎、甘草炙，各一钱，生姜一片。

【用法】上水煎温服，缓取微似汗，速则风去湿不去也。

按：寒湿腰以下重，加附子、防己，身重腰沉沉然，加黄柏、苍术。本方去独活、川芎、蔓荆、甘草，加升麻、柴胡、苍术，名除风湿羌活汤。湿上甚为热，汗之则易，下之则难，故当变常法而为表散。此方得之，若周身关节尽痛，即当去巅顶之药，专除肉腠间风湿为务也。(《伤寒绪论·卷下·杂方》)

防己黄芪汤

一名汉防己汤。

【功效】治风湿关节烦疼，脉浮汗出。

【组成】防己酒洗、黄芪酒拌各一两，白术五钱，姜汁拌，甘草五钱，炙。

【用法】上每服抄五钱匙，加生姜四片大枣一枚，水煎热服，后当如虫行皮中，腰以下如冰，后坐被上，又以被绕腰下，温令微汗，瘥。

按：喘加麻黄，胃气不和加芍药，气上冲加桂枝，下有陈气加细辛。此治卫中之阳太虚，而在里之真阳无患者，附子既不可用，但用芪、术甘温从阳以缓图之。盖自汗而腰以下属阴之分无汗，服此虽动其湿，而卫中之阳尚不足以胜之，故皮中如虫行，所以用暖被围腰下接令微汗，以渐取瘥，亦从下受者从下出之之法也。(《伤寒绪论·卷下·杂方》)

第十一节　清热祛湿类

清热渗湿汤

【功效】治夏月湿热萎困，烦渴泄泻尿赤。

【组成】黄柏盐酒炒黑，三钱，苍术去皮。同芝麻炒、白术生、茯苓、泽泻、黄连酒炒，各一钱，甘草炙，五分；生，三分，竹叶十片。

【用法】水煎热服，小便利为效。老人虚人，加肉桂少许；气虚喘乏，加人参；脉虚，合生脉散，内伤生冷，加炮姜。按：此本二妙合五苓之半，加黄连、甘草以燥夏令之湿热，良可法也。(《张氏医通·卷十三·专方·湿门》)

当归拈痛汤

【功效】治湿热走注，遍身骨节烦疼，胸膈不利，足胫赤肿重痛。

【组成】羌活、甘草炙、黄芩、茵陈酒炒，各一钱，人参、苦参酒洗、升麻多汗，易黄芪、葛根、苍术泔浸，自汗，易桂枝、归身各六分、白术姜制、防风下肿，易防己、知母疼热，易黄柏、猪苓、泽泻各八分。

【用法】水煎，热服无时。此湿热疼肿之圣方，若不赤不肿痛上不热为寒湿，禁用。(《张氏医通·卷十三·专方·湿门》)

茵陈蒿汤 《玉函》

【功效】治湿热发黄，便秘脉实。

【组成】茵陈蒿五钱，栀子一枚，碎，大黄三钱。

【用法】上三味，水煎热服，微利黄水去为度，未去，越三日再服。

按：茵陈蒿汤，其旨全在通利水道，不得不借幽门为向导尔。(《张氏医通·卷十三·专方·湿门》)

枳实导滞汤

【功效】治伤湿热之物，痞闷不安。

【组成】枳实炒，三钱，白术炒焦，五钱，茯苓三钱，黄芩酒炒，二钱，黄连姜汁炒，三钱，泽泻炒，二钱，大黄酒蒸，一两，神曲炒，四钱，生姜。

【用法】水煎，食远服。此枳术丸合三黄汤，而兼五苓之制，以祛湿热宿滞也。(《张氏医通·卷十三·专方·伤饮食门》)

龙胆泻肝汤

【功效】治肝经湿热，腋胁满痛，小便赤涩。

【组成】柴胡梢、泽泻各钱半，车前、木通、当归梢、草龙胆各八分，生地黄二钱，生姜三片。

【用法】水煎，食远热服，更以美膳压之。此本导赤散加柴胡、胆草之属入肝，以泻湿热也。(《张氏医通·卷十四·胁痛门》)

柴胡胜湿汤

【功效】治外肾冷，阴汗茎痿，阴囊湿痒臊气。

【组成】柴胡、羌活、茯苓、泽泻、升麻、甘草生，各一钱，黄柏酒炒，钱半，草龙胆、当归梢、麻黄根、汉防己酒洗，各八分，五味子十五粒，碎。

【用法】水煎，食前稍热服，忌酒醋湿面。(《张氏医通·卷十四·前阴诸疾门》)

龙胆饮

【功效】治肝经湿热，目赤肿痛。

【组成】黄芩、犀角、木通、车前、黄连、黑参各一钱，栀子炒黑、大黄、芒硝各钱半，龙胆草、淡竹叶各八分，黄柏酒炒黑，五分。

【用法】水煎，食后分二次热服。(《张氏医通·卷十五·目门》)

大连翘汤

【功效】治湿毒利小便。

【组成】连翘、瞿麦、车前、木通、滑石研、当归、赤芍、防风、荆芥、柴胡各一钱，蝉蜕、黄芩酒炒、山栀炒黑、甘草炙，各七分。

【用法】水煎，食前热服。热甚，加酒大黄。儿小量与。本方去山栀加紫草，名连翘防风汤，治痘疹热毒壅闭，小便不通。(《张氏医通·卷十五·婴儿门上》)

苍术芩连汤

【功效】治瘴疬湿热。

【组成】苍术泔制，炒黄，钱半，黄芩酒炒、黄连姜汁炒、木香、枳实、半夏姜制、柴胡、升麻、川芎、厚朴姜制、桔梗、木通各一钱，甘草炙，七分，生姜三片。

【用法】水煎温服。（《张氏医通·卷十五·专方·岭南瘴毒门》）

潜行散

【功效】治湿热足膝肿痛。

【组成】大补丸用姜汁拌炒数次为末。

【用法】每服钱半，空心醇酒下。（《张氏医通·卷十六·祖方》）

二妙散

【功效】治身半以下，湿热疼重而肿。

【组成】大补丸改用姜汁制数次，净加茅山苍术去皮，切，麻油拌炒，净等分为散，姜汁调。

【用法】每日空心温酒送二钱。本方加肉桂名三妙散。（《张氏医通·卷十六·祖方》）

苍术白虎汤

【功效】治湿温身热足冷。

【组成】白虎汤加苍术。（《张氏医通·卷十六·祖方》）

桂苓甘露饮

【功效】治湿热病，小便不通，烦渴引饮。

【组成】五苓散加真寒水石、石膏、滑石。（《张氏医通·卷十六·祖方》）

四苓散

【功效】治小便赤涩胀痛，及湿热时行烦渴。

【组成】五苓散去桂。（《张氏医通·卷十六·祖方》）

茵陈五苓散 《金匮》

【功效】治黄瘅小便不利。

【组成】五苓散加茵陈蒿。（《张氏医通·卷十六·祖方》）

益元散

即天水散，俗名六一散。

【功效】治暑湿热蒸，小便不利。

【组成】滑石六钱，甘草一钱。

【用法】上为极细末，用清水调服。发汗加葱豉，安神加辰砂，止泻加炮姜，消斑加青黛。（《伤寒绪论·卷下·杂方》）

栀子柏皮汤

【组成】栀子十五枚，擘，柏皮二两，甘草一两。

【用法】上三味，以水四升，煮取一升半，去滓，分温再服。

按：此太阳原有寒湿，因伤寒发汗，气蒸而变热，故得发出于外，原非表邪发热之谓。故以栀子清肌表之湿热，黄柏去膀胱之湿热，甘草和其中外也。（《伤寒缵论·卷下·正方》）

白头翁汤

【组成】白头翁二两，黄连、黄柏、秦皮各二两。

【用法】上四味，以水七升，煮取二升，去滓，温服一升，不愈更服。

按：厥阴热利下重，渴欲饮水者，阴虚生热也，故宜苦寒之剂治之，不可作阳虚而用湿剂也。所以用白头翁，以升水气之下陷，秦皮以坚肝肾之滑脱，连、柏以泄肠胃之湿热。较少阴证便脓血，桃花汤之用干姜，迥乎角立也。盖少阴之水气下奔，虽为热邪，故可用从治之法，厥阴之风气摧拔，水火骎骎内动，是以不可复用辛温鼓激其势。（《伤寒缵论·卷下·正方》）

普济消毒饮

【功效】治天行大头，湿蒸多汗

【组成】柴胡一钱二分，黄连、黄芩酒炒、黑参、连翘、鼠粘子炒研、升麻、白芷、甘草生、桔梗、马勃各一钱，僵蚕炒七分，板蓝根如无，青黛代之。

【用法】上为末，半用水煎，去滓，食后徐服，半用蜜丸噙化就卧，以令药性上行也。气虚脉弱，加人参，大便秘，少加酒大黄。(《伤寒绪论·卷下·杂方》)

第十二节　散寒祛湿类

《千金》附子汤

【功效】治湿痹缓风，身体疼痛如欲折，肉如锥刺刀割。

【组成】附子一枚，芍药、桂心、甘草、茯苓、人参各一两，白术一两二钱。

【用法】上七味㕮咀，以水八升，煮取三升，分二服。(《张氏医通·卷十四·痹门》)

吴茱萸散

【功效】治肠痹寒湿内搏，腹痛胀急，大便飧泻。

【组成】吴茱萸取开口者，汤泡七次，肉豆蔻煨、干姜炮黑、甘草炙，各五钱，砂仁炒、神曲炒、白术炒，各一两，厚朴姜汁炒、陈皮、良姜各三钱。

【用法】为散，每服三钱，食前临卧各一服，米汤送下。(《张氏医通·卷十四·痹门》)

通痹散

【功效】治风寒湿三气袭于足三阴经，腰以下至足冷如冰，不能自举。

【组成】天麻三两，独活、藁本、当归、川芎、白术各二两。

【用法】为散，每服二三钱，热酒调，晨昏各一服。上编用川

乌一两，酒煎制天麻中；苍术一两，黄柏半两，酒煎制白术中，深得三气袭于阴经之旨。(《张氏医通·卷十四·痹门》)

烧羊肾《千金》

【功效】治肾虚而受寒湿，腰疼不得立。

【组成】甘遂、桂心一作附子、杜仲、人参。

【用法】上四味等分，治下筛，以方寸匕内羊肾中，炙之令熟，服之。(《张氏医通·卷十四·腰痛门》)

虎骨四斤丸

【功效】治肝肾虚寒，而挟风湿，足膝疼痛。

【组成】木瓜、天麻、肉苁蓉酒洗，去腐、牛膝各一斤，附子炮，三两，虎胫并掌骨一具，酥炙。

【用法】上四味，以醇酒五升浸，春五夏三秋七冬十日。取出焙干，切片曝燥，同附子虎骨为细末，用浸药酒打糊为丸，梧子大。每服五七十丸，食前盐汤，临卧时用浸药酒送下。浸药酒完，以陈酒服之。如无虎胫骨，随前后左右用掌骨亦可。(《张氏医通·卷十四·腿痛门》)

川芎肉桂汤

【功效】治宿于寒湿地，血凝腰胁痛，不能转侧。

【组成】羌活钱半，柴胡、川芎、当归梢、甘草、肉桂、苍术各一钱，独活、防风各五分，汉防己酒洗，三分，桃仁七个，研。

【用法】水酒各一升，煎八合，食远热服。(《张氏医通·卷十四·腿痛门》)

附子丸

【功效】治湿痹一身如从水中出。

【组成】附子炮、川乌头炮、官桂、川椒、菖蒲、甘草炙，各四两，骨碎补切，姜汁拌炒，天麻煨，白术生，各二两。

【用法】炼白蜜丸，梧子大，每服三五十丸，温酒下，侵晨食前临卧各一服。(《张氏医通·卷十四·膝痛门》)

活络丹 《局方》

【功效】治寒湿袭于经络而痛，肢体不能屈伸。

【组成】川乌头炮、地龙去土，炮研、南星炮，各三两，乳香、没药酒研飞，澄定晒干，各一两二钱。

【用法】上五味为末，酒面糊丸，如弹子大，干透蜡护，临服剖开，空腹，荆芥汤或陈酒或四物汤化下。痛处色红肿者勿用。(《张氏医通·卷十四·膝痛门》)

铁弹丸

【功效】治筋挛骨痛，麻痹不仁。

【组成】川乌头炮，一两五钱，乳香、没药各一两，五灵脂酒研，澄去砂石，晒干，净四两，麝香一钱。

【用法】为末，滴水为丸，弹子大，食后薄荷汤，临卧温酒，各服一丸。

按：此与活络丹，通治寒湿作痛。肥人风痰流入经络者，则宜活络丹；瘦人风毒入伤血脉者，则宜铁弹丸；若湿热赤肿烦疼，及痛毒将成肿痛，二方皆在切禁。(《张氏医通·卷十四·膝痛门》)

局方续断丸

【功效】治风寒湿痹，筋挛骨痛。

【组成】续断姜酒炒、牛膝姜酒炒、川萆薢姜汁炒，各三两，防风两半，川乌头炮，二枚。

【用法】炼白蜜丸，弹子大，醇酒细嚼一丸。(《张氏医通·卷十四·痹门》)

九味蟠葱散

【功效】治疝因风寒湿气，睾丸肿痛。

【组成】延胡索一两，肉桂五钱，干姜炮，二钱，丁香一钱，茯苓六钱，甘草炙、苍术泔浸，炒、槟榔、羌活各三钱。

【用法】为散，每服五钱，入莲须葱白二茎，水煎，食前热服，取微汗效，不愈再服。腹胀便秘，有食积梗痛，去羌活加三棱、蓬术、缩砂仁。(《张氏医通·卷十四·疝门》)

术附汤

【功效】治寒湿体痛，自汗身寒。

【组成】白术一两，附子半两。

【用法】上二味，水煎，去滓，放凉分三服。(《张氏医通·卷十六·祖方》)

第十三节　其他类

升阳除湿和血汤

【功效】治肠风下血如溅者。

【组成】生地黄、熟地黄、当归身各一钱，甘草炙，六分；生，四分，白芍钱半，黄芪三钱，升麻醋炒，七分，苍术泔浸，去皮，同芝麻炒、秦艽、肉桂、陈皮各三分，丹皮钱半。

【用法】水煎，食前稍热服。《秘旨》无苍术，有防风。(《张氏医通·卷十四·下血门》)

遇仙丹

【功效】治膈上痰气虫积。

【组成】白牵牛头末生，一两，炒，一两，白槟榔一两，茵陈、三棱醋炒、蓬术醋炒、大皂荚去皮弦子，酥炙净末，各三钱，沉香另末，勿见火，五钱，为末，醋糊丸，绿豆大。

【用法】为末，醋糊丸，绿豆大。每服四五十丸，五更时茶清送下，天明当有所下，有积去积，有虫去虫，小儿量减，孕妇忌

服。(《张氏医通·卷十五·虫门》)

白螺散

【功效】治痘湿不收。

【组成】白螺壳陈年土墙内者，煅过

【用法】为散，痘疮湿处干掺之。(《张氏医通·卷十五·婴儿门下》)

劫劳散 《局方》

【功效】治肺痿咳嗽，痰中有红线，盗汗发热，热过即冷。

【组成】四物汤去川芎加人参、黄芪、甘草、阿胶、五味子、半夏。

【用法】为散，每服三四钱，加姜、枣煎，空心服。(《张氏医通·卷十六·祖方》)

灵砂丹 《局方》

【功效】治上盛下虚，痰涎壅盛，最能镇坠虚火，升降阴阳，和五脏，助真元。

【组成】水银四两，硫黄一两。

【用法】上二味，新铫内炒成砂子，入水火鼎煅炼为末，糯米糊丸，如麻子大，每服三丸，空心，枣汤、米汤、井花水、人参汤任下。量病轻重，可增至五七丸。忌猪羊血绿豆粉冷滑之物。又法，入烊成罐内，赤石脂封口，盐泥固济，三足钉钉打火，盏内置水勿令干，候三炷香足为度。(《张氏医通·卷十六·祖方》)

第五章

痰饮水湿医案

第一节　中　风

1. 石顽治赵明远案

石顽治春榜赵明远，平时六脉微弱，己酉九月，患类中风，经岁不痊，邀石顽诊之。其左手三部弦大而坚，知为肾脏阴伤，壮火食气之候。且人迎斜内向寸，又为三阳经满，溢入阳维之脉，是不能无颠仆不仁之虞。右手三部浮缓，而气口以上微滑，乃顽痰涌塞于膈之象。以清阳之位而为痰占据，未免侵渍心主，是以神识不清，语言错误也。或者以其神识不清，语言错误，口角常有微涎，目睛恒不易转，以为邪滞经络，而用祛风导痰之药，殊不知此本肾气不能上通于心，心脏虚热生风之证，良非风燥药所宜……今举河间地黄饮子助其肾，通其小，一举而两得之。（《张氏医通·卷一·中风门》）

2. 石顽治金汉光如夫人案

御前侍卫金汉光如夫人，中风四肢不能举动，喘鸣肩息，声如拽锯，不能着枕，寝食俱废者半月余，方邀治于石顽。诊其脉，右手寸关数大，按久无力，尺内愈虚。左手关尺弦数，按之渐小，惟寸口数盛。或时昏眩，或时烦乱。

询其先前所用诸药，皆二陈、导痰，杂以秦艽、天麻之类；不应，又与牛黄丸，痰涎愈逆，危殆益甚。因疏六君子，或加胆星、竹沥；或加黄连、当归。甫四剂而喘息顿除，再三剂而饮食渐进，稍堪就枕，再四剂而手足运动。十余剂后，屏帏之内，自可徐行矣。

因思从前所用之药，未常不合于治，但以痰涎壅盛，不能担当，峻用参、术，开提胃气；徒与豁痰，中气转伤，是以不能奏功耳。（《张氏医通·卷一·中风门》）

3. 石顽治汉川顾莪在夫人案

汉川令顾莪在夫人，高年气虚痰盛，迩因乃郎翰公远任广西府，以道远抑郁，仲春十四夜，忽然下体堕床，便舌强不语，肢体不遂，以是日曾食湿面。诸医群议消导，消导不应，转增困惫，人事不省，头项肿胀，事在危急，急邀石顽诊之。

六脉皆虚濡无力，诸医尚谓大便六七日不通，拟用攻下。余谓之曰：脉无实结，何可妄攻？莪在乔梓，皆言素有脾约，大便常五七日一行，而艰苦异常，乃令先小试糜饮，以流动肠胃之枢机。日进六君子汤，每服用参二钱，煎成炖热，分三次服。四剂后，自能转侧，大便自通。再四剂，手足便利，自能起坐。数日之间，倩人扶掖徐行，因切嘱其左右谨防，毋使步履有失，以其气虚痰盛，不得不防杜将来耳。（《张氏医通·卷一·中风门》）

4. 石顽治沈云步案

松陵沈云步先生，解组归林，以素禀多痰，恒有麻木之患，防微杜渐，不无类中之虞，乃谋治于石顽。为疏六君子汤，服之颇验，而性不喜药，入秋已来，渐觉肢体不遂，复邀诊治。脉软滑中有微结之象，仍以前方除去橘皮，加归、芪、巴戟，平调半月而安，然此证首在节慎起居，方能永保贞固，殊非药力可图万全也。（《张氏医通·卷一·中风门》）

第二节 外 感

一、伤寒

1. 石顽治王公峻子案

同道王公峻子，于四月间患感冒，昏热喘胀，便秘，腹中雷鸣，服硝、黄不应，始图治于石顽。其脉气口弦滑而按之则芤，其腹胀满而按之则濡，此痰湿挟瘀，浊阴固闭之候，与黄龙汤去芒硝易桂、苓、半夏、木香。下瘀垢甚多，因宿有五更咳嗽，更以小剂异功加细辛调之。

大抵腹中奔响之证，虽有内实当下，必无燥结，所以不用芒硝，而用木香、苓、半也。用人参者，借以资助胃气，行其药力，则大黄辈得以振破敌之功，非谓虚而兼补也。当知黄龙汤中用参，则硝、黄之力愈锐，用者不可不慎。(《张氏医通·卷二·诸伤门·伤寒》)

2. 阳虚寒凝滑胎案

贰尹闵介眉甥媳，素禀气虚多痰，怀妊三月，因腊月举丧受寒，遂恶寒不食，呕逆清血，腹痛下坠，脉得弦细如丝，按之欲绝。与生料干姜人参半夏丸二服，不应，更与附子理中，加苓、半、肉桂调理而康。

门人问曰：尝闻桂、附、半夏，孕妇禁服，而此并行无碍，何也？曰：举世皆以黄芩、白术为安胎圣药，桂、附为陨胎峻剂，孰知反有安胎妙用哉！盖子气之安危，系乎母气之偏胜。若母气多火，得芩、连则安，得桂、附则危；母气多痰，得苓、半则安，得归、地则危；母气多寒，得桂、附则安，得芩、连则危。务在调其偏胜，适其寒温，世未有母气逆而胎得安者，亦未有母气安而胎反堕者。所以《金匮》有怀妊六七月，胎胀腹痛恶寒，少腹如扇用附子汤温其脏者。然认证不果，不得妄行是法，一有差误，祸不旋踵，非比芩、术之误，犹可延引时日也。(《张氏医通·卷二·诸伤门·伤寒》)

二、 湿温

罗谦甫治湿温案

罗谦甫治一人，夏月胸项多汗，两足逆冷谵语，关前濡，关后急，当作湿温治。经曰：湿温之脉，阳濡而弱，阴小而急。濡弱见于阳部，湿气搏暑也；小急见于阴部，暑气蒸湿也。盖先伤湿而后

伤暑，暑湿相搏，是名湿温。先与白虎加参，次换苍术，三日而
愈。(《张氏医通·卷二·诸伤门·暑》)

三、湿

1. 罗谦甫治中山王知府子案

罗谦甫治中山王知府子，年十三，六月中暴雨水泛，戏水湿
衣，至精神昏愦，怠惰嗜卧，次日头痛身热，腿脚重。一医用和解
发散，重衾覆之，致苦热不禁，遂发狂言，欲去其衾而不得，汗至
四更，湿透其衾。明日循衣撮空，又以承气下之，语言不出，四肢
不能收持，有时项强，手足瘈疭搐急而挛，目左视而白睛多，口唇
肌肉蠕动。罗视之，具说前由。盖伤湿盛暑之时，过发其汗，更复
误下，虚热生风发痉也。与保元汤加升、柴、芍药、五味、甘草，
二日语声渐出，四肢柔和，饮食渐进而愈。(《张氏医通·卷二·诸
伤门·湿》)

2. 丹溪治湿盛案

丹溪治一人，患湿气，背如负二百斤重。以肾着汤加桂心、猪
苓、泽泻、酒芩、木通、苍术，服之而愈。(《张氏医通·卷二·诸
伤门·湿》)

3. 寒湿腰痛案

一人，腰似折，胯如冰。用除湿汤加附子、半夏、厚朴、苍术
而愈。(《张氏医通·卷二·诸伤门·湿》)

4. 石顽治夏月膝胫痛案

石顽治沈汝楫子，夏月两膝胫至脚痛极，僵挺不能屈者十余
日，或用敷治之法，不效。其脉软大而数，令拭去敷药，与当归拈
痛汤二剂，汗出而愈。(《张氏医通·卷二·诸伤门·湿》)

四、疟

疟疾案

贰尹吴丹生，湿盛体肥，呕逆痞胀，寒热昏眩，与凉膈散加黄
连下之，五日而止，越半月复发，亦五日而止。(《张氏医通·卷
三·寒热门·疟》)

第三节 咳 喘

1. 咳痰带血案

江右督学何涵斋媳，内翰范秋涛女，素常咳嗽不已，痰中间有血点，恒服童真丸不彻。秋涛殁后，哀痛迫切，咳逆倍常，而痰中杂见鲜血，因与瑞金丹四服，乃以童真丸、乌骨鸡丸调补而安。（《张氏医通·卷四·诸气门下·咳嗽》）

2. 痰多咳逆案

通政劳书绅太夫人，年五十余，素秉气虚多痰。数日来患风热咳逆，咳甚则厄厄欲吐，且宿有崩淋，近幸向安。法当先治其咳，因以桔梗汤加葳蕤、白薇、丹皮、橘皮、蜜煎生姜四剂撤其标证，次与六君子加葳蕤以安其胃气，继进乌骨鸡丸方疗其固疾。而夫人以久不茹腥，不忍伤残物命，改用大温经汤加鹿茸、角鰓作丸，药虽异而功则一也。（《张氏医通·卷四·诸气门下·咳嗽》）

3. 阴虚火旺咳喘案

飞畴治韩顺溪内子，患喘证月余，服破气宽胸、豁痰清火等药，不效；发表利水亦不应，其疾转急，稍动则喘难休息。诊之，六脉细数，而面赤戴阳。用大剂六味地黄作汤，加青铅两许，一服而缓，二服而止。（《张氏医通·卷四·诸气门下·喘》）

4. 金实不鸣案

王惟一数年前虽有血证，而年壮力强，四月间忽患咳嗽，服发散药后，痰中见血数口，继服滋阴药过多，遂声飒而哑，时觉胸中气塞，迁延月余，乃兄勤中鼎中，邀余往诊。脉虽沉涩，而按之益力，举之应指，且体丰色泽，绝非阴虚之候。因谕之曰：台翁之声哑，是金实不鸣，良非金破不鸣之比。因疏导痰汤加人中黄、泽泻方，专一涤痰为务。四剂后，痰中见紫黑血数块，其声渐出，而飒未除。更以秋石兼人中黄，枣肉丸服，经月而声音清朗，始终未尝用清理肺气，调养营血药也。（《张氏医通·卷四·诸气门下·喑》）

5. 石顽治包山金孟珍案

石顽治包山金孟珍，正月间忽咳吐清痰咽痛，五六日后大便下瘀，晦血甚多，延至十余日，请治于余。其脉六部皆沉弦而细，此水冷金寒之候也。遂与麻黄附子细辛汤，其血顿止，又与麻黄附子甘草汤，咽痛亦可，而觉心下动悸不宁。询其受病之由，乃醉卧渴引冷饮所致，改用小青龙去麻黄加附子一剂，悸即止，咳亦大减，但时吐清痰一二口。乃以桂酒制白芍，入真武汤中与之，咳吐俱止，尚觉背微恶寒倦怠，更与附子汤二剂而安。（《伤寒绪论·卷下·咳嗽》）

6. 劳风案

郁金岩，劳役后伤风自汗胸满痰结，咳出青黄涕，大如弹丸，此即《内经》所谓劳风，治在肺下也。与茯苓桂枝白术甘草汤加姜汁、竹沥二剂而安。（《伤寒绪论·卷下·咳嗽》）

7. 风邪挟饮咳嗽案

里医吴佩玉次女，伤风咳嗽，先前自用疏风润肺止嗽之药不应，转加呕渴咽痛，求治于余。诊之六脉浮滑应指，作半夏散与之，三啜而病如失。或问咳嗽咽痛而渴，举世咸禁燥剂，而用半夏辄效，何也？曰：用药之权衡，非一言而喻也。

凡治病必求其本，此风邪挟饮上攻之暴嗽，故用半夏、桂枝，以开通经络，迅扫痰涎，兼甘草之和脾胃而致津液，风痰散，而营卫通，则咽痛燥渴自已。设泥其燥渴，而用清润滋其痰湿，经络愈壅，津液愈结，燥渴咽痛愈无宁宇矣。

不独此也，近世治风寒咳嗽，虽用表药，必兼桑皮、黄芩、花粉，甚则知柏之类，少年得之，必种吐血虚损之根，中年已后得之，多成痰火喘嗽之患。（《伤寒绪论·卷下·咳嗽》）

8. 石顽治痰鸣喘嗽案

石顽治周又韬张使，本燕人，体肥痰盛，善肉善饭，而患痰鸣喘嗽数年。食伤恒发，则六脉迟滑，时见歇止，声如拽锯，遍地皆痰。每岁或一二发，或三五发，深秋初冬尤甚，遂用倒仓法，自言肢体皆轻，前证遂不复作。二年后因不禁牛肉，复发，然其势较前

不过十一，是亦不慎口腹所致耳。(《张氏医通·卷四·诸气门下·痰饮》)

第四节 痞 满

1. 吴蛟水公祖夫人痞眩案

别驾吴蛟水公祖夫人，患痞眩呕逆。向因下体畏寒，肢肘麻瞀，久服八味、参、附不彻，六脉滑而按之则濡。此中焦素蕴痰湿，阳气不能周于四末之象。得桂、附辛热之力有时虽可暂开，究非真阳之虚，且有地黄之滞，所以痞晕漫无止期，遂疏局方七气汤加沉香。一服豁然，再剂神爽食进而安。(《张氏医通·卷三·诸气门上·痞满》)

2. 石顽治顾九玉胸痞案

石顽治内兄顾九玉，颁诏假道归吴，大暑中患胸痞颇胀。脉得虚大而濡，气口独显滑象，此湿热泛滥于膈上也。与清暑益气二剂，烦胀止而胸痞不除。与半夏泻心汤减炮姜，去大枣，加枳实，一服而愈。(《张氏医通·卷三·诸气门上·痞满》)

3. 子长老先生痞眩案

内翰缪钧间尊大人子长老先生，青年罢职，乐志林泉，偶因小愤，遂眩晕痞闷，三月来服豁痰利气药不应，反觉疲倦，饮食日减，下元乏力。至七月下浣，邀石顽诊之。六脉似觉有余，指下略无冲和之气，气口独滞不调，时大时小，两尺俱濡大少力。此素多痰湿，渐渍于水土二经，复加剥削之剂屡犯中气，疲倦少食，迨所必至。

法当先调中气，输运水谷之精微，然后徐图温补下元，为疏六君子汤加当归兼调营血，庶无阳无以化之虞。其如夫人久患崩淋，遍服诸血药罔效。以补中益气加制香附、乌梅，升举其阳兼调其气，所谓病在下取之上，端不出古圣之成则耳。(《张氏医通·卷三·诸气门上·痞满》)

第五节　痰　饮

1. 虞恒德治妇人痰病案

虞恒德治一妇，因多食青梅得痰病，日间胸膈痛如刀锥，至晚胸中痛止，而膝腘大痛，此痰饮随气升降故也。服丁、沉、姜、桂、乌、附诸药皆不效，乃以莱菔子研汁与半碗，吐痰半升，至夜痛尤甚而厥，此引动其猖狂之势耳。次日，用参芦一两，逆流水煎服，不吐。又次日，苦参煎汤服，亦不吐。又与附子尖、桔梗芦，皆不吐。后一日清晨，用藜芦末一钱，麝香少许，酸浆水调服，始得大吐稠痰升许，其痛如失，调理脾胃而安。（《张氏医通·卷四·诸气门下·痰饮》）

2. 钱仲立治痰火案

钱仲立治一人，素患痰火，外貌虽癯，禀气则实，医者误认虚火而用补中益气，气喘上升，几殆。遂用二陈探吐，出痰碗许，始得安寝。仍用二陈去半夏，加硝、黄，下结粪无数，其热始退，调理脾胃而安。（《张氏医通·卷四·诸气门下·痰饮》）

3. 王中阳治痰毒案

王中阳治江东富商，自奉颇厚，忽患心惊，如畏人捕，闻脂粉气，即便遗泄，坐卧欲人拥护，遍身红晕紫斑，两腿连足淫湿损烂，脓下不绝，饮食倍常，酬应不倦，屡以惊悸虚脱风疮治皆不效。王诊得六脉俱长，三部有力，此系太过之脉，心肾不交，而上悸下脱，皆痰饮留积所致，风疮亦是痰饮流入经隧，内湿招风之故。先以滚痰丸逐去痰毒，三日一次，然后用豁痰药，加减调理而安。（《张氏医通·卷四·诸气门下·痰饮》）

4. 薛立斋治脾虚痰滞案

薛立斋治一人，背肿一块，按之则软，肉色如故，饮食如常，劳则吐痰，此脾虚而痰滞，用补中益气加茯苓、半夏、羌活，外以香附末、姜汁调饼，灸之而散。后因劳役头眩作呕，仍以前药减羌活，加蔓荆子而愈。（《张氏医通·卷四·诸气门下·痰饮》）

5. 李士材治秦景明窠囊案

李士材治秦景明，素有痰饮，每岁必四五发，发即呕吐不能食。此病久结成窠囊，非大涌之弗愈也。须先进补中益气，十日后以瓜蒂散频投，涌如赤豆沙者数升，已而复得水晶色者升许。如是者七补之，七涌之，百日而窠囊始尽，专服六君子、八味丸经年不辍。(《张氏医通·卷四·诸气门下·痰饮》)

6. 李士材治朱文哉痰饮案

朱文哉，遍体如虫螫，口舌糜烂，寅卯必见异物，其脉两关弦滑且大，定为痰饮之痼，投滚痰丸一服，微有所下；更以控涎丹下痰及积，身痛减半；更以参、术煎汤送控涎丹，复下数行而愈。(《张氏医通·卷四·诸气门下·痰饮》)

7. 祝仲宁治妇人痰火案

祝仲宁治一贵妇病恶寒，日夜以重裘覆其首，起跃入沸汤中不觉，医以为寒。祝持之曰：此痰火上腾，所谓阳极似阴也，非大下之则火不杀，下经宿而撤裘，呼水饮之，旬日气平乃愈。(《张氏医通·卷三·寒热门·恶寒》)

第六节 肺 痿

1. 喻嘉言治施眉苍肺痿案

喻嘉言治施眉苍，肺痿喘嗽吐清痰。肢体痿软，不能举动，脉来虚数，以蛤蚧二十枚，酒浸酥炙，人参、黑参各十两，蜜丸，时噙化，不终剂而痊。(《张氏医通·卷四·诸气门下·肺痿》)

2. 石顽治陆去非肺痿案

石顽治陆去非，肺痿声飒吐痰，午后发热自汗，左脉细数，右脉虚濡，平昔劳心耽色所致。先与生脉散合保元汤，次与异功散加黄芪，并加姜、枣，与都气丸晨夕兼进，调补半月而热除痰止，月余方得声清。(《张氏医通·卷四·诸气门下·肺痿》)

第七节　眩晕呕逆类

一、眩晕

1. 石顽治董方南夫人眩晕案

石顽治司业董方南夫人，体虽不盛，而恒有睹晕之疾，诊其六脉皆带微弦，而气口尤甚。盖缘性多郁怒，怒则饮食不思，恒服消导之味，则中土愈困，饮食皆化为痰，痰从火化而为眩晕矣，岂平常肥盛多湿之痰可比例乎？为疏六君子方，水泛为丸，服之以培中土，中土健运，当无敷化不及，留结为痰而成眩晕之虑，所谓治病必求其本也。(《张氏医通·卷六·诸风门·眩晕》)

2. 石顽治痰湿眩晕案

朔客梁姓者，初至吴会，相邀石顽往诊。时当夏月，裸坐盘餐，倍于常人，而形伟气壮，热汗淋漓于头项间，诊时不言所以，切其六脉沉实，不似有病之脉，惟两寸略显微数之象，但切其左，则以右掌抵额；切其右，则易左掌抵额，知其肥盛多湿，而夏暑久在舟中，时火鼓激其痰，而为眩晕也。询之果然。因与导痰汤加黄柏、泽泻、茅术、厚朴，二服而安。(《张氏医通·卷六·诸风门·眩晕》)

二、呕逆

1. 李士材治张孟端夫人案

李士材治张孟端夫人，忧愤交乘，食下辄噎，胸中隐隐痛，阳脉滑而阴脉搏，痰血互凝之象，以二陈汤加归尾、桃仁、郁金、五灵脂，四剂未效。因思人参与五灵脂同用，善于浚血，即以前剂入人参三钱，倍用五灵脂，再剂血从大便而出，十剂噎止，弥月而愈。(《张氏医通·卷四·诸呕逆门·噎膈》)

2. 妇人肝脾郁滞痰积案

一妇，因肝脾郁滞，而不饮食二年。面部微黄浮肿，仍能步履，但肢体倦怠，肝脾二脉浮弦，按之微而结滞。用六君子加吴茱

蒐，下痰积甚多，饮食顿进，形体始瘦，卧床月余，仍以六君子加减调理而安。（《张氏医通·卷四·诸呕逆门·呕吐哕》）

3. 石顽治张公呕逆痰涎案

石顽疗吴江署篆张公，年壮体丰，恒有呕逆痰涎之恙，六脉每带濡滑，惟二陈加枳、术、石斛辈，服之应手。良由政务繁冗，心力俱劳所致耳。（《张氏医通·卷四·诸呕逆门·呕吐哕》）

4. 石顽治谈仲安呕逆案

石顽治谈仲安，体肥善饮，初夏患壮热呕逆，胸膈左畔隐痛，手不可拊，便溺涩数，舌上苔滑，食后痛呕稠痰，渐见血水，脉来涩涩不调，与凉膈散加石斛、连翘，下稠腻颇多，先是疡医作肺痈治不效。予曰：肺痈必咳嗽吐腥秽痰，此但呕不嗽，洵为胃病无疑。下后四五日复呕如前，再以小剂调之，三下而势甫平。后以保元、苓、橘平调二十日而瘥。先时有李姓者患此，专以清热豁痰解毒为务，直至膈畔溃腐，脓水淋漓，缠绵匝月而毙，良因见机不早，直至败坏，悔无及矣。（《张氏医通·卷四·诸呕逆门·胃脘痛》）

第八节　血　证

一、吐血

1. 汪石山治痰血案

汪石山治一中年人，面色苍白，平素内外过劳，或为食伤，则咯硬痰而带血丝。因服寒凉清肺消痰药，至五十余剂，声渐不清，而至于哑，夜卧不寐，醒来口苦舌干，而常白苔，或时喉中梗痛，或胸膈痛，或嗳气，夜食难化，或手靠物，久则麻木，常畏寒，不怕热，前有癫疝，后有内痔，遇劳即发。

初诊，左脉沉弱而缓，右脉浮软无力。续后三五日一诊，或时心肺二部浮虚，按不应指，或时脾脉轻按格指，重按不足，又时或数或缓，或浮或沉，或大或小，变动无常。夫脉无常，血气虚而随火用事也，譬之虚伪之人，朝更夕改，全无定准。以脉参证，其虚无疑。盖劳则气耗而伤肺，肺伤则声哑；又劳则伤脾，脾伤则食易积；前疝后痔，遇劳则发者，皆因劳耗其气，气虚下陷，不能升降故也。且脾喜温恶寒，而肺亦恶寒，故曰：形寒饮冷则伤肺。以既伤之脾肺，复伤于药之寒凉，则声安得不哑，舌安得不苔。苔者，仲景谓之胃中有寒，丹田有热也，夜不寐者，由子盗母气，心虚而神不安也。痰中血丝者，由脾伤不能固血也。胸痛嗳气者，气虚不能健运，食郁于中而嗳气，或滞于上则胸痛。

遂以参、芪各四钱，麦冬、当归、贝母一钱，远志、枣仁、丹皮、茯神各八分，菖蒲、甘草各五分，有食则加山楂、麦芽，随病出入，服年余而渐愈。此病属于燥热，故白术尚不敢用，况他燥剂乎。（《张氏医通·卷五·诸血门·吐血》）

2. 石顽治汤元洲痰血案

石顽治刑部汤元洲，八十二，而痰中见血，服诸宁嗽止血药不应，脉得气口乇大，两尺微紧，面色槁白，屡咳痰不得出，咳甚方有黄色结痰，此精气神三者并亏，兼伤于热，耗其津液，而咳动肺胃之血也。因其平时多火，不受温补，遂以六味丸合生脉散加葳蕤，煎膏服之，取金水相生，源流俱泽，而咳血自除，不必用痰血药也。（《张氏医通·卷五·诸血门·吐血》）

3. 久咳吐血案

钱曙昭，久咳吐血，四五日不止，不时烘热面赤，或时成盆成碗，或时吐粉红色痰，至夜则发热自汗，一夕吐出一团，与鱼肠无异，杂于鲜血之中，薄暮骤涌不已，神气昏昏欲脱，灌童子小便亦不止。同道相商无策，因思瘀结之物既去，正宜峻补之时，遂猛进独参汤，稍定，缘脉数疾无力，略加肉桂、炮姜、童便少许，因势利导，以敛虚阳之逆。一夜中尽参二两，明晨其势稍定，血亦不来，而糜粥渐进。脉息渐和，改用六味丸作汤，调补真阴，半月而安。

同时有胡又曾，亦患虚劳吐血，一夕吐出如守宫状者一条，头足宛然，色如樱桃，不崇朝而毙。（《张氏医通·卷五·诸血门·吐血》）

二、 下血

1. 李士材治肠风下血案

李士材治一人，患肠风下血，久用四物、芩、连、槐花之属，屡发不止，面色萎黄，诊其脉惟脾部浮而缓，此土虚而风湿交乘也，遂用苍术三钱，茯苓、人参、黄芪、升麻、柴胡、防风各一钱，四剂而血止，改用十全大补汤，调理而愈。（《张氏医通·卷五·诸血门·下血》）

第九节 痛 证

一、 头痛

程文彬治妇人头风案

程文彬治一妇患头风，虽盛暑必以帕蒙首，稍见风寒，痛不可忍，百药不效。盖因脑受风寒，气血两虚，气不能升，故药不效。令病人口含冷水仰卧，以姜汁灌入鼻中，痛立止，与补中益气加细辛、川芎、蔓荆、白芍，数服而愈。用姜汁滴鼻中，开久郁之风寒也；若寒湿郁痛，用独颗葱汁滴之；火郁头痛，以白莱菔汁滴之。左患滴右鼻，右患滴左鼻良。（《张氏医通·卷五·诸痛门·头痛》）

二、 腰痛

石顽治张公腰腹疼痛案

江苏总藩张公，严冬腰腹疼重，甲夜延石顽诊候，脉得沉滑而驶，遂取导痰兼五苓之制，一剂而腹痛止，三啜而腰腹弛纵自如，未尝用腰腹痛之药也。（《张氏医通·卷五·诸痛门·腰痛》）

三、 肩背痛

李士材治俞元济背痛案

李士材治俞元济，背心一点痛，久而渐大，服行气和血药不效。其脉濡滑，遇天阴痛辄甚，其为湿痰无疑，以胃苓汤加半夏三钱，数剂而痛消。（《张氏医通·卷五·诸痛门·肩背痛》）

四、 膝痛

戴人治水湿筋急案

戴人治一人，两膝膑屈伸有声剥剥然，此筋湿也，湿则筋急。有独缓者不鸣，急者鸣也，乃一涌一泄，上下去其水，水去则自然无声矣。（《张氏医通·卷五·诸痛门·膝痛》）

第十节 痹 痿

1. 薛立斋治刘孟春挛痹案

薛立斋治刘孟春有痰，两臂作麻，两目流泪，服祛风化痰药，痰愈甚，臂反痛不能伸，手指俱挛。薛曰：麻属气虚，因前药而复伤肝，火盛而筋挛耳；况风自火出，当补脾肺滋水则风自退，痰自清。遂用六味丸、补中益气汤，三月而愈。（《张氏医通·卷六·痿痹门·麻木》）

2. 石顽治妇人体麻案

石顽治洋客巴慈明妇，产后眩晕心悸，神魂离散，若失脏腑之状，开眼则遍体麻木，如在云雾之中，必紧闭其目，似觉稍可，昼日烦躁，夜则安静。专事女科者，用四物等血药，则呕逆不食；更一医用姜、附等热药，则躁扰不宁。其脉虚大而数，按之则散，举之应指，此心火浮散之象，因艰产受惊，痰饮乘虚袭入心包络中，留伏膈上，有入无出，所以绵延不已。

盖目开则诸窍皆开，痰火堵塞心窍，所以神识无主；目闭则诸窍俱闭，痰火潜伏不行，故得稍安，与东垣所言，合眼则阳气不行之麻木迥殊。况昼甚夜轻，明是上焦阳位之病，与理痰清火之剂，诸证渐宁。然或因惊恚，或因饮食，不时举发，此伏匿膈上之痰，无从搜涤也。乘发时，用独参汤下紫雪开通膈膜，仍与前药，调补半载而康。（《张氏医通·卷六·痿痹门·麻木》）

3. 祝仲宁治腰膝痹痛案

祝仲宁治一人，病腰膝痹痛，皆以为寒，率用乌、附、蛇酒药，盛暑犹着绵，如是者三载。祝诊之曰：此湿热相搏而成，经所谓诸痿生于肺热也，即令褫其绵，与清燥汤饮之。曰：疲已深，又为热药所误，非百帖不效。服三月余而痊。（《张氏医通·卷六·痿痹门·痿》）

4. 李士材治高玄圃足痿案

李士材治兵尊高玄圃，患两足酸软，神气不足，向服安神壮骨之药不效，改服滋肾牛膝、薏苡、二妙散之属；又不效，纯用血药，脾胃不实。诊之，脉皆冲和，按之亦不甚虚，惟脾部重取之，涩而无力。此上虚下陷，不能制水，则湿气坠于下焦，故膝胫为患耳，进补中益气倍用升、柴，数日即愈。夫脾虚下陷之证，若误用牛膝等下行之剂，则愈陷，此前药之所以无功也。（《张氏医通·卷六·痿痹门·痿》）

第十一节　神志类

一、癫狂

1. 李士材治张少椿女癫疾案

李士材治张少椿女，以丧子悲伤，忽当雷雨交作，大恐，苦无所避，旦日或泣或笑，或自语，或骂詈，如中鬼祟。诊其心脉浮滑，余皆沉细，此气血两亏，忧恐伤心，心伤则热，热积生风也，以滚痰丸，用桔梗、延胡索、陈皮、杏仁煎汤送下，出痰积甚多而愈。（《张氏医通·卷六·神志门·癫》）

2. 风痰致癫狂案

一妇人狂言叫骂，歌笑非常，似祟凭依，一边眼与口角吊起，或作痫治，或作心风治，皆不效。乃是旧有头风之疾，风痰作之使然，用芎辛汤加防风，数服顿愈。（《张氏医通·卷六·神志门·狂》）

3. 虚证发狂误做痰火治案

妇科郑青山，因治病不顺，沉思辄夜，兼受他医讽言，心甚怀愤，天明病者霍然，愤喜交集，病家设酌酬之，而讽者已遁，愤无从泄，忽然大叫发狂，同道诸名家治之罔效。一日，目科王道来往候，索已服未服等方视之，一并毁弃。曰：此神不中舍之虚证，岂豁痰理气清火药所能克效哉？遂令觅上好人参二两，一味煎汤服之顿安。三啜而病如失，更与归脾汤调理而康。（《张氏医通·卷六·神志门·狂》）

二、喜笑不休

倪惟德治妇人喜笑不休案

倪惟德治一妇，病气厥，笑哭不常，人以为鬼祟所凭。诊之，六脉俱沉，胃脘必有积，遂以二陈汤导之，吐痰升许而愈，此积痰类祟也。（《张氏医通·卷六·神志门·喜笑不休》）

三、惊

石顽治汪缄庵媳产后发惊案

石顽治河南督学汪缄庵媳，产后病虚无气，洒洒然如惊，常时咳青黑结痰，欲咳则心中憺憺大动，咳则浑身麻木，心神不知所之，偶闻一声响，则头面哄热微汗，神魂如飞越状，专事妇科者屡用补养心血之剂罔效，虚羸转剧，邀石顽诊之。脉浮微弦而芤，独左寸厥厥动摇，此必胎前先伤风热，坐草时进力过甚，痰血随气上逆，冲过膈膜而流入心包也，朝用异功散加童便煅淬蛤粉，以清理痰气，夕用大剂独参汤下来复丹，以搜涤瘀积，盖痰在膈膜之上，非焰硝无以透之，血在膈膜之上，非五灵无以浚之，然非借人参相反之性，不能激之使出也。服数日，神识渐宁，形神渐旺，改用归脾汤加龙齿、沉香，调理而康。（《张氏医通·卷六·神志门·惊》）

四、恐

石顽治悟庵心悸善恐案

石顽治老僧悟庵，心悸善恐，遍服补养心血之药，不应。天王补心丹服过数斤，悸恐转增，面目四肢，微有浮肿之状，乃求治于石顽。察其形，肥白不坚；诊其脉，濡弱而滑。此气虚痰饮侵渍于膈上也，遂以导痰汤稍加参、桂通其阳气，数服而悸恐悉除，更以

六君子加桂，水泛作丸，调补中气而安。（《张氏医通·卷六·神志门·悸》）

五、 谵语

石顽治陈仲吾谵语案

石顽治陈仲吾劳力感寒，其人年齿虽高，而形体丰盛，饮啖兼人，湿热素盛。初冬患发热胸腹胀满，甫四日而舌苔焦黑芒刺，痰喘声嘶，谵语喃喃不休，手足动掷不宁，时发呃一二声，二便秘涩，脉洪滑搏指，右倍于左。

此湿热挟邪郁发，下证之最急者，遂疏大承气入铁浆、竹沥、姜汁与之，诸医咸谓日数未久，不可便下，殊不知湿热上逆，势若洪水泛滥，稍迟则胀透膈膜，神丹莫济矣。彼至戚中有善医者，深以余言为然，急令煎服，连下黏垢二次，热与谵语稍止，更服小陷胸至四五剂，神识始清，糜粥倍进。

半月后频索醇酒，恣啖新橘，致痰湿复聚，仍痞闷谵妄发热，或欲再进前方，取决于余，诊之则人迎小弱而气口虚大，按之即无，安有复下之理，况仲景谵语例中，亡阳火逆，皆为虚证，此属少阳生气衰微，痰涎沃胆之候，遂与柴胡龙骨牡蛎汤，一剂而安。继询善后之策，惟香砂六君理脾运痰为第一义，惜乎庞见杂出，终亏一篑之功耳。（《伤寒绪论·卷下·谵语》）

第十二节　二便异常

1. 滑伯仁治晨起泄泻案

一人每日早起大泻，或时腹痛，或不痛，空心服热药不效，令至晚食前服即效，以暖药一夜在腹，可胜阴气也，与酒客湿泄，服汤药不效，服丸散即效同意。（《张氏医通·卷七·大小府门·泄泻》）

2. 石顽治陈孟庸泻利案

石顽治总戎陈孟庸，泻利腹胀作痛，服黄芩、白芍之类，胀急愈甚，其脉洪盛而数，按之则濡，气口大三倍于人迎。此湿热伤脾胃之气也，与厚朴生姜甘草半夏人参汤二剂，痛止胀减，而泻利未已，与干姜黄连人参汤二剂，泻利止而饮食不思，与半夏泻心汤二剂而安。(《张氏医通·卷七·大小府门·泄泻》)

3. 痰隔中脘致二便不通案

一妇人脾疼，后患大小便不通，此是痰隔中脘，气聚上焦，二陈加木通，初服探吐，再服而愈。(《张氏医通·卷七·大小府门·大小便不通》)

4. 石顽治亢仁轩胞痹案

陕客亢仁轩，年壮色苍，体丰善啖，患胞痹十余年，诸省名医，俱药之不应，亦未有识其病名者，癸丑夏，泊吴求治。其脉软大而涩涩不调，不时蹲踞于地，以手揉其茎囊则溲从谷道点滴而渗，必以热汤沃之始得稍通，寐则有时而遗。其最苦者，中有结块如橘核之状，外裹红丝，内包黄水，杂于脂腻之中，与向所治高参议田孟先无异。

此因恣饮不禁，酒湿乘虚袭人髓窍，故有是患，因令坚戒烟草火酒、湿面椒蒜、糟醋鸡豕、炙煿等味，与半夏、茯苓、猪苓、泽泻、萆薢、犀角、竹茹作汤，四剂不应。省其故，以西北人惯食等味，不能戒口，所以不效。乃令其坚守勿犯，方与调治，仍用前药四剂，势减二三，次与肾沥汤加萆薢数服，水道遂通，溲亦不痛，但觉食不甘美，后以补中益气加车前、木通，调之而安。

此与高参议田孟先证虽同而治稍异，高则因远游，恣乐妓馆致病，故用肾沥汤、加减八味丸收功；因由阴虚多火，故用肾沥汤、生脉散合六味丸收功，若萆薢分清渗水伤精之味，成为切禁。此则肥盛多湿，故先与清胃豁痰之药，然后理肾调脾，为治不得不异耳。(《张氏医通·卷七·大小府门·小便不禁》)

5. 石顽治钱吉甫女交肠案

钱吉甫女，年十三，体肥痰盛，因邻居被盗，发热头痛，呕逆面青，六脉弦促，而便溺易位。此因惊气乱，痰袭窍端所致也，与四七汤下礞石滚痰丸，开通痰气而安。(《张氏医通·卷七·大小府

门·交肠》)

第十三节 汗出异常

1. 东垣治汗出不止案

东垣治一人，二月阴雨寒湿，又因劳役所伤，病解之后，汗出不止，沾濡数日，恶寒重添厚衣，心胸间时烦热，头目昏愦，上壅食少，此乃胃中阴火炽盛，与外天雨之湿气相合，而汗出不休，遂用羌活胜湿汤，以风药去其湿，甘寒泻其热，一服而愈。(《张氏医通·卷九·杂门·汗》)

2. 东垣治阴汗案

东垣治一人，脚膝痿弱。下尻臀皆冷，阴汗臊臭，精滑不固，脉沉数有力，为火郁于内逼阴于外也。精气不固者，髓中混以湿热也。以小柴胡去参加茯苓、胆草、黄柏苦寒，泻之而愈。(《伤寒绪论·卷下·头汗》)

第十四节 消 瘅

1. 石顽治赵雪访中消案

石顽治太学赵雪访，消中善食，日进膏粱数次，不能敌其饥势，丙夜必进二餐，食过即昏昏嗜卧，或时作酸作甜，或时梦交精泄，或时经日不饮，或时引饮不彻，自言省试劳心所致。询其先前所服之药，屡用安神补心，滋阴清火，俱不应，延至麦秋，其证愈剧，始求治于石顽。

察其声音，浊而多滞，其形虽肥盛色苍，而肌肉绵软，其脉六部皆洪滑而数，惟右关特甚，其两尺亦洪滑，而按之少神，此肾气不充，痰湿挟阴火泛溢于中之象，遂与加味导痰加兰香，数服，其势大减，次以六君子合左金，枳实汤泛丸服，后以六味丸去地黄，加鳔胶、蒺藜，平调两月而康。(《张氏医通·卷九·杂门·消瘅》)

2. 石顽治白小楼中消案

朔客白小楼，中消善食，脾约便艰。察其形，瘦而质坚；诊其脉，数而有力。时喜饮冷气酒。此酒之湿热内蕴为患，遂以调胃承气三下，破其蕴热，次与滋肾丸数服，涤其余火而安。（《张氏医通·卷九·杂门·消瘅》）

第十五节　妇人病

1. 妇人脾肺虚寒月事不调案

一中年妇，素性急，先因饮食难化，月经不调，服理气化痰药，反肚膨胀，大便泄泻；又加乌药、蓬术，肚腹愈胀，小便不利；加猪苓、泽泻，痰喘气急，手足厥冷，头面肢体肿胀，指按沉而屈，脉沉细，右寸为甚。

此脾肺之气虚寒，不能通调水道，下输膀胱，渗泄之令不行，生化之气不运。东垣所云：水饮留积，若土之在雨中，则为泥矣，得和风暖日，水湿去而阳化，自然万物生长。喜其证脉相应，遂与加减肾气丸，小便即通。数剂肿满消半，四肢渐温，自能转侧，又与六君子加木香、肉桂、炮姜而愈。（《张氏医通·卷十·妇人门上·经候》）

2. 妇人产后昏瞀案

一妇产后右半身麻瞀而昏晕，不省人事，发即胸膈痞闷，下体重着，或时心神荡摇，若无心肺之状，顷则周身冷汗如漉，大吐痰涎而苏。此产后经脉空虚，痰饮乘虚袭人之故，因与六君子加归、芪、肉桂，随手而效。（《张氏医通·卷十一·妇人门下·产后》）